Handboek diepe hersenstimulatie bij neurologische en psychiatrische aandoeningen

Y. Temel
A.F.G. Leentjens
R.M.A. de Bie

# Handboek diepe hersenstimulatie bij neurologische en psychiatrische aandoeningen

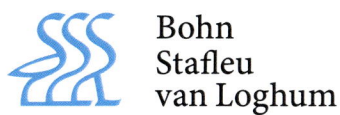

Bohn
Stafleu
van Loghum

Houten 2016

ISBN 978-90-368-0958-0          ISBN 978-90-368-0959-7 (eBook)
DOI 10.1007/978-90-368-0959-7

NUR 871
Basisontwerp omslag: Studio Bassa, Culemborg
Automatische opmaak: Scientific Publishing Services (P) Ltd., Chennai, India

Bohn Stafleu van Loghum
Het Spoor 2
Postbus 246
3990 GA Houten

www.bsl.nl

# Voorwoord

De behandeling met diepe hersenstimulatie ('deep brain stimulation', DBS) heeft een hoge vlucht genomen. De eerste toepassing van de hedendaagse DBS begon eind jaren tachtig van de vorige eeuw bij een patiënt met de ziekte van Parkinson. Op basis van verder onderzoek registreerde de Amerikaanse 'Food and Drug Administration' (FDA) DBS als toegestane behandeling voor een aantal aandoeningen. Dit gebeurde als eerste voor essentiële tremor in 1997, gevolgd door de ziekte van Parkinson in 2002, dystonieën in 2003 en de obsessieve-compulsieve stoornis in 2009. Voor andere aandoeningen wordt DBS onderzocht op bruikbaarheid en geldt het als experimentele behandeling. Hiertoe behoren onder andere het syndroom van Gilles de la Tourette, depressieve stoornissen en epilepsie.

Twee belangrijke oorzaken hebben bijgedragen aan deze snelle ontwikkeling van DBS. De eerste is het toegenomen inzicht in de mechanismen die ten gronslag liggen aan de symptomen van enkele veelvoorkomende neurologische en pyschiatrische ziektebeelden. Zo is ontdekt dat een stoornis in de elektrische activiteit van de nucleus subthalamicus, een belangrijk onderdeel van de basale kernen, hypokinesie en rigiditeit bij de ziekte van Parkinson veroorzaakt. Obsessies en compulsies zijn gerelateerd aan de pathologische activiteit van de limbische banen van de cortico-basale kernenthalamocorticale projecties. Er zijn sterke aanwijzingen dat DBS de activiteit van dit netwerk herstelt en daarmee symptomen verbetert. Een tweede oorzaak is dat de ontwikkeling van medicijnen niet tot de gewenste doorbraken geleid heeft. De relatieve ontoegankelijkheid van het centrale zenuwstelsel, vanwege de bloed-hersenbarrière en de niet-regiospecifieke effecten (bijwerkingen) van medicijnen blijven grote belemmeringen voor farmacotherapie.

Dit *Handboek diepe hersenstimulatie bij neurologische en psychiatrische aandoeningen*, samengesteld door Nederlandse en Belgische experts, geeft de status quo weer van de DBS-behandeling. Het is het eerste boek over dit onderwerp in ons taalgebied. We verwachten dat het een essentiële informatiebron wordt voor verwijzers en behandelaars van patiënten, voor paramedici die in hun werk met patiënten te maken krijgen die met DBS behandeld worden, en andere geïnteresseerden. Door de snelle ontwikkelingen wat betreft indicaties, chirurgische technieken, hardware, software (stimulatieparameters) en de combinatie van behandelingen en farmacotherapie en gedragstherapie zijn toewijding en specialisatie noodzakelijk.

Daarnaast is dit veld bij uitstek multidisciplinair en elk deelnemend vakgebied vormt een onmisbaar en complementair onderdeel van het DBS-team. De samenstelling van de redactie, een neurochirurg, neuroloog en psychiater, weerspiegelt dit multidisciplinaire karakter en is daarmee uniek in de klinische neurowetenschappen.

**De redactie**

# Inhoud

17    **Diepe hersenstimulatie bij obsessieve-compulsieve stoornis** .................................. 131
      *Chris Bervoets, Bart Nuttin, Koen Schruers en Loes Gabriëls*

18    **Diepe hersenstimulatie bij medicatieresistente depressies** ................................... 137
      *Albert Leentjens en Yasin Temel*

19    **Diepe hersenstimulatie bij verslaving** ......................................................... 143
      *Sarah Herremans en Chris Baeken*

      **Bijlagen** ...................................................................................... 153
      Register .......................................................................................... 154

# Redactie en auteurs

**Dr. L. Ackermans**
Neurochirurg, afdeling Neurochirurgie, Maastricht UMC+, Maastricht

**Prof. Dr. C. Baeken**
Hoogleraar Psychiatrie, Universitaire Dienst Psychiatrie, Universitair Ziekenhuis Gent, Gent en Dienst Psychiatrie, Universitair Ziekenhuis Brussel, Brussel

**Dr. C. Bervoets**
Psychiater, Leuvens Universitair Centrum voor obsessieve-compulsieve stoornissen, UPC KU Leuven, Leuven

**Dr. R.M.A. de Bie**
Neuroloog, afdeling Neurologie, Academisch Medisch Centrum, Amsterdam

**Drs. M.J. Bos**
Anesthesioloog, afdeling Anesthesiologie en Pijnbestrijding, Maastricht UMC+, Maastricht

**Dr. Ir. Lo J. Bour**
Neurofysioloog, tot aan zijn pensionering in 2015 werkzaam op de afdeling Neurofysiologie van het Academisch Medisch Centrum (AMC), Amsterdam

**Prof. Dr. W.F. Buhre**
Hoogleraar Anesthesiologie, afdeling Anesthesiologie en Pijnbestrijding, Maastricht UMC+, Maastricht

**Dr. M.F. Contarino**
Neuroloog, afdeling Neurologie, HagaZiekenhuis, Den Haag

**Dr. A.A. Duits**
Neuropsycholoog, afdeling Psychiatrie en Psychologie, Maastricht UMC+, Maastricht

**Drs. H. Eggink**
Afdeling Neurologie, Universitair Medisch Centrum Groningen, Groningen

**Dr. R.A.J. Esselink**
Neuroloog, afdeling Neurologie, Radboudumc, Donders Institute for Brain, Cognition and Behaviour, Nijmegen

**Prof. Dr. L. Gabriëls**
Hoogleraar Psychiatrie, Leuvens Universitair Centrum voor obsessieve-compulsieve stoornissen, UPC KU Leuven, Leuven

**Prof. Dr. P.N. van Harten**
Directeur Innova GGz Centraal, Amersfoort; psychiater Symfora Meander centrum voor Psychiatrie, Amersfoort; hoogleraar School for Mental Health and Neuroscience, Faculty of Health, Medicine and Life Sciences, Maastricht University

**Dr. S.C. Herremans**
Psychiater, Universitaire Dienst Psychiatrie, Universitair Ziekenhuis Gent, Gent

**Dr. D. Herstkötter**
Ethicus, School for Public Health and Primary Care (CAPHRI) en Department of Health Ethics and Society (HES), Universiteit Maastricht, Maastricht

**Dr. A. Jahanshahi**
Neurowetenschapper, afdeling Neurochirurgie, Maastricht UMC+, Maastricht

**Prof. Dr. M.A.J. de Koning-Tijssen**
Hoogleraar Neurologie, afdeling Neurologie, Universitair Medisch Centrum Groningen, Groningen

**Dr. V.H.J.M. van Kranen-Mastenbroek**
Klinisch neurofysioloog, afdeling Klinische neurofysiologie, Maastricht UMC+, Maastricht

**Dr. M.L. Kuijf**
Neuroloog, afdeling Neurologie, Maastricht UMC+, Maastricht

**Prof. Dr. T. van Laar**
Hoogleraar Neurologie, afdeling Neurologie, Universitair Medisch Centrum Groningen, Groningen

**Dr. A.F.G. Leentjens**
Psychiater, afdeling Psychiatrie, Maastricht UMC+, Maastricht

**W. Lelieveld**
Parkinsonverpleegkundige, HagaZiekenhuis/HWW Zorg, Den Haag

**C.L. Mentzel**
Aios GGZ centraal, Amersfoort; promovendus School for Mental Health and Neuroscience, Faculty of Health, Medicine and Life Sciences, Maastricht University

**Dr. P. van den Munckhof**
Neurochirurg, afdeling Neurochirurgie, Academisch Medisch Centrum, Amsterdam

**Prof. Dr. B. Nuttin**
Hoogleraar Neurochirurgie, Dienst Neurochirurgie, UZ Leuven, Leuven

**Dr. V.J.J. Odekerken**
Neuroloog, afdeling Neurologie, Academisch Medisch Centrum, Universiteit van Amsterdam, Amsterdam

Drs. M. Oosterloo
Neuroloog, afdeling Neurologie, Maastricht UMC+,
Maastricht

Prof. Dr. J.J. van Overbeeke
Hoogleraar Neurochirurgie, afdeling Neurochirurgie,
Maastricht UMC+, Maastricht

Ir. B.R. Plantinga
Biomedisch ingenieur, afdeling Neurochirurgie,
Maastricht UMC+, Maastricht

M. Postma
Verpleegkundig specialist, afdeling Neurologie, Academisch
Medisch Centrum, Universiteit van Amsterdam, Amsterdam

Dr. A.F. van Rootselaar
Neuroloog/klinisch neurofysioloog, afdeling Neurologie en
Klinische neurofysiologie, Academisch Medisch Centrum,
Amsterdam

Dr. R.P.W. Rouhl
Neuroloog, afdeling Neurologie, Maastricht UMC+,
Maastricht

Dr. K. Schruers
Psychiater, School for Mental Health and Neuroscience,
Universiteit Maastricht, Maastricht

Prof. Dr. P.R. Schuurman
Hoogleraar Neurochirurgie, afdeling Neuorchirurgie,
Academisch Medisch Centrum, Amsterdam

Dr. H. Smeding
Neuropsycholoog, afdeling Psychologie, Stichting Epilepsie
Instellingen Nederland (SEIN), Heemstede, en Smeding
neuropsychologie, Haarlem

Dr. J.D. Speelman
Neuroloog, tot aan zijn pensionering in 2008 werkzaam
op de afdeling Neurologie van het Academisch Medisch
Centrum (AMC), Amsterdam

Drs. E. Steendam-Oldekamp
Bewegingswetenschapper/physician assistant, afdeling
Neurologie, Universitair Medisch Centrum Groningen,
Groningen

Prof. Dr. Y. Temel
Hoogleraar Neurochirurgie, afdeling Neurochirurgie,
Maastricht UMC+, Maastricht

Prof. Dr. K. Vonck
Hoogleraar Neurologie, afdeling Neurologie,
Universitair Ziekenhuis Gent, Gent

Drs. G.L. Wagner
Neuroloog en Klinisch neurofysioloog, Epilepsiecentrum
Kempenhaeghe, Heeze

Prof. Dr. G. de Wert
Hoogleraar biomedische ethiek, School for Public Health
and Primary Care (CAPHRI) en Department of Health Ethics
and Society (HES), Universiteit Maastricht, Maastricht

# DBS in historisch perspectief

*Hans Speelman*

**Samenvatting**

Diepe hersenstimulatie ('deep brain stimulation', DBS) is een behandeling waarbij door middel van chronische elektrische stroompulsen in bepaalde hersengebieden therapeutische effecten kunnen worden bereikt. Deze behandelmethode heeft zich vooral kunnen ontwikkelen door de introductie van het stereotaxieapparaat in 1947 en de publicatie van betrouwbare stereotaxieatlassen. Hierdoor werd het mogelijk in bepaalde hersenstructuren gericht laesies aan te brengen. Later werd het aanbrengen van laesies vervangen door permanente hoogfrequente stimulatie van specifieke hersenstructuren. Stimulatie werd sinds de jaren vijftig van de vorige eeuw toegepast bij psychiatrische indicaties, maar verloor door ethische bezwaren en de introductie van neuroleptica weer snel aan terrein. In de jaren zestig van de vorige eeuw werden de eerste behandelingen bij bewegingsstoornissen uitgevoerd. DBS verkreeg in 1997 erkenning voor de behandeling van tremoren, later gevolgd voor de indicaties ziekte van Parkinson, dystonieën, obsessieve-compulsieve stoornis en epilepsie.

© Bohn Stafleu van Loghum, onderdeel van Springer Media BV 2016
Y. Temel, A.F.G. Leentjens, R.M.A. de Bie (Red.), *Handboek diepe hersenstimulatie bij neurologische en psychiatrische aandoeningen*, DOI 10.1007/978-90-368-0959-7_1

## Inleiding

Diepe hersenstimulatie ('deep brain stimulation', DBS) is een behandeling waarbij door middel van elektroden met hoogfrequente elektrische stimulatie van een subcorticale structuur, hersenkern of zenuwbaan, een symptomatische verbetering van een neurologische of psychiatrische aandoening wordt beoogd. Deze elektrische stimulatie vindt plaats door middel van een flexibele elektrode, die door een klein boorgat naar de te stimuleren subcorticale structuur wordt gevoerd, en buiten de schedel onderhuids is verbonden met een stimulatiebron. Op die manier kan bij sommige indicaties de onderliggende pathofysiologische activiteit beïnvloed worden, zoals bij bewegingsstoornissen, en bij andere indicaties de normale fysiologische activiteit, zoals gebeurt bij pijnbehandeling.

Voor het positioneren van de stimulatie-elektrode met een nauwkeurigheid van 0,5 mm is speciale apparatuur vereist, het zogeheten stereotactische frame [1]. Verder is gedetailleerde visualisering van intracraniële structuren tijdens de operatie vereist, waardoor de ligging van hersenstructuren ten opzichte van het stereotactische frame kan worden bepaald, en neurofysiologische controle van de positie van de elektrode mogelijk is. Het zijn dan ook de ontwikkelingen op deze terreinen die belangrijke voorwaarden zijn geweest bij de ontwikkeling van diepe hersenstimulatie als behandelmethode voor neurologische en psychiatrische aandoeningen.

## Eerste ontwikkelingen

In 1905 werd een apparaat ontworpen dat betrouwbaar onderzoek naar de functies van diep gelegen hersenstructuren bij proefdieren mogelijk maakte, het 'Clarke-Horsley stereotactische apparaat', genoemd naar beide ontwerpers (◘ fig. 1.1) [2]. Clarke stelde al vóór 1920 voor om het stereotactische toestel te gebruiken voor hersentumorchirurgie, voor het aanbrengen van elektrolytische laesies, of bij het implanteren van radium, evenals voor de behandeling van chronische pijn [3]. De Canadese neuroloog en neurofysioloog Mussen heeft in 1918 het Clarke-Horsley stereotactische apparaat aangepast voor gebruik bij de chirurgie van diep gelegen hersentumoren bij de mens. Hij vond echter geen neurochirurg die deze techniek wilde toepassen [4]. Het probleem was met name de grote variatie in de ligging van de intracerebrale structuren ten opzichte van de uitwendige schedel, en het ontbreken van een bruikbare neuroanatomische atlas. Het duurde nog tot 1947 voordat een aangepaste vorm van dit toestel voor het eerst werd toegepast bij de mens [5].

## De neurochirurgie vóór 1947

### Chirurgische behandeling voor psychiatrische aandoeningen

De Zwitserse psychiater Burckhard verrichtte in 1888 de eerste neurochirurgische operaties bij zes patiënten met psychosen en gedragsstoornissen. Deze ingrepen bij psychiatrische patiënten waren toentertijd zeer omstreden [6]. Pas na het tweede 'Wereldcongres voor Neurologie' in 1935 in Londen was de tijd rijp voor dergelijke neurochirurgische ingrepen bij psychiatrische aandoeningen, ook wel 'psychochirurgie' genoemd [7]. In 1935 verrichtte de Portugese neuroloog Moniz samen met de neurochirurg Lima de eerste bilaterale frontale lobotomie bij een psychotische patiënt. Voor zijn werk ontving hij in 1949 de Nobelprijs voor geneeskunde wegens 'the discovery of the therapeutic value of leucotomy in certain psychoses' [8]. In 1936 begon Freeman met de neurochirurg Watts het 'prefrontale lobotomieproject' in de Verenigde Staten [7, 8]. Hij ontwikkelde de 'transorbitale frontale lobotomie', ook wel 'icepick lobotomy' genoemd, waarbij de neurochirurg overbodig was. In totaal zou deze ingreep in de Verenigde Staten bij meer dan 40.000 patiënten met psychosen en/of gedragsstoornissen zijn toegepast [9]. In 1948 werden de resultaten van 5.000 lobotomiepatiënten gerapporteerd tijdens het 'International Congress of Psychosurgery' in Lissabon. Er was ernstige kritiek op deze therapie, die in feite nog een in experimentele fase verkeerde, vanwege de onduidelijke indicatiestelling, het ontbreken van een goede preoperatieve screening en het gebrek aan een uniforme operatietechniek [10].

## Neurochirurgie voor bewegingsstoornissen

Hoewel Horsley in 1890 de eerste operatieve behandeling voor *bewegingsstoornissen* met goed resultaat uitvoerde, door verwijdering van delen van de motorische cortex bij een patiënt met een hemiathetose, raakte deze ingreep weer in de vergetelheid (◘ fig. 1.2) [11–13]. In 1912 werd voor het eerst melding gemaakt van een operatie ter verlichting van de symptomen bij 'paralysis agitans', waarbij doorsnijding van afferente cervicale zenuwwortels plaatsvond, met enige verbetering van de rigiditeit [14]. Later volgde doorsnijding van verschillende niet-piramidale banen op verschillende niveaus van het ruggenmerg met enige, vaak pasagère, verbetering voor athetose en dystonie, maar niet voor parkinsonisme [15].

In 1937 begon de periode van de chirurgische laesies in het beloop van de tractus corticospinalis: de (pre)motore cortex, de capsula interna, de hersenstam (mesencefale pedunculotomie) en het ruggenmerg [15]. Van deze ingrepen werd alleen de pedunculotomie nog verricht tot in het begin van de jaren vijftig van de vorige eeuw. Uiteindelijk werd deze techniek ook verlaten, omdat 'the surgical relief of extrapyramidal dyskinesias seems to boil down to the artificial production of a paralysis' en geen verbetering optrad van de rigiditeit en bradykinesie bij parkinsonisme (◘ fig. 1.3 en 1.4) [15, 16]. In 1939 begon Meyers met experimentele chirurgie voor bewegingsstoornissen met systematische operaties in de basale ganglia. De eerste patiënte was een vrouw met een enkelzijdige postencefalitische rusttremor sinds zeven jaar. Zij verbeterde niet na de premotore cortectomie; vervolgens werd het voorste deel van de nucleus caudatus verwijderd, waardoor de tremor blijvend verdween zonder verdere neurologische uitvalsverschijnselen [17]. In 1951 rapporteerde Meyers de resultaten bij 58 patiënten

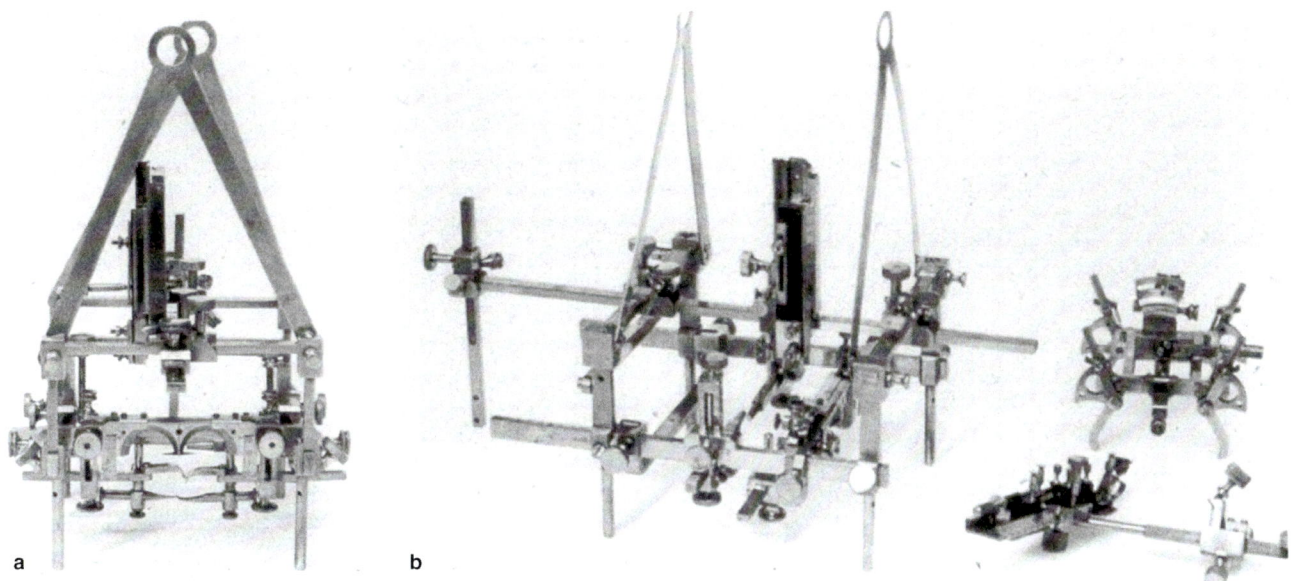

**◘ Figuur 1.1**   Stereotactisch toestel ontworpen door Clarke en Horsley. **a** Vooraanzicht en **b** zijaanzicht met tevens rechts ervan het toestel voor stereotactische puncties van het ruggenmerg [2].

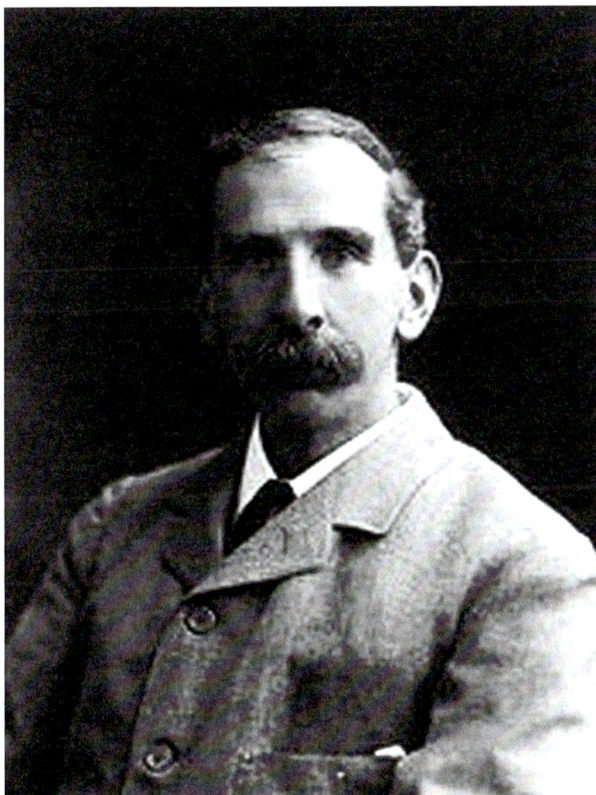

**◘ Figuur 1.2**   De Engelse chirurg Sir Victor Alexander Haden Horsley (1857–1916).

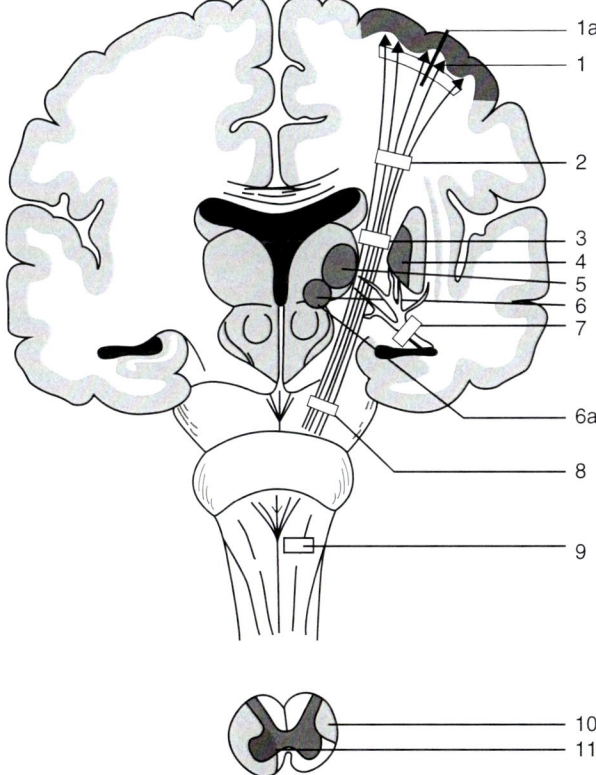

**◘ Figuur 1.3**   Schematische weergave van chirurgische operaties voor de ziekte van Parkinson [14]. *1* Extirpatie van de premotore en corticale motore gebieden, *1a* incisie van de motore cortex, *2* doorsnijden van de corticospinale baan in het centrum ovale, *3* doorsnijden van de capsula interna, *4* pallido(anso)tomie, GPi DBS, *5* thalamotomie, VIM-DBS, *6* campotomie [34], *6a* subthalamotomie, *7* onderbinden van de art.chorioidea anterior [29], *8* pedunculotomie, *9* doorsnijden van de rubrospinale en tegmentale banen in de medulla oblongata, *10* doorsnijden van de corticospinale baan in het ruggenmerg, *11* laterale cervicale chordotomie [13].

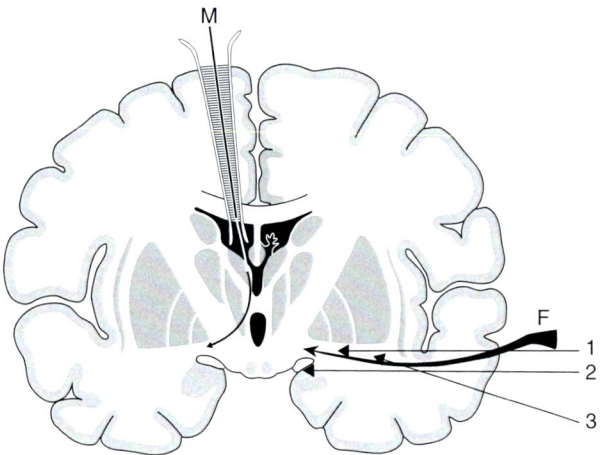

**◘ Figuur 1.4**    Onderbreking van de pallidofugale vezels, zoals verricht door Meyers *M*. De Franse neurochirurg Fénelon introduceerde een 'blinde' doorsnijding van deze vezels *F*. *1* Ansa lenticularis, *2* tractus opticus, *3* putamen.

**◘ Tabel 1.1**    Overzicht van de door Meyers verrichte ingrepen voor paralysis agitans [18].

| operation | number of patients |
| --- | --- |
| extirpation, caudate head | 1 |
| extirpation, caudate, followed by curvilinear section of anterior limb of internal capsule | 11 |
| extirpation, caudate, followed by curvilinear section of anterior limb of internal capsule, and extirpation of oral third putamen | 6 |
| extirpation, caudate, followed by curvilinear section of anterior limb of internal capsule, and extirpation of oral third putamen and oral pole of globus pallidus | 4 |
| ansotomy (section of pallidofugal fibers) | 22 |
| ansotomy, followed by extirpation of caudate and curvilinear section of anterior limb of internal capsule | 10 |
| ansotomy followed by extirpation of caudate, curvilinear section of anterior limb of internal capsule, and extirpation of oral third of putamen | 3 |
| extirpation, caudate, folowed by linear separation of 'motor' and 'premotor' cortex, and undercutting of 'premotor' cortex | 1 |
| total | 58 |

met 'paralysis agitans' (◘tab. 1.1). Hij concludeerde dat doorsnijding van de pallidofugale vezels en/of de extirpatie van het voorste deel van de nucleus caudatus met gelijktijdige doorsnijding van een deel van het voorste been van de capsula

interna, de beste verbetering van tremor en rigiditeit gaven. De operaties gingen echter bij ongeveer de helft van de patiënten gepaard met geheugenstoornissen, die drie maanden tot een jaar konden aanhouden en de operatiemortaliteit was met 15,7 % hoog [18, 19]. De betekenis van zijn experimentele chirurgie was dat chirurgie aan basale ganglia mogelijk bleek, zonder het induceren van coma en dat voor een symptomatische verbetering van motorische parkinsonsymptomen de basale ganglia, en vooral de pallidofugale vezels, de tot dan toe beste doelstructuur waren. De operatie was echter technisch moeilijk en de mortaliteit was, zoals gezegd, te hoog.

## Introductie van de stereotactische neurochirurgie voor de mens in 1947

In 1947 schreven Spiegel en medewerkers: 'exposure of subcortical areas necessitates rather extensive operations (◘ fig. 1.5). It seemed desirable, therefore, to adapt the stereotaxic technique for use in the human brain', en 'this apparatus is being used for psychosurgery'. Verder schreven zij dat 'further applications are under study, e.g. interruption of the spinothalamic tract in certain types of pain or phantom limb, production of pallidal lesions in involuntary movements, and aspiration of cystic fluids from tumors' [5]. Twee jaar later publiceerden de auteurs de resultaten van de stereotactisch geplaatste coagulaties in de nucleus dorsomedianus van de thalamus bij 38 patiënten, van wie de meeste waren opgenomen in een psychiatrische inrichting wegens schizofrenie, depressie en ernstige dwangverschijnselen. Zij vermeldden dat met deze stereotactische thalamotomie een verbetering kon worden bereikt zonder de ongewenste persoonlijkheidsverandering en epileptische insulten, zoals na de frontale lobotomie [10, 20].

Voor de introductie van de stereotaxie waren twee ontwikkelingen belangrijk: de mogelijkheid om hersenstructuren aan intracraniële structuren te relateren door middel van röntgenfoto's, en de publicatie van een stereotactische atlas [21, 22].

Spiegel en Wycis gebruikten de verkalkte glandula pinealis of verkalkingen in de commissura habenularum, terwijl zij tevens ventriculografie met lucht verrichtten, waardoor de commissura posterior gebruikt kon worden om de ligging te bepalen van de thalamus en globus pallidus [3]. Tailarach maakte eveneens gebruik van de ventriculografie en introduceerde de verbindingslijn tussen de commissura anterior (CA) en commissura posterior (CP), of het foramen van Monro (FM), als referentie voor de locatie van de hersenstructuren [23]. Spiegel en Wycis publiceerden in 1952 de eerste stereotactisch atlas van de menselijke hersenen [20, 22]. Door deze ontwikkelingen kon de stereotactische operatietechniek in verschillende centra gestart en verder ontwikkeld worden [23–27]. De stereotactische operatie werd beschouwd als een experimentele ingreep, die het tevens mogelijk maakte de fysiologie van de menselijke hersenen en hersenaandoeningen *in vivo* te bestuderen.

Op basis van de experimentele chirurgie van Meyers (zie eerder) werden de globus pallidus en de efferente banen, de ansa lenticularis en fasciculus lenticularis, geëxploreerd als doelstructuren bij de stereotactische operaties voor

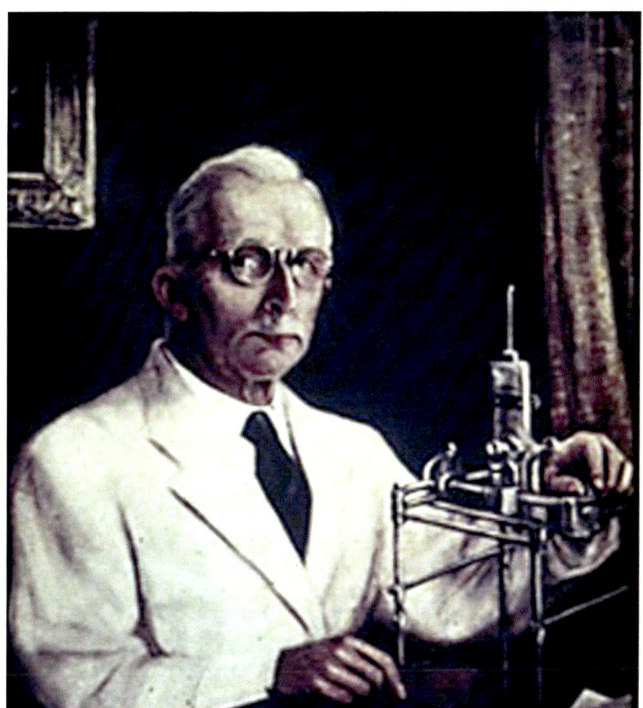

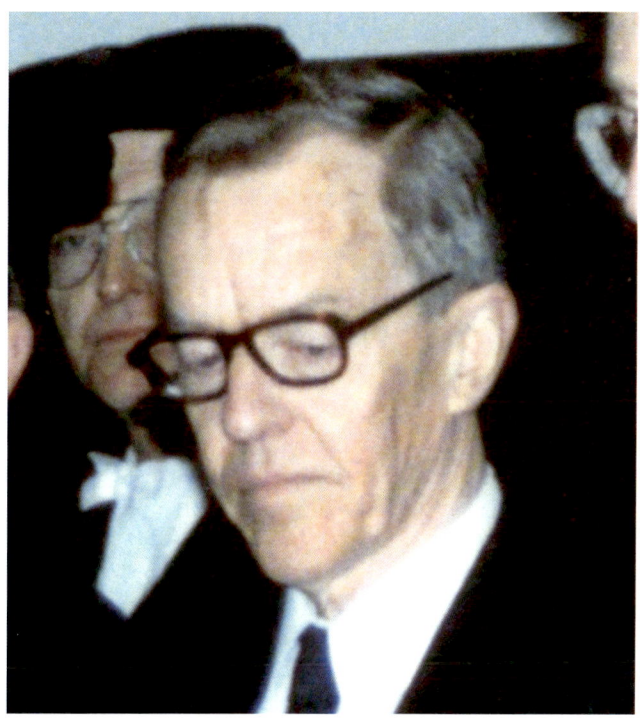

□ **Figuur 1.5** Ernest A. Spiegel (1895–1985).

□ **Figuur 1.6** Neuroloog Jan van Manen (1926).

bewegingsstoornissen, zoals de ziekte van Parkinson, chorea, athetose en dystonie [24, 27–30]. Cooper publiceerde in 1953 de ziektegeschiedenis van twee parkinsonpatiënten die motorisch verbetering lieten zien na onderbinding van de arteria chorioidea anterior. Hij verklaarde dit door necrose van de globus pallidus [31]. Deze resultaten ondersteunden de keuze van de globus pallidus en/of de ansa lenticularis als doelstructuur voor operaties voor bewegingsstoornissen. Spiegel vermeldde dat in de periode van 1948 tot 1961 bijna 6.000 operaties werden verricht voor de behandeling van 'extrapiramidale aandoeningen', waarvan 90 % stereotactische pallido(anso)tomieën betrof, in ongeveer 80 centra wereldwijd. Ter vergelijking: in de periode vóór 1948 werden in totaal 304 operaties voor deze indicaties verricht [32].

Door het werk van Hassler en Cooper werd de globus pallidus als doelstructuur voor de neurochirurgische behandeling van tremoren en de ziekte van Parkinson vervangen door de thalamus [33, 34]. Ook andere hersengebieden, zoals de subthalamische structuren (de zona incerta en de velden van Forel), werden geëxploreerd, waarbij de nucleus subthalamicus zelf gespaard werd [7, 35–38]. In 1968 waren er al meer dan 37.000 stereotactische operaties verricht, in de overgrote meerderheid voor de ziekte van Parkinson. Men was van mening dat slechts 12–15 % van deze patiëntenpopulatie in aanmerking kwam voor stereotaxie. Er waren nu meerdere stereotactische atlassen beschikbaar en er werden richtlijnen geformuleerd voor de selectie van patiënten en de operatietechniek [15, 38]. In Nederland was de neuroloog Jan van Manen van 1957 tot zijn pensionering in 1991 in belangrijke mate verantwoordelijk voor de initiatie en verbreiding van de functionele stereotaxie (□ fig. 1.6).

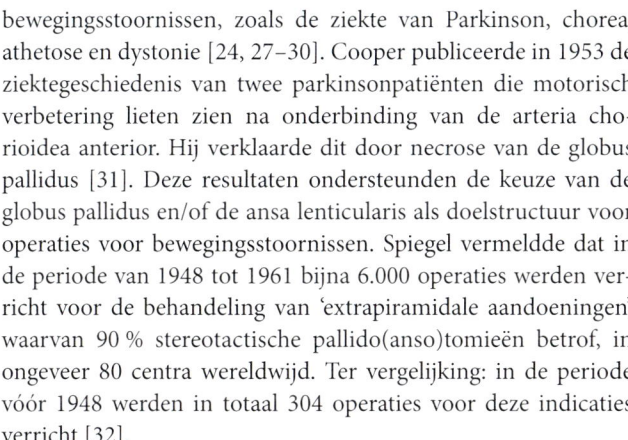

## Invloed van levodopa

De introductie van levodopa in 1969 voor de behandeling van de ziekte van Parkinson was verantwoordelijk voor een dramatische vermindering van het aantal stereotactische operaties, evenals de afname van het aantal centra waar deze ingreep werd uitgevoerd [16]. Toch werd in 1970 de 'European Society for Stereotactic and Functional Neurosurgery' (ESSFN) opgericht voor de verdere ontwikkeling van de stereotactische techniek. De ontwikkelingen op het gebied van de radiodiagnostiek, vooral de CT-scan, en computertechnieken vergrootten de mogelijkheden voor diagnostiek en behandeling van intracranieel diep gelegen tumoren. De technische ontwikkelingen van de intracerebrale microrecording en macrostimulatie leidden tot uitbreiding van de behandelmogelijkheden van pijn en spasticiteit, en de diagnostiek en behandelingsmogelijkheden voor epilepsie [16].

## Revival van de stereotaxie

Rond 1980 nam de belangstelling voor de stereotactische neurochirurgie voor de behandeling van de ziekte van Parkinson weer toe, als gevolg van de beperkingen van de levodopatherapie. Aanvankelijk werd de thalamotomie weer verricht voor de behandeling van tremor en rigiditeit bij de ziekte van Parkinson, gecombineerd met de levodopamedicatie [39, 40]. In 1985 publiceerde Laitinen en collega's de gunstige resultaten van de pallidotomie voor de motorische parkinsonsymptomen, evenals een onderdrukking van de dyskinesieën ten gevolge van de levodopamedicatie [41, 42]. Op grond hiervan werd de globus pallidus internus doelstructuur van eerste keuze bij operatie voor de ziekte van Parkinson, chorea en dystonieën, terwijl de thalamus dit bleef voor de behandeling van medicatieresistente tremoren.

## Diepe hersenstimulatie

Vanaf de introductie van de stereotaxie in 1947 werd elektrische stimulatie toegepast om het effect van het aan te brengen letsel in de berekende diep gelegen hersenstructuur te verifiëren. Als er een symptomatische verbetering werd gezien en geen ongewenste bijeffecten, werd een letsel (-tomie) geïnduceerd, hetzij door verhitting of door bevriezing, ofwel chemisch of mechanisch [3, 43]. Daarnaast kon neurofysiologisch hersenonderzoek in vivo worden verricht [44]. De chronische therapeutische DBS vond aanvankelijk plaats via elektroden die door de huid naar buiten staken. Er werd dan soms gedurende maanden tot zelfs anderhalf jaar intermitterend elektrisch gestimuleerd, terwijl de patiënt ambulant was. Uiteindelijk werd dan een letsel aangebracht, omdat implanteerbare stimulatoren aanvankelijk nog niet beschikbaar waren [45, 46].

## Psychiatrische indicaties

In de jaren vijftig van de vorige eeuw werd DBS toegepast voor onderzoeken naar de mechanismen en klinische effecten bij psychiatrische patiënten met gedragsstoornissen en psychosen [47, 48]. Heath in de Verenigde Staten begon rond dezelfde tijd met zijn chronische stimulatieproeven bij de behandelingen van psychiatrische patiënten, en ook bij pijn- en epilepsiepatiënten [49]. De publicatie van Heath in 1977 'Modulation of emotion with a brain pacemaker: treatment for intractable psychiatric illness' gaf aanleiding tot veel discussie over de ethische aspecten van psychochirurgie. Dit gegeven, alsmede de introductie van de neuroleptica, maakten dat neurochirurgie voor psychiatrische aandoeningen tot het eind van de jaren negentig van de vorig eeuw als obsoleet beschouwd werd [46, 50, 51].

## Pijn

Chronische, medicamenteus onbehandelbare pijn was vanaf de introductie van de stereotaxie een aandoening waarbij veel neurofysiologisch onderzoek gedaan werd en waarbij ook neurochirurgische behandeling en later neurostimulatie verricht werd [3, 52]. Aanvankelijk was de behandeling gericht op beïnvloeding van de emotionele verwerking van pijn door leasies en chronische stimulatie in mediale en preseptale thalamische structuren, maar in de jaren zestig van de vorige eeuw werden deze doelstructuren vervangen door de somatosensore thalamuskern [53, 54], en de periaquaductale en periventriculaire grijze stof [54, 55].

## Bewegingsstoornissen

Chronische DBS voor bewegingsstoornissen begon tegen het eind van de jaren zestig van de vorige eeuw in Leningrad [45]. Bechtereva stimuleerde de basale ganglia en motorische thalamus met meerdere elektroden die door de huid naar buiten staken, soms gedurende anderhalf jaar. Overigens meldde zij ook dat er dikwijls sprake was van langdurige symptoomverbetering in een stimulatievrij interval. Uiteindelijk induceerde zij vaak een 'microlaesie', omdat implanteerbare apparatuur niet voorhanden was in Rusland [56].

Vanaf het begin van de jaren zeventig van de vorige eeuw werd chronische elektrische stimulatie van diepe hersenstructuren mogelijk via het transcutaan activeren van een onderhuids geïmplanteerde ontvanger en een externe antenne en zender [45, 49, 52, 57, 58]. In 1980 publiceerde Cooper zijn ervaringen met chronische stimulatie van de thalamus en globus pallidus bij verschillende bewegingsstoornissen [59]. In datzelfde jaar verscheen er ook een publicatie over gunstige effecten van chronische elektrische thalamusstimulatie bij twee patiënten met multipele sclerose die een intentietremor hadden [60]. In 1983 meldde Andy positieve resultaten van thalamische DBS bij negen patiënten met bewegingsstoornissen, van wie vijf met een parkinsontremor [61]. Siegfried observeerde bij vier patiënten met een 'syndrome thalamique' dat DBS in de sensore thalamuskern zowel de pijn als de dyskinesieën, die onderdeel waren van het syndroom, onderdrukte, hetgeen ook al eerder was gerapporteerd door Mazars [53, 62].

## De stand van zaken in de jaren tachtig van de vorige eeuw

DBS met hoogfrequente stimulatie bleek effectief in het onderdrukken van neurologische en psychiatrische symptomen. Het effect was vergelijkbaar met het induceren van een letsel, maar het was een voordeel dat de effecten reversibel waren bij het staken van de stimulatie; implanteerbare stimulatoren met hoogfrequente stimulatie (>100 Hz) waren nu beschikbaar; de behandeling van chronische pijn was toentertijd de belangrijkste indicatie.

## DBS in de huidige tijd

De nieuwe tijd voor de DBS brak aan in 1987 met de publicatie van Benabid (◘ fig. 1.7) en collega's over de toepassing van continue thalamusstimulatie voor de behandeling van tremor bij een patiënt met de ziekte van Parkinson, die aan de andere kant een thalamotomie had ondergaan, en drie patiënten met eenzijdige chronische DBS in de nucleus ventralis intermedius (VIM) van de thalamus [63]. De resultaten van de ventroposterolaterale pallidotomie bij de ziekte van Parkinson richtten de aandacht echter vooral op de pallidotomie [42, 64]. Een latere publicatie van Benabid en medewerkers in 1991 over de langetermijn resultaten van thalamische DBS (VIM) bij 26 patiënten met de ziekte van Parkinson en zes patiënten met een essentiële

**Tabel 1.2** Overzicht van registratie van DBS-behandeling bij verschillende indicaties in Europa en de Verenigde Staten.

| indicatie | CE-registratie | FDA-registratie |
|---|---|---|
| tremor | 1993 | 1997 |
| ziekte van Parkinson | | |
| VIM | 1997 | 1999 |
| STN/Gpi | 1998 | 2002 |
| dystonie | 2003 | 2003 (HDE) |
| psychiatrie: OCD | 2009 | HDE |
| epilepsie | 2010 | – |

*CE* Conformité Européenne, *FDA* Food and Drug Administration, *HDE* Humanitarian Device Exemption, *OCD* obsessive-compulsive disorder.

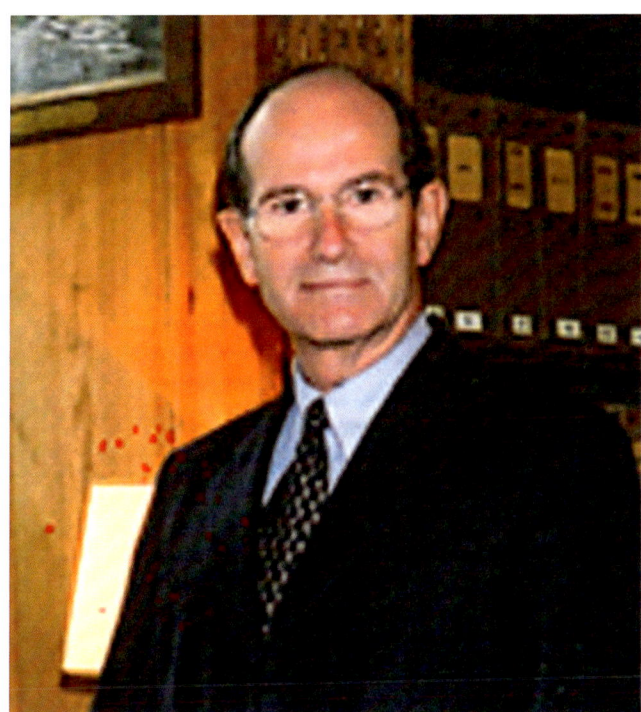

**Figuur 1.7** De Franse hoogleraar neurochirurgie Alim-Louis Benabid (1942).

tremor wekte de belangstelling voor de thalamische DBS [65]. Het was de aanleiding voor de start van een groot Europees onderzoek in 1992, waaraan veertien centra deelnamen [66]. Siegfried et al. toonden aan dat DBS van de globus pallidus internus (GPi) eenzelfde resultaat had als de pallidotomie, en dat dubbelzijdige operatie in één sessie mogelijk was [67]. De echte doorbraak voor de DBS als behandeling voor de ziekte van Parkinson kwam in 1995 met de publicatie van de gunstige effecten van de continue elektrische stimulatie van de nucleus subthalamicus [68]. De keuze van deze doelstructuur berustte op kennis van de fysiologie van cerebrale netwerken, mede verkregen door registraties in de diepe hersenstructuren tijdens DBS-operaties en de proefdierexperimenten [69–72].

Belangrijke ontwikkelingen sindsdien zijn verbetering van de stimulatieapparatuur en ontwikkelingen op het gebied van computers, waardoor de MRI-scan en de fusietechniek van de preoperatieve MRI van de hersenen met de CT-scan nauwkeuriger werden en de berekening van de coördinaten van de doelstructuur betrouwbaarder werd. Daarnaast ontstond de mogelijkheid voor postoperatieve controle van de elektrodepositie. De introductie van de microrecording techniek (MER) was een verbetering van de neurofysiologische ondersteuning voor de bepaling van de ligging van met name de nucleus subthalamicus. Verder werd op basis van een aantal gerandomiseerde klinische onderzoeken de effectiviteit aangetoond van de DBS-behandeling voor de ziekte van Parkinson, tremoren, en dystonie.

Meer dan 100.000 patiënten hebben inmiddels een enkel- of dubbelzijdige elektrode-implantatie ondergaan voor behandeling met DBS (infomatie Medtronic). De *bewegingsstoornissen* vormen hiervan de grootste groep met ruim 80 %

van de geïmplanteerde patiënten, voornamelijk patiënten met de ziekte van Parkinson, en in mindere mate tremoren en dystonieën. DBS heeft van de Food and Drug Administration (FDA) en de Conformité Européenne (CE) erkenning gekregen als behandelmethode voor deze drie indicaties op basis van gerandomiseerde klinische onderzoeken (tab. 1.2).

Thans zijn de discussies gaande over een herintroductie van de laesies ter vervanging van de DBS door middel van de stereotactische radiochirurgie (gamma knife) of de 'transcranial high intensity focused ultrasound' therapie [73, 74].

## Literatuur

1  Guiot G, Hardy J, Albe-Fessard D. Délimitation precise des structures sous-corticales et identification de noyaux thalamiques chez l'homme par l'éctrophysiologie stéréotaxique. Neurochirurgie. 1962;5:1–18.
2  Horsley V, Clarke RH. The structure and functions of the cerebellum examined by a new method. Brain. 1908;31:45–124.
3  Schurr PH, Merrington WR. The Horsley-Clarke stereotaxic apparatus. Br J Surg. 1978;65:33–6.
4  Olivier A, Bertrand G, Picard C. Discovery of the first human stereotactic instrument. Appl Neurophysiol. 1983;48:84–91.
5  Spiegel EA, Wycis HT, Marks M, Lee J. Stereotaxic apparatus for operations on the human brain. Science. 1947;106:349–50.
6  Burckhardt G. Ueber rindexcisionen, als Beitrag zur operative therapie der Psychosen. Allg Z Psychiatr Psychol Med. 1891;47:463–548.
7  Heller AC, Amar AP, Liu CY, Apuzzo MLJ. Surgery of the mind and mood: a mosaic of issues in time and evolution. Neurosurgery. 2006;59:720–39.
8  Mashour GA, Walker EE, Martuza RL. Psychosurgery: past, present, and future. Brain Res Rev. 2005;48:409–19.
9  ▶ https://en.wikipedia.org/wiki/Lobotomy (geraadpleegd op 30 december 2015).
10  Freed H, Spiegel E, Wycis HT. The relief of anxiety. Psychiatr Q. 1949;23:227–35.
11  Horsley V. Remarks on the surgery of the central nervous system. Br Med J. 1890;6 Dec:1286–92.
12  Horsley V. The linacre lecture on the so-called motor area of the brain. Br Med J. 1909;17 July:125–33.
13  Kandel EI, Schavinsky YV. Stereotaxic apparatus and operations in Russia in the 19th century. J Neurosurg. 1972;37:407–11.

14  Leriche R. Ueber chirurgische Eingriffe bei parkinsonischer krankheit. Neurol Zbl. 1912;13:1093–6.

15  Speelman JD, Bosch DA. Resurgence of functional neurosurgery for Parkinson's disease: a historical perspective. Mov Disord. 1998;13:582–8.

16  Redferrn RM. History of stereotactic surgery for Parkinson's disease. Br J Neurosurg. 1989;3:271–304.

17  Meyers R. Surgical procedure for postencephalitic tremor, with notes on the physiology of premotor fibers. Arch Neurol Psychiatry. 1940;44:455–9.

18  Meyers R. Surgical experiments in the therapy of certain 'extrapyramidal' diseases: a current evaluation. Acta Psychiatr Neurol. 1951;suppl 67:7–40.

19  Meyers R. Dandy's striatal theory of 'the center of consciousness'. Arch Neurol Psychiatry. 1951;65:659–72.

20  Spiegel EA, Wycis HT, Freed H. Thalamotomy: neuropsychiatric aspects. N.Y. State J Med. 1949;1 Oct:2273–4.

21  Talairach J, Paillas JE, David M. Dyskinésie de type hémiballique traitée par cortectomie frontale limitée, puis par coagulation de l'anse lenticulaire et de la portion interne du globus pallidus. Amélioration importante depuis un an. Rev Neurol. 1950;83:440–51.

22  Spiegel EA, Wycis HT. Stereoencephalotomy (thalamotomy and related procedures). Part 1: methods and stereotaxic atlas of the human brain. New York: Grüne and Stratton; 1952.

23  Tailarach J, Hecaen H, David M, Monnier M, Ajuriaguerra J de. Recherches sur la coagulation therapeutique des structures sous-corticales chez l'homme. Rev Neurol. 1949;81:4–24.

24  Leksell L. A stereotaxic apparatus for intracerebral surgery. Acta Chir Scand. 1949;99:229–33.

25  Riechert T, Wolff M. Ueber ein neues Zielgerät zur intrakraniellen elektrischen Ableitung und Ausschaltung. Arch Psychiatr Neurol. 1951;186:225–30.

26  Jasper HH, Hunter J (geciteerd door Hayne R, Meyers R in: An improved model of a stereotaxic instrument. J Neurosurg. 1950;7:463–6).

27  Narabayashi H, Okuma T, Shikiba S. Procaine oil blocking of the globus pallidus. Arch Neurol Psychiatry. 1956;75:36–48.

28  Fénelon MF. Essais de traitement neurochirurgical du syndrome parkinsonien par intervention directe sur les voies extrapyramidales immédiament sous-striopallidales (anse lenticulaire). Rev Neurol. 1950;83:437–9.

29  Spiegel EA, Wycis HT. Thalamotomy for treatment of choreic movements. Acta Neurochir. 1950;Band II, Heft 3–4:417–22.

30  Guiot G, Brion S. Traitement des mouvements anormaux par la coagulation pallidale. Technique et resultats. Rev Neurol. 1953;84:578–80.

31  Cooper IS. Ligation of the anterior choroidal artery for involuntary movements and parkinsonism. Psychiatr Q. 1953;27:317–9.

32  Spiegel EA, Spiegel HT. Stereoencephalotomy part II: clinical and physiological applications. New York: Grune and Stratton:1962.

33  Hassler R, Riechert T. Indikationen und lokalisationsmethode der gezielten Hirnoperationen. Nervenarzt. 1954;25:441–7.

34  Cooper IS, Bravo GJ. Anterior choriodal artery occlusion, chemopallidectomy and chemothalamotomy: a consecutive series of 700 patients. In: Fields WS, Charles C, Editors. Pathogenesis and treatment of parkinsonism. Springfield: Thomas; 1958. p. 325–63.

35  Bertrand CM. A pneumotaxic technique for producing localized cerebral lesions and its use in the treatment of Parkinson's disease. Neurosurgery. 2004;55:698–704.

36  Spiegel EA, Wycis HT, Szekely EG, Adams J, Flanagan M, Baird HW. Campotomy in various extrapyramidal disorders. J Neurosurg. 1963;20:871–81.

37  Andy OJ, Jarko MF, Sias FR. Subthalamotomy in treatment of parkinsonian tremor. J Neurosurg. 1963;20:860–70.

38  Spiegel EA. Indications for stereoencephalotomies. Confin Neurol. 1969;31:5–10.

39  Siegfried J. Is the neurosurgical treatment of Parkinson's disease still indicated? J Neural Transm. 1980;(suppl.16):195–8.

40  Gildenberg PL. The present role of stereotactic surgery in the management of Parkinson's disease. Adv Neurol. 1984;40:447–52.

41  Laitinen LV, Bergenheim AT, Hariz MI. Leksell's posteroventral pallidotomie in the treatment of Parkinson's disease. J Neurosurg. 1992;76:53–61.

42  Laitinen LV, Bergenheim AT, Hariz MI. Ventroposterolateral pallidotomy can abolish all parkinsonian symptoms. Stereotact Funct Neurosurg. 1992;58:14–21.

43  Albe-Fessard D, Arfel G, Guiot G. Activités électriques caractéristiques de quelques structures cérébrales chez l'homme. Ann Chir. 1953;17:1185–214.

44  Gildenberg PL. Evolution of neuromodulation. Stereotact Funct Neurosurg. 2004;83:71–9.

45  Blomstedt P, Hariz MI. Deep brainstimulation for movement disorders before DBS for movement disorders. Parkinsonis & Relat Disord. 2010;16:429–33.

46  Hariz MI, Blomstedt P, Zrinzo L. Deep brain stimulation between 1947 and 1987: the untold story. Neurosurg Focus. 2010;29:1–10.

47  Delgado JM, Hamlin H, Chapman WP. Technique of intracranial electrode implacement for recording and stimulation and its possible therapeutic value in psychotic patients. Confin Neurol. 1952;12:315–9.

48  Sem-Jacobsen CW. Depth-electrographic observations in psychotic patients. Proc Gaustad Ment Hosp. 1963:412–6.

49  Heath RG. Electrical self-stimulation of the brain in man. Am J Psychiatry. 1963;120:571–7.

50  Baumeister AA. The Tulane electrical brain stimulation program. A historical case study in medical ethics. J Hist Neurosci. 2000;9:262–78.

51  Krack P, Hariz MI, Baunez C, Guridi J, Obeso JA. Deep brain stimulation: from neurology to psychiatry? Trends Neurosci. 2010;33:474–84.

52  Iskander BJ, Nashold BS Jr. History of functional neurosurgery. Neurosurg Clin North Am. 1995;6:1–25.

53  Mazars G, Roge R, Mazars Y. Résultats de la stimulation du faisceau spino-thalamique et leur incidence sur la physiopathologie de la douleur. Rev Neurolog. 1960;103:136–8.

54  Hosobuchi Y, Adams JE, Rutkin B. Chronic thalamic stimulation for the control of facial anaesthesia dolorosa. Arch Neurol. 1973;29:158–61.

55  Akil H, Richardson DE, Hughes J, et al. Enkephalin-like material elevated in ventricular cerebrospinal fluid of pain patients after analgetic focal stimulation. Science. 1978;201:463–5.

56  Bechtereva NP, Bondarchuk AN, Smirnov VM, Meliutcheva LA, Shandurina AN. Method of electrostimulation of the deep brain structures in the treatment of some chronic diseases. Confin Neurol. 1975;37:136–40.

57  Gildenberg PL. Evolution of basal ganglia surgery for movement disorders. Stereotact Funct Neurosurg. 2006;84:131–5.

58  Sarem-Aslani A, Mullett K. Industrial perspective on deep brain stimulation: history, current state, and developments. Front Integr Neurosci. 2011;5:1–6.

59  Cooper IS, Upton ARM, Amin I. Reversibility of chronic neurologic deficits. Some effects of electrical stimulation of the thalamus and internal capsule in man. Appl Neurophysiol. 1980;43:244–58.

60  Brice J, McLellan LD. Suppression of intention tremor by contingent deep brain stimulation. Lancet. 1980;1:1221–2.

61  Andy OJ. Thalamic stimulation for control of movement disorders. Appl Neurophysiol. 1983;46:107–11.

62  Siegfried J. Effects de la stimulation du noyau sensitive du thalamus sur les dyskinesies et la spasticity. Rev Neurolog. 1986;142:380–3.

63  Benabid AL, Pollak P, Louveau A, Henry S, Rougement J de. Combined (thalamotomy and stimulation) stereotactic surgery of the VIM thalamic nucleus for bilateral Parkinson's disease. Appl Neurophysiol. 1987;50:344–6.

64  Svennilson E, Torvik A, Lowe R, Leksell L. Treatment of parkinsonism by stereotaxic thermolesions in the pallidal region. Acta Psychiatr Neurol Scand. 1960;35:358–77.

65  Benabid AL, Pollak P, Gervason C, et al. Long-term suppression of tremor by chronic stimulation of the ventral intermediate thalamic nucleus. Lancet. 1991;337:403–6.

66  Limousin P, Speelman JD, Gielen F, Janssens M. Multicentre European study of the thalamic stimulation in parkinsonian and essential tremor. J Neurol Neurosurg Psychiatry. 1999;66:289–96.

67 Siegfried J, Lippitz B. Bilateral chronic stimulation of ventroposterolateral pallidum: a new therapeutic approach for alleviating all parkinsonian symptoms. Neurosurg. 1994;35:1126–9.

68 Limousin P, Pollak P, Benazzous A, et al. Effects of parkinsonian signs and symptoms of bilateral subthalamic stimulation. Lancet. 1995;34:91–5.

69 Bergman H, Wichman T, DeLong MR. Reversal of experimental parkinsonism by lesions of the subthalamic nucleus. Science. 1990;249:1436–8.

70 Aziz TZ, Peggs D, Sambrook MA, Crossman AR. Lesion of the subthalamic nucleus for the alleviation of 1-methyl-4-phenyl-1,2,3,6-tetrahydropyridine (MPTP)-induced parkinsonism in the primate. Mov Disord. 1991;6:288–92.

71 Kringelbach ML, Jenkinson N, Owen S, Aziz TZ. Translational principles of deep brain stimulation. Nat Rev Neurosci. 2007;8:623–35.

72 Benazzous A, Gross C, Feger J, Boraud T, Bioulac B. Reversal of rigidity and improvement in motor performance by subthalamic high-frequency stimulation in MPTP-treated monkeys. Eur J Neurosci. 1992;5:382–9.

73 Elaime AL, Arthurs BJ, Lamoreaux WT, et al. Gamma knife radiosurgery form movement disorders: a concise review of the literature. World J Surg Oncol. 2010;8:61.

74 Wang TR, Dallapiazza R, Elias WJ. Neurological applications of transcranial high intensity focused ultrasound. Int J Hyperth. 2015;31:285–91.

# Anatomie van de gebruikte targets bij diepe hersenstimulatie

*Yasin Temel, Birgit Plantinga en Mark Kuijf*

### Samenvatting

Het doel van diepe hersenstimulatie ('deep brain stimulation', DBS) is het moduleren van de activiteit van specifieke anatomische gebieden in de hersenen en daarmee symptomen van neurologische of psychiatrische aandoeningen te verbeteren. Dit onderstreept de nauwe relatie tussen anatomie en functie. Anatomisch zijn de targets voor DBS voornamelijk gelegen in de basale kernen en de thalamus. Beide structuren zijn verbonden met hogere (corticale) en lagere (hersenstam) gebieden zowel door deels parallelle als deels geïntegreerde projecties. Deze projecties zijn verantwoordelijk voor motorische, associatieve en emotionele functies. Voor de bewegingsstoornissen zijn de meest relevante structuren het dorsolaterale deel van de nucleus subthalamicus, het posteroventrolaterale deel van de globus pallidus internus, en de ventrolaterale kernen van de thalamus. Voor de pyschiatrische ziektebeelden zijn de relevante targets het ventrale striatum, waaronder de nucleus accumbens, het ventrale deel van de capsula interna, het ventromediale deel van de nucleus subthalamicus, het anterieure deel van de globus pallidus internus, en de mediale kernen van de thalamus. Voor patiënten met epilepsie is de nucleus anterior van de thalamus, onderdeel van het circuit van Papez, van belang.

© Bohn Stafleu van Loghum, onderdeel van Springer Media BV 2016
Y. Temel, A.F.G. Leentjens, R.M.A. de Bie (Red.), *Handboek diepe hersenstimulatie bij neurologische en psychiatrische aandoeningen*, DOI 10.1007/978-90-368-0959-7_2

## Inleiding

Het doel van diepe hersenstimulatie ('deep brain stimulation', DBS) is de activiteit van gelokaliseerde anatomische gebieden te moduleren en daarmee de symptomen te verbeteren. Deze aanpak bevestigt de bekende nauwe relatie tussen anatomie en functie. Een nauwkeurige plaatsing van de elektroden bij DBS-operaties is daarom noodzakelijk om de gewenste effecten te verkijgen, zoals ook wordt uitgelegd in ►H. 4. Vanuit de anatomie kunnen we voor een groot deel zowel de therapeutische effecten als de bijwerkingen verklaren. In dit hoofdstuk wordt de anatomie besproken van de meest gebruikte DBS-targets. Deze targets bevinden zich voornamelijk in de basale kernen en de thalamus. Dit geldt zowel voor de neurologische ziektebeelden als voor de psychiatrische ziektebeelden. Hierna worden achtereenvolgens de cortico-basale kernen-thalamocorticale circuits en de individuele gebieden besproken.

## Cortico-basale kernen-thalamocorticale circuits

De basale kernen bestaan uit het pallidale complex, het striatum, de substantia nigra en de nucleus subthalamicus ('subthalamic nucleus', STN) [1]. De corticale projecties bereiken de basale kernen via twee inputstructuren. De eerste is het striatum, bestaande uit het putamen en de nucleus caudatus voor het dorsale striatum en onder andere de nucleus accumbens voor het ventrale striatum. De tweede is de STN. Het striatum is als inputstructuur al langer bekend [2], maar de STN als inputstructuur is een recenter concept [3]. Deze corticosubthalamische projectie staat bekend als de hyperdirecte baan en is excitatoir (🔲 fig. 2.1).

De corticostriatale projecties zijn excitatoir van aard en gebruiken glutamaat als neurotransmitter. Deze projecties worden via het dorsale striatum voortgeleid naar het pallidale complex via twee banen. Via de directe baan bereiken striatale projecties de outputstructuren van de basale kernen: de globus pallidus internus (GPi) en de subtantia nigra pars reticulata (SNr). Via de indirecte baan bereiken de striatale projecties eerst de globus pallidus externus (GPe), dan de STN, en via de STN worden de signalen voortgeleid naar de outputkernen (GPi en SNr). Alle projecties binnen de basale kernen zijn inhibitoir en gebruiken GABA als neurotransmitter, behalve de projecties vanuit de STN. De STN-neuronen gebruiken glutamaat als neurotransmitter en zijn dus excitatoir. Vanuit de outputkernen gaan de projecties naar de ventrolaterale kernen van de thalamus, en via de thalamus naar de cortex. De thalamische projecties naar de cortex zijn wederom excitatoir. In 🔲 fig. 2.1 worden de meest relevante projecties geïllustreerd.

De cortico-basale kernen-thalamocorticale projecties kunnen worden onderverdeeld in drie belangrijke functionele circuits, het motorische, associatieve, en limbische circuit. Deze functionele circuits lopen deels parallel en worden deels geïntegreerd op strategische punten zoals binnen de STN en de thalamus. Deze circuits zijn verantwoordelijk voor het voortgeleiden van de motorische, associatieve en limbische signalen. De verbindingen van het motorische circuit zijn hiervoor reeds weergegeven. Bij het associatieve circuit gaan de corticostriatale projecties met name naar de nucleus caudatus. De overige verbindingen van dit circuit lijken veel op die van het motorische circuit. Het limbische circuit verloopt anders dan het motorische en associatieve. De corticale input komt de basale kernen binnen via de STN en het ventrale striatum. Het ventrale striatum bestaat uit de nucleus accumbens, het ventromediale deel van de nucleus caudatus en het 'medium-celled' deel van het tuberculum olfactorium [4–6]. De output gaat via het ventrale pallidum naar het mediale deel van de thalamus [7] en vanuit hier terug naar de corticale gebieden.

Het monoaminerge neurotransmittersysteem heeft een sterk modulerend effect op de functie van basale kernen. De nigrostriatale dopaminerge projecties vanuit de substantia nigra pars compacta (SNc) projecteren naar de motorische en associatieve delen van het striatum en de STN. De mesolimbische dopaminerge projecties vanuit het ventraal tegmentaal gebied eindigen in het ventrale striatum en het ventromediale deel van de STN. De serotonerge projecties vanuit de dorsale raphekern lopen voornamelijk naar het dorsale en ventrale striatum.

## Nucleus subthalamicus

De STN, ook bekend als het corpus Luysi, is een relatief kleine kern gelokaliseerd in de overgang van het diencephalon en het mesencephalon [8]. De STN is de belangrijkste target voor DBS bij de ziekte van Parkinson (ZvP) (zie ►H. 10) en een potentiele target voor patiënten met obsessieve-compulsieve stoornis (OCS) (zie ►H. 17). De STN is een donkere structuur op de T2-gewogen MRI-opnames (🔲 fig. 2.2). We kunnen de STN in drie functionele gebieden indelen naar analogie met de circuits, een dorsolateraal gelegen motorisch gebied, een middenstuk dat associatief is, en een ventromediaal gelegen limbisch punt [9] (🔲 fig. 2.2). Deze onderverdeling wordt gevonden met anatomische tracing studies in diermodellen en door middel van tractografie met hoge veldsterkte en ultrahoge veldsterkte MRI-technologie. De functionele onderverdeling is nog niet routinematig beschikbaar voor de individuele patiënt. In de klinische setting worden de elektroden in de STN doorgaans geïmplanteerd in het dorsolaterale deel [10]. Door middel van stimulatie van het dorsolaterale deel wordt het motorische circuit gemoduleerd, zoals bij de ZvP. Stimulatie van het ventromediale deel heeft effect op het limbische circuit en wordt verricht bij patiënten met OCS [11].

De STN wordt omringd door belangrijke gebieden en projecties. Mediodorsaal van de STN loopt de fasciculus longitudinalis frontalis (FLM, of 'medial forebrain bundle') [12], een belangrijke monoaminerge projectie die onder andere betrokken is bij de stemmingsregulatie. Stimulatie van dit gebied kan effect hebben op stemminggerelateerde parameters. Stemmingsveranderingen kunnen ook ontstaan door stimulatie van de SNr, die caudaal van de STN ligt [13]. Anderzijds wordt SNr-stimulatie gebruikt om loopstoornissen te behandelen bij de ziekte van Parkinson [14]. Anteromediaal van de STN liggen de hypothalamische kernen. Stimulatie van deze gebieden

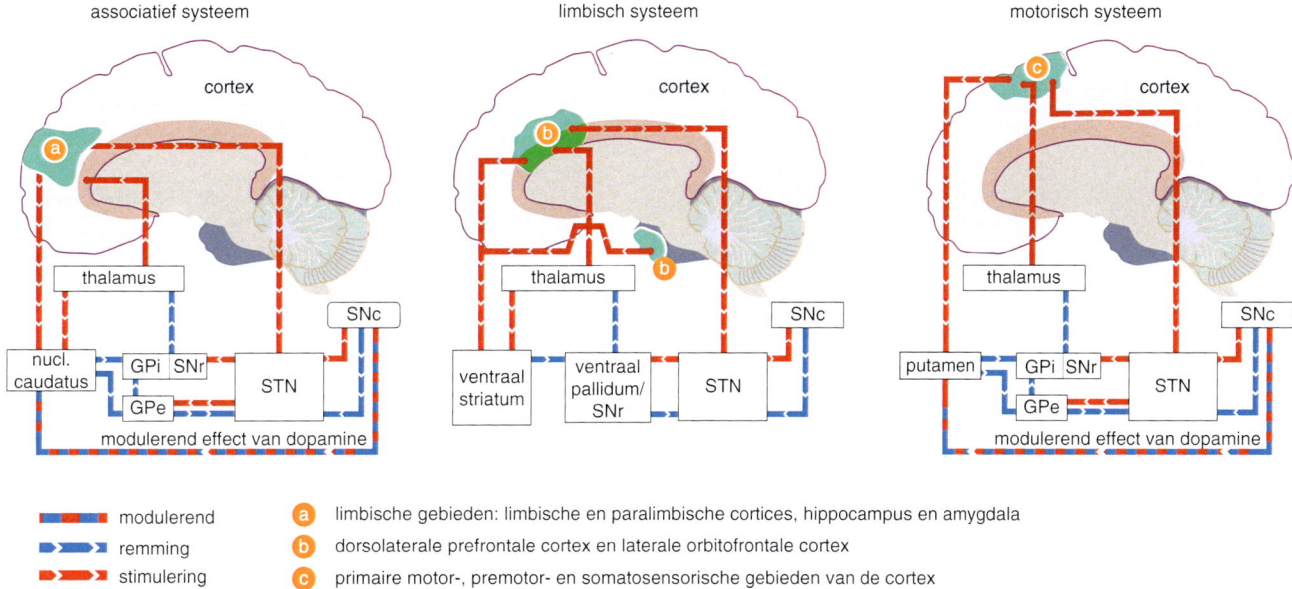

**Figuur 2.1** Schematische illustratie van de cortico-basale kernen-thalamocorticale circuits (systemen). De belangrijkste drie circuits zijn weergegeven.

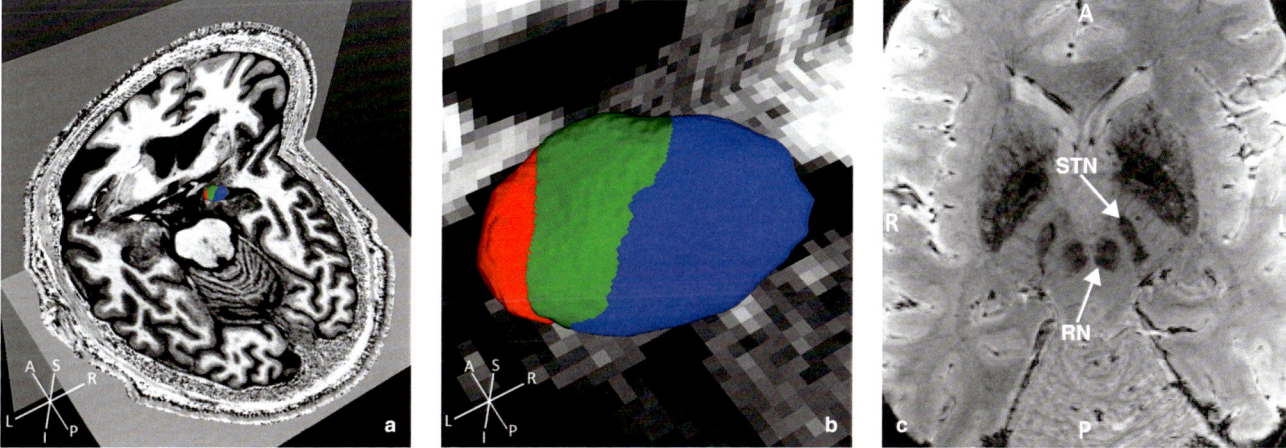

**Figuur 2.2** Deze figuur illustreert de anatomie van de STN, gebruikmakend van ultrahoge veldsterkte (7T) MRI-technologie. **a** en **b** Laten een 3-D-reconstructie zien van de linker STN, die is onderverdeeld in een limbisch (rood), associatief (groen) en motorisch (blauw) gebied. **c** Toont een axiale MRI-coupe van de STN, waarop de planning gedaan kan worden voor de plaatsing van de elektrode. De STN is te zien als een donkere kern net lateraal van een andere donkere kern die de nucleus ruber is ('red nucleus', RN).

kan leiden tot autonome bijwerkingen. De belangrijkste bijwerkingen worden veroorzaakt door de lateraal gelegen cerebrale pedunkel. Indien stimulatie dit gedeelte van de piramidebaan bereikt, kan een patiënt tintelingen, spiertrekkingen, en dysartrie ondervinden (**fig. 2.3**).

## Globus pallidus internus

De GPi, een van de twee outputkernen van de basale kernen, is al langere tijd bekend als een target voor functionele neurochirurgie. Lars Leksell was waarschijnlijk een van de eersten die laesies van de GPi uitvoerde (pallidotomie) bij patiënten met de ZvP, en deze behandeling werd verder ontwikkeld door Laitinen [15]. Het deel dat gelaedeerd werd, was het sensorimotorische deel dat dorsolateraal in de GPi lag. In 1994 werd met

DBS van de GPi begonnen [16]. Tegenwoordig is het sensorimotorische deel van de GPi voornamelijk een target voor patiënten met primaire of secundaire dystonie [17] (zie ▶H. 13 en ▶H. 14). In geselecteerde gevallen kunnen hiermee ook patiënten met de ZvP behandeld worden (zie ▶H. 10). Het anterieure deel van de GPi wordt sinds enkele jaren gebruikt als target voor patiënten met Gilles de la Tourette [18] (zie ▶H. 16).

De pallidale cellen gebruiken GABA als neurotransmitter en zijn projectiecellen met lange axonen. Vanuit de GPi ontstaan er drie belangrijke projecties. De ansa lenticularis, die ventromediaal en rostraal langs de capsula interna loopt, en de fasciculus lenticularis die dwars door de capsula interna gaat, vormen samen de fasciculus thalamicus en eindigen in de thalamische kernen. De derde bundel zijn de pallidotegmentale projecties, die naar gebieden in de hersenstam gaan [19]. De

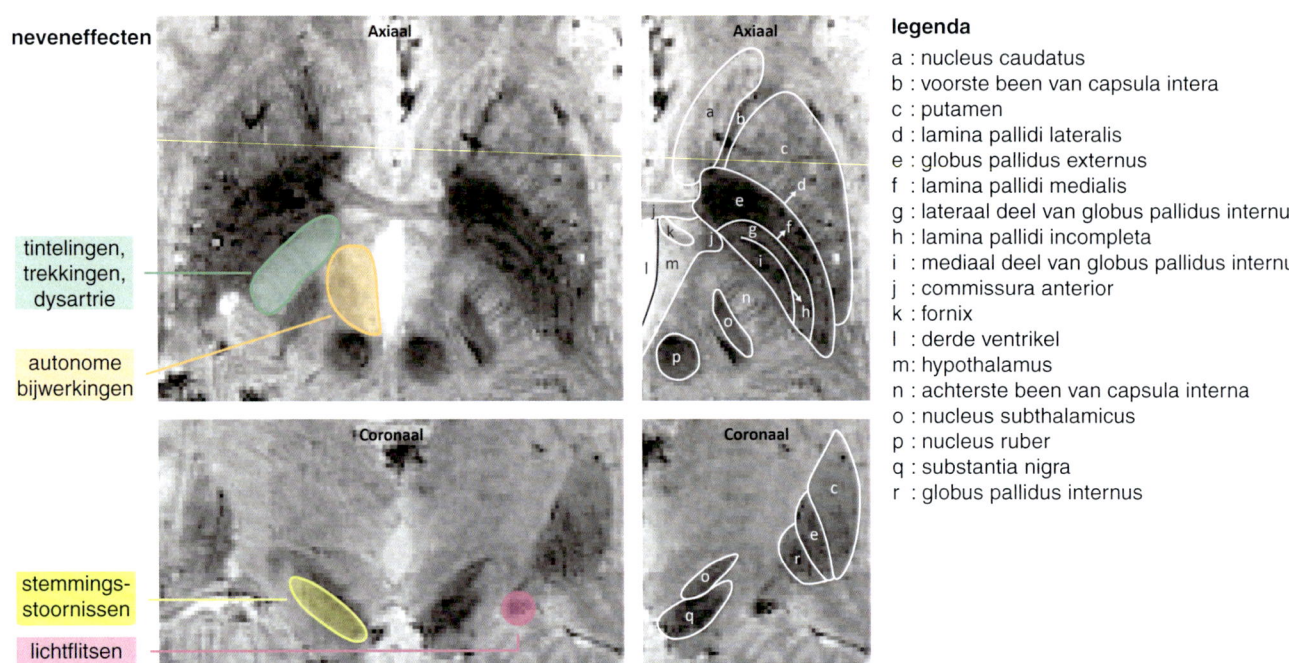

**neveneffecten**

tintelingen, trekkingen, dysartrie

autonome bijwerkingen

stemmings-stoornissen

lichtflitsen

**legenda**
a : nucleus caudatus
b : voorste been van capsula intera
c : putamen
d : lamina pallidi lateralis
e : globus pallidus externus
f : lamina pallidi medialis
g : lateraal deel van globus pallidus internus
h : lamina pallidi incompleta
i : mediaal deel van globus pallidus internus
j : commissura anterior
k : fornix
l : derde ventrikel
m: hypothalamus
n : achterste been van capsula interna
o : nucleus subthalamicus
p : nucleus ruber
q : substantia nigra
r : globus pallidus internus

**Figuur 2.3** Deze figuur illustreert de regionale anatomie, gebruikmakend van ultrahoge veldsterkte (7T) MRI-technologie. De verschillende structuren zijn rechts in de figuur weergegeven. Links in de figuur zijn de meest voorkomende bijwerkingen genoemd, die gerelateerd zijn aan stimulatie van omringende structuren.

belangrijkste input komt via de directe projectie van het dorsale striatum, via de indirecte projectie van de GPe, en via de STN.

De GPi ligt mediaal van de GPe en lateraal van het achterste been van de capsula interna (fig. 2.4). De grens met de GPe is een dunne laag die de lamina pallidi medialis wordt genoemd. Tevens is er een lamina tussen de GPe en het putamen, die de lamina pallidi lateralis wordt genoemd. Soms kan in de GPi zelf ook een lamina gevonden worden, die de lamina pallidi incompleta wordt genoemd. Deze laminae kunnen tijdens elektrofysiologische registraties herkend worden als stille zones. De bijwerkingen van de DBS van de GPi zijn vaak gerelateerd aan de mediaal gelegen capsula interna en kunnen bestaan uit tintelingen, trekkingen, en dysartrie. Caudaal loopt de tractus opticus en stimulatie hiervan kan lichtflitsen als bijwerking geven.

## Ventrale striatum

Het belangrijkste onderdeel van het ventrale striatum is de nucleus accumbens [20]. Deze kern ligt ventraal en mediaal van de nucleus caudatus (fig. 2.5). De term ventrale striatum is geïntroduceerd door Heimer en Wilson [21] om het te onderscheiden van het dorsale striatum. Het ventrale striatum wordt gekenmerkt door de sterke input vanuit de limbische gebieden, zoals de amygdala, hippocampus, en prefrontale gebieden. Daarom is het een target voor de behandeling van enkele psychiatrische ziektebeelden (zie de hoofdstukken DBS in psychiatrische ziektebeelden: ▶ H. 16, 17, 18, 19). Naast de nucleus accumbens omvat het ventrale striatum de striatale elementen van het tuberculum olfactorium en de ventrale, mediale en caudale delen van de nucleus caudatus en het putamen [21, 22].

Caudaal van de nucleus accumbens ligt de bed nucleus van de stria terminalis (BNST). Anatomisch is de begrenzing hier niet altijd evident. Er zijn aanwijzingen dat de BNST een belangrijke rol speelt in de pathofysiologie van OCS en dat DBS van deze structuur de symptomen kan verlichten [23]. De nucleus accumbens bestaat uit twee onderdelen, de kern ('core') en de schil ('shell'). De BNST heeft een nauwe relatie met de 'shell'. Er zijn verschillen in de verbindingen van de 'core' en 'shell'. Hoe deze twee onderdelen in het kader van DBS gezien dienen te worden is niet helemaal duidelijk. De cellen van de nucleus accumbens zijn voor meer dan 95 % 'medium-sized spiny' GABAerge projectieneuronen (fig. 2.5).

In klinische DBS-studies komt men ook wel de term VC-VS tegen. Hierbij worden de caudale contacten van de elektrode in het ventrale striatum geïmplanteerd en de proximale in de ventrale capsule. Het toevoegen van de ventrale capsule aan het stimulatiegebied komt uit klinische observaties uit het ablatieve chirurgietijdperk, waarbij gunstige effecten werden gevonden [24]. De ventrale capsule bevat namelijk voornamelijk projecties vanuit en naar de prefrontale associatieve en limbische gebieden.

## Thalamus

De thalamus is min of meer in het centrum van de hersenen gelokaliseerd onder de laterale ventrikels [25]. Hij bestaat uit twee delen die in verbinding staan met de massa intermedia. De thalamus is verantwoordelijk voor de informatievoorziening van en naar de cortex van motorische, sensorische, limbische, en associatieve informatie [26]. Klassiek wordt de thalamus onderverdeeld in kernen, gebaseerd op de cyto- en

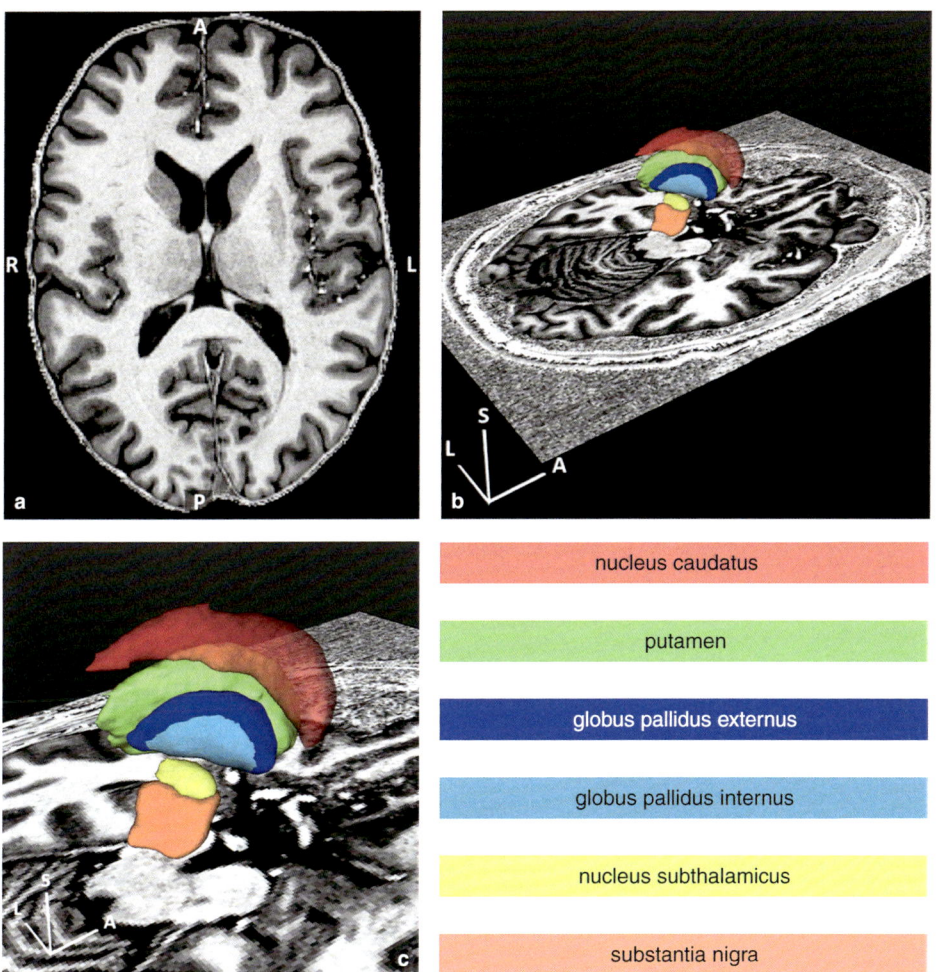

| | |
|---|---|
| nucleus caudatus | |
| putamen | |
| globus pallidus externus | |
| globus pallidus internus | |
| nucleus subthalamicus | |
| substantia nigra | |

◙ **Figuur 2.4**   Anatomische illustratie van de hoofdonderdelen van de basale kernen, de nucleus caudatus, het putamen, de GPi, de GPe, de STN, en de subtantia nigra, wederom met ultrahoge veldsterkte (7T) MRI-technologie. **a** is een axiale MRI-(7T-)coupe van het anatomische niveau, waarin zich een deel van basale kernen bevindt. **b** (klein) en **c** (groter) laten de 3-D-reconstructies zien. De kleuren corresponderen met specifieke structuren, zoals weergegeven in deze figuur.

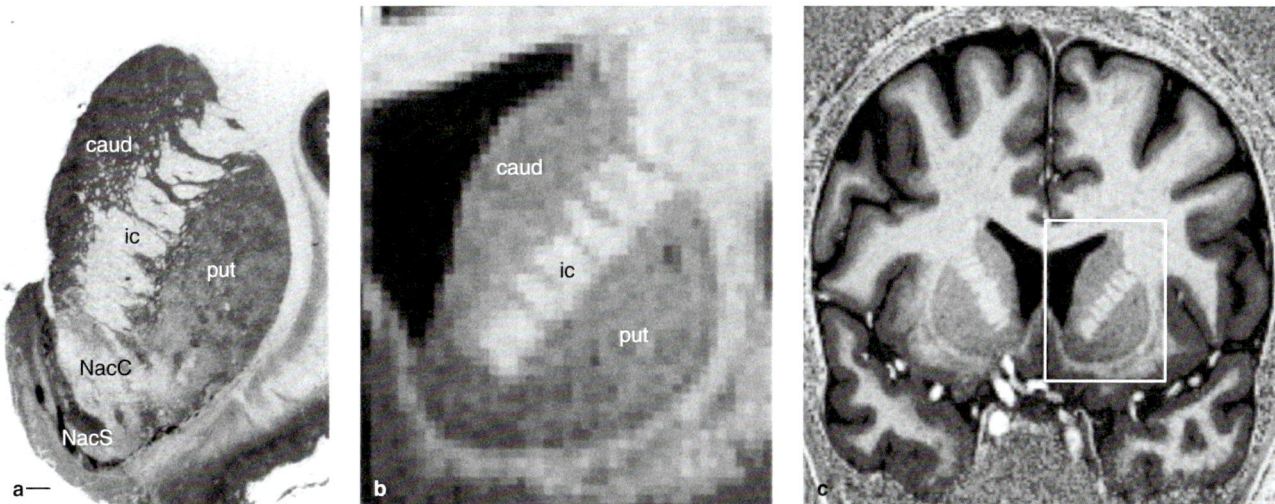

◙ **Figuur 2.5**   Deze figuur illustreert de nucleus accumbens 'core' en 'shell' en de ventrale capsule (internal capsule, ic). **a** is een coronale histologische coupe van het striatum met een mu-opioïd kleuring om de 'core' en 'shell' van de nucleus accumbens te visualiseren [20]. **b** is een vergelijkbare opname, maar met een MRI (7T). **c** is een MRI-overzichtsopname van het ventrale striatum. *Caud* nucleus caudatus; *Put* putamen; *NacC* nucleus accumbens 'core'; *NacS* nucleus accumbens 'shell'.

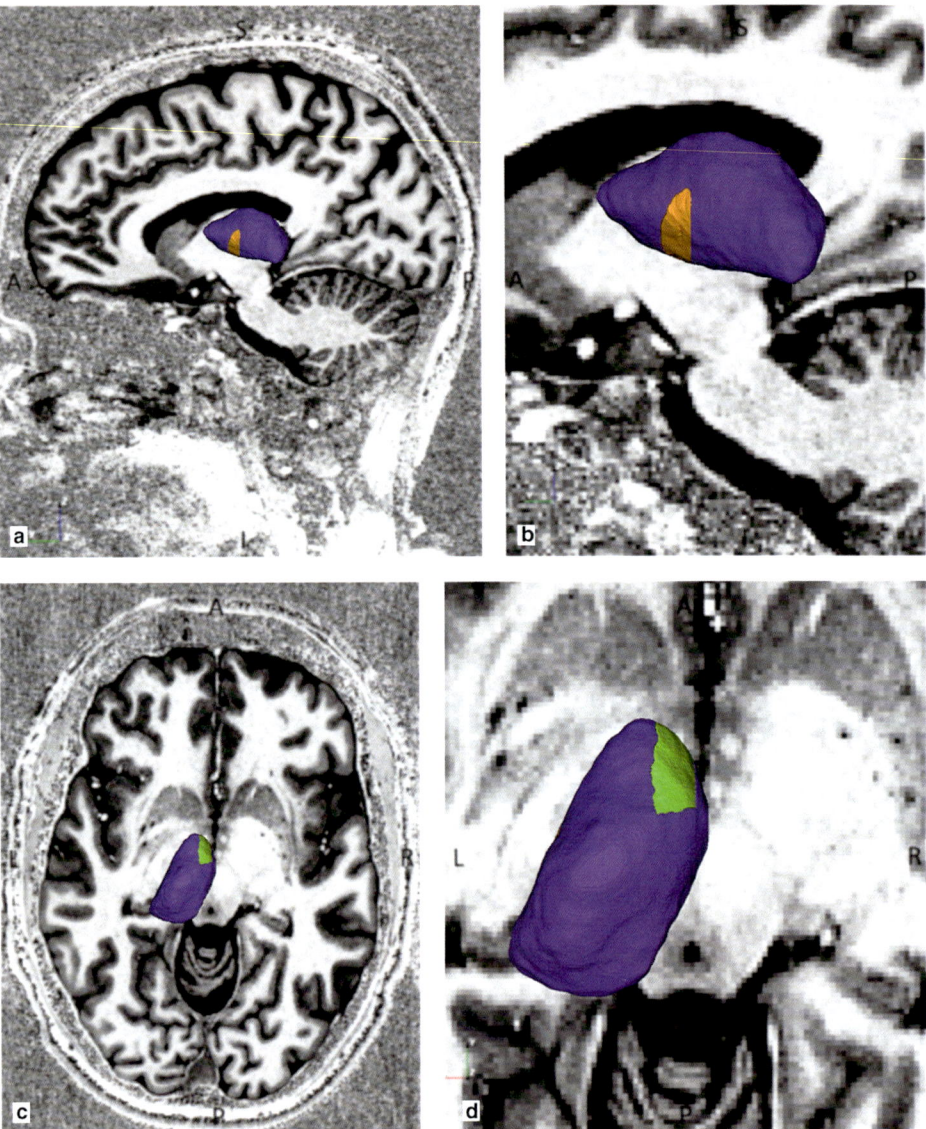

**▣ Figuur 2.6**    Anatomische illustratie van de gebruikte thalamische targets voor DBS met ultrahoge veldsterkte (7T) MRI-technologie. De nucleus ventralis intermedius (*VIM; oranje*) is weergegeven in **a** en **b**, en de nucleus anterior (*groen*) is weergegeven in **c** en **d**.

myleoarchitectuur en de anatomische lokalisatie. De voornaamste kerngroepen zijn de anterieure, mediale, middellijn, intralaminaire, laterale, posterieure, dorsale, en ventrale kernen [25]. De thalamische neuronen gebruiken voornamelijk glutamaat als neurotransmitter.

Voor DBS zijn twee kerngroepen van belang. De eerste zijn de ventrolaterale kernen, waarvan de nucleus ventralis intermedius (VIM) het meest relevant is (▣ fig. 2.6). Dit is de target voor tremorchirurgie (zie ▶ H. 12). De andere relevante kern is de nucleus anterior voor de behandeling van ernstige epilepsie (zie ▶ H. 15). De VIM krijgt zijn input voornamelijk uit de outputkernen van de basale kernen en projecteert zelf naar de motorische gebieden in de cortex. Verder is er belangrijke input vanuit het cerebellum [27]. De nucleus anterior is een onderdeel van het circuit van Papez, een belangrijk circuit binnen het limbisch systeem en betrokken bij de controle van emoties en het geheugen [28]. De nucleus anterior (▣ fig. 2.6) projecteert

met name naar de temporale limbische structuren en de gyrus cinguli. De tractus mamillothalamicus, die de corpora mamillaria met de nucleus anterior verbindt, is een belangrijke structuur voor de anatomische planning van het elektrodetraject.

## Conclusie

De therapeutische effecten van DBS en de bijwerkingen kunnen verklaard worden uit de functionele anatomie. De targets voor DBS zijn gelegen in de basale kernen en de thalamus. Deze targets hebben alle een strategische plek in de cortico-basale kernen-thalamocorticale motorische, associatieve, en limbische circuits. De nucleus anterior van de thalamus valt enigszins buiten dit systeem. Deze wordt gebruikt voor DBS bij epilepsie en is een onderdeel van het circuit van Papez.

## Literatuur

1 Temel Y, Blokland A, Steinbusch HW, Visser-Vandewalle V. The functi-onal role of the subthalamic nucleus in cognitive and limbic circuits. Prog Neurobiol. 2005;76(6):393–413. PubMed PMID: 16249050

2 Albin RL, Young AB, Penney JB. The functional anatomy of basal ganglia disorders. Trends Neurosci. 1989;12(10):366–75. PubMed PMID: 2479133.

3 Nambu A, Tokuno H, Takada M. Functional significance of the cortico-subthalamo-pallidal 'hyperdirect' pathway. Neurosci Res. 2002;43(2):111–7. PubMed PMID: 12067746. Eng.

4 Nauta HJ. A proposed conceptual reorganization of the basal ganglia and telencephalon. Neuroscience. 1979;4(12):1875–81. PubMed PMID: 43486.

5 Parent A, Hazrati LN. Functional anatomy of the basal ganglia. I. The cortico-basal ganglia-thalamo-cortical loop. Brain Res Brain Res Rev. 1995;20(1):91–127. PubMed PMID: 7711769.

6 Nakano K. Neural circuits and topographic organization of the basal ganglia and related regions. Brain Dev. 2000;22(Suppl 1):S5–16. PubMed PMID: 10984656.

7 Alexander GE, Crutcher MD, DeLong MR. Basal ganglia-thalamocortical circuits: parallel substrates for motor, oculomotor, 'prefrontal' and 'lim-bic' functions. Prog Brain Res. 1990;85:119–46. PubMed PMID: 2094891.

8 Hameleers R, Temel Y, Visser-Vandewalle V. History of the corpus luysii: 1865–1995. Arch Neurol. 2006;63(9):1340–2. PubMed PMID: 16966522.

9 Lambert C, Zrinzo L, Nagy Z, Lutti A, Hariz M, Foltynie T, et al. Confirmation of functional zones within the human subthalamic nucleus: patterns of connectivity and sub-parcellation using diffusion weighted imaging. Neuroimage 2012;60(1):83–94. PubMed PMID: 22173294. Pubmed Central PMCID: PMC3315017. Epub 2011/12/17. eng.

10 Kocabicak E, Temel Y. Deep brain stimulation of the subthalamic nucleus in Parkinson's disease: surgical technique, tips, tricks and complications. Clin Neurol Neurosurg. 2013;115(11):2318–23. PubMed PMID: 24041965.

11 Mallet L, Polosan M, Jaafari N, Baup N, Welter ML, Fontaine D, et al. Subthalamic nucleus stimulation in severe obsessive-compulsive disor-der. N Engl J Med. 2008;359(20):2121–34. PubMed PMID: 19005196. Epub 2008/11/14. eng.

12 Schlaepfer TE, Bewernick BH, Kayser S, Madler B, Coenen VA. Rapid effects of deep brain stimulation for treatment-resistant major depres-sion. Biol Psychiatry. 2013;73(12):1204–12. PubMed PMID: 23562618.

13 Bejjani BP, Damier P, Arnulf I, Thivard L, Bonnet AM, Dormont D, et al. Transient acute depression induced by high-frequency deep-brain stimulation. N Engl J Med. 1999;340(19):1476–80. PubMed PMID: 10320386.

14 Weiss D, Walach M, Meisner C, Fritz M, Scholten M, Breit S, et al. Nigral stimulation for resistant axial motor impairment in Parkinson's disease? A randomized controlled trial. Brain 2013;136(Pt 7):2098–108. PubMed PMID: 23757762. Pubmed Central PMCID: 3692032. Pubmed Central PMCID: 3692032.

15 Laitinen LV, Bergenheim AT, Hariz MI. Leksell's posteroventral pallidotomy in the treatment of Parkinson's disease. J Neurosurg. 1992;76(1):53–61. PubMed PMID: 1727169.

16 Siegfried J, Lippitz B. Bilateral chronic electrostimulation of ventro-posterolateral pallidum: a new therapeutic approach for alleviating all parkinsonian symptoms. Neurosurgery. 1994;35(6):1126–9; discussion 9–30. PubMed PMID: 7885558.

17 Vidailhet M, Jutras MF, Grabli D, Roze E. Deep brain stimulation for dystonia. J Neurol Neurosurg Psychiatry. 2013;84(9):1029–42. PMID: 23154125.

18 Smeets AJM, Duits AA, Plantinga BR, Leentjens AF, Oosterloo M, Visser-Vandewalle V, et al. Deep Brain Stimulation of the internal globus pallidus in refractory Tourette Syndrome. Clin Neurol Neurosurgery. 2016:in press.

19 Haber SN, Adler A, Bergman H. Basal ganglia, 3rd ed. In: Mai JK, Paxinos G, Eds. The human nervous system. Amsterdam: Academic press; 2011.

20 Basar K, Sesia T, Groenewegen H, Steinbusch HW, Visser-Vandewalle V, Temel Y. Nucleus accumbens and impulsivity. Prog Neurobiol. 2010;92(4):533–57. PubMed PMID: 20831892.

21 Heimer L, Wilson R. The subcortical projections of the allocortex: similarities in the neural associations of the hippocampus, the piriform cortex, and the neocortex. In: Santini M (ed). Persepectives in neuro-biology. Golgi Centennial Symposium. New York: Raven Press; 1975. p.177–93.

22 Fudge JL, Haber SN. Defining the caudal ventral striatum in primates: cellular and histochemical features. J Neurosci. 2002;22(23):10078–82. PubMed PMID: 12451107.

23 Luyten L, Hendrickx S, Raymaekers S, Gabriels L, Nuttin B. Electrical stimulation in the bed nucleus of the stria terminalis alleviates severe obsessive-compulsive disorder. Mol Psychiatry 2015. PubMed PMID: 26303665

24 Luigjes J, Kwaasteniet BP de, Koning PP de, Oudijn MS, Munckhof P van den, Schuurman PR, et al. Surgery for psychiatric disorders. World Neurosurg. 2013 Sep–Oct;80(3–4):S31 e17–28. PubMed PMID: 22465369.

25 Thalamus Ohye C. In: Paxinos G, Eds. The human nervous system. San Diego: Academic Press, Inc.; 1990. p. 439–82.

26 Kandel ER. The neurobiology of behavior. In: Kandel ER, Schwartz JH, Jessel TM, Eds. Principles of neural science. New York: McGraw-Hill; 2000. p. 1–36.

27 Moers-Hornikx VM, Sesia T, Basar K, Lim LW, Hoogland G, Steinbusch HW, et al. Cerebellar nuclei are involved in impulsive behaviour. Behav Brain Res. 2009;203(2):256–63. PubMed PMID: 19450624.

28 Hescham S, Lim LW, Jahanshahi A, Blokland A, Temel Y. Deep brain stimulation in dementia-related disorders. Neurosci Biobehav Rev. 2013;37(10 Pt 2):2666–75. PubMed PMID: 24060532.

# Mechanismen van diepe hersenstimulatie

*Ali Jahanshahi, Koo van Overbeeke en Yasin Temel*

### Samenvatting

De mechanismen die ten grondslag liggen aan de effectiviteit van DBS zijn uitvoerig onderzocht en er is een aantal belangrijke mechanismen aangetoond. Het meeste onderzoek is verricht op het gebied van de ziekte van Parkinson, in proefdiermodellen en bij patiënten. Samenvattend kan gesteld worden dat de mechanismen betrekking hebben op lokale en netwerkeffecten. De lokale effecten op de cellen in de directe nabijheid van de stimulatie-elektrode zijn inhibitoir, terwijl de effecten op cellen op afstand en op axonen in de directe omgeving stimulerend kunnen zijn. Recentere inzichten verklaren het effect van DBS door te interfereren met pathologische gesynchroniseerde oscillaties die in de cortico-basale kernen-thalamocorticale netwerken aanwezig zijn.

© Bohn Stafleu van Loghum, onderdeel van Springer Media BV 2016
Y. Temel, A.F.G. Leentjens, R.M.A. de Bie (Red.), *Handboek diepe hersenstimulatie bij neurologische en psychiatrische aandoeningen*, DOI 10.1007/978-90-368-0959-7_3

## Inleiding

Het is alweer meer dan twee decennia geleden dat de eerste moderne toepassing van diepe hersenstimulatie ('deep brain stimulation', DBS) bij een patiënt met de ziekte van Parkinson (ZvP) is uitgevoerd. Desondanks zijn de mechanismen die ten grondslag liggen aan de effectiviteit van DBS maar gedeeltelijk bekend [1]. Wetenschappelijk onderzoek heeft een aantal belangrijke mechanismen aangetoond. Het meeste onderzoek is verricht op het gebied van de ZvP. De mechanismen die behandeld worden in dit hoofdstuk hebben voornamelijk betrekking op deze ziekte. Het doel van dit hoofdstuk is de verschillende theorieën ten aanzien van de mechanismen van DBS te bespreken.

## Ziekte van Parkinson en de basale kernen

De ZvP is tot dusver nog steeds de meest voorkomende indicatie voor DBS. De elektrodes worden geïmplanteerd in de nucleus subthalamicus (STN) of de globus pallidus internus (GPi). Het eerste hersengebied heeft de voorkeur. Beide hersengebieden zijn een onderdeel van de basale kernen. Voor meer informatie over de anatomie van deze gebieden verwijzen we naar ▶H. 2 en voor de indicatiestelling naar ▶H. 10. Ook in diermodellen, ligt de focus op de STN en de GPi. Wel is het meeste onderzoek naar de mechanismen van DBS verricht met stimulaties van de STN. De effecten van DBS zullen besproken worden op het lokale en netwerkniveau.

## Lokale effecten van DBS

De STN speelt een sleutelrol bij de ZvP. Onder normale omstandigheden hebben de cellen van de STN een regelmatige elektrische activiteit, die substantieel verandert bij patiënten en diermodellen van de ZvP [2]. De meeste STN-cellen krijgen dan een onregelmatige activiteit, die in de literatuur als 'burst' activiteit is omschreven [3, 4]. Daarnaast is er een periodieke activiteit geconstateerd bij patiënten in de vorm van gesynchroniseerde oscillaties [5], die in diermodellen niet duidelijk gevonden wordt. Er zijn grofweg twee hypotheses met betrekking tot de lokale effecten van DBS. De eerste verklaring houdt in dat DBS met hoogfrequente stimulatie (>50 Hz) de cellen inhibeert. Hiermee wordt 'burst' activiteit verminderd. De tweede uitleg betoogt intuïtief het tegenovergestelde, namelijk dat DBS juist een nieuwe neuronale activiteit induceert. Recentere inzichten suggereren dat de effecten van DBS complexer en diepgaander zijn.

## Lokaal inhibitoir effect van DBS

De theorie dat DBS een inhibitoire invloed uitoefent op de gestimuleerde kern stamt uit observaties dat het effect van hoogfrequente stimulatie van de STN en GPi lijkt op het effect van ablatie van die kernen. De reversibiliteit van de stimulatie en ook de omkeerbaarheid van de therapeutische effecten ervan laten echter zien dat het niet om een permanente laesie gaat. Daarnaast laat post-mortemhersenonderzoek van patiënten [6] en primaten [7] die DBS gehad hebben zeer weinig weefselschade zien. Vanwege de reversibiliteit suggereerde men dat DBS een zogeheten 'functionele inhibitie' veroorzaakt in de gestimuleerde kern. Deze inhibitie wordt vooral veroorzaakt door inactivatie van voltageafhankelijke natrium- en kaliumkanalen, en voorkomt uiteindelijk dat een cel depolariseert [8, 9]. Dit fenomeen staat bekend als een depolarisatieblok.

Een ander mechanisme dat een lokaal inhibitoir effect kan veroorzaken is de antidrome activatie van inhibitoire projecties. Technologische vooruitgang in het DBS-veld heeft het mogelijk gemaakt om tijdens een DBS-ingreep tegelijkertijd te stimuleren en te registreren. Studies die deze techniek gebruiken hebben laten zien dat microstimulatie van bijvoorbeeld de GPi met hoge frequenties van boven de 50 Hz resulteert in een complete afwezigheid van actiepotentialen in de GPi. Dit is indirect bewijs voor het opwekken van inhibitoire postsynaptische signalen door middel van DBS in een afferent gebied (antidroom effect). Er wordt bijvoorbeeld gedacht dat DBS van de GPi de globus pallidus externus (GPe) activeert, die op zijn beurt de inhibitoire neurotransmitter GABA laat vrijkomen in de GPi met als gevolg inhibitie [10, 11]. De rol van GABA bij DBS is verder bevestigd in verschillende onderzoeken waarbij muscimol, een GABA-agonist, werd toegepast in de thalamus [12] of de STN [13]. Bij parkinsonpatiënten bij wie muscimol werd geïnjecteerd namen de tremor en bradykinesie af, hetgeen overeenkomt met de effecten gezien bij hoogfrequente DBS van die structuren. Men concludeerde op grond van deze en andere gegevens dat hoogfrequente stimulatie van de GPi bij parkinsonpatiënten de inhibitoire neurotransmissie verhoogt [10, 11]. De impact van de stimulatie is echter niet overal uniform in de hersenen, omdat afhankelijk van de targetregio de cellen verschillende eigenschappen hebben en de topografie van de cellen en de relatieve aantallen van inhibitoire en excitatoire synapsen per target verschilt. Bijvoorbeeld, in tegenstelling tot stimulatie van de GP laat stimulatie van de STN bij de ZvP geen duidelijke verhoging zien van afgifte van inhibitoire neurotransmitters en stimulatie van de motorcomponent van de thalamus heeft zelfs een excitatie tot gevolg [14].

Op de lange termijn geeft hoogfrequente DBS een meer permanente inhibitie van de neuronen in de directe omgeving van de stimulatie-elektrode. Zowel proefdierstudies als humane experimenten laten een lang aanhoudend inhibitoir effect zien in de STN en de GPi bij toepassing van DBS [15, 16]. De mechanismen achter deze aanhoudende blokkade zijn niet duidelijk, maar een aantal ideeën hierover zijn wel naar voren gebracht. Gedacht wordt bijvoorbeeld dat de aanhoudende inhibitie bewerkstelligd wordt door neuronale energiedepletie en/of het falen van de prikkeloverdracht als gevolg van de herhaaldelijke depolarisaties door de stimulatie. Uiteindelijk leiden de vele depolarisaties tot het 'stilvallen' van de beoogde kern [17].

## Lokaal excitatoir effect van DBS

Zoals eerder genoemd is er ook wetenschappelijk bewijs dat DBS niet alleen een inhiberende werking heeft, maar ook cellen daadwerkelijk stimuleert. Deze activatie leidt vervolgens tot veranderingen in de reeds bestaande pathologische activiteit in de targetkern. Bewijs voor dit mechanisme komt uit onderzoeken met computersimulatiemodellen en bij patiënten. Gedacht wordt dat hoogfrequente stimulatie van de STN ook resulteert in een efferente (orthodrome) activatie, waarbij deze stimulusgestuurde activatie vervolgens de pathologische activiteit overheerst en vervangt [18].

Klinische PET-studies hebben laten zien dat DBS van de thalamus het metabolisme verhoogt naar voornamelijk de corticale gebieden die door de thalamus worden geïnnerveerd [19]. Interessant is dat thalamotomie (het aanbrengen van een laesie in de thalamus) het tegenovergestelde effect teweegbrengt, namelijk het verminderen van het metabolisme en daarmee samenhangend een vermindering van de activiteit in de sensorische en (pre)motorische cortex [20]. Stimulatie van de STN leidt voornamelijk tot een activatie van de cellen in de GPi en GPe, zoals gezien is tijdens stimulatie- en registratie-experimenten [18]. Deze experimenten toonden aan dat STN-stimulatie een zogeheten 'locking' effect heeft op de cellen in de genoemde GPi en GPe, waarbij de vuringsfrequentie van deze kernen, ondanks de steeds hoger wordende prikkeldrempel, als het ware 'vastgezet' wordt op de frequentie van de stimulatie-impulsen, in dit geval 75 Hz [21]. Dit fenomeen wordt 'neuronal highjacking' genoemd.

Andere studies laten ook een activatie zien, niet alleen van de targetgebieden zelf, maar ook van direct aanliggende gebieden. Een voorbeeld is de geobserveerde activatie van dichtbij liggende cellen [22], en de axonen van de capsula interna bij stimulatie van de STN [23]. Observaties in dierexperimentele studies hebben tevens aangetoond dat DBS van de STN tot een verhoogde glutamaatafgifte leidt, hetgeen een activatie impliceert [24]. Behalve door directe activatie van targetcellen zou het excitatoire effect van DBS ook indirect veroorzaakt kunnen worden, namelijk door middel van activatie of inhibitie van axonen die uiteindelijk projecteren naar een andere regio, waar vervolgens een effect optreedt.

## Netwerkeffecten van DBS

Of er nu inhibitie of excitatie plaatsvindt in de targetkern, het is evident dat DBS een ingrijpende invloed heeft op de neuronale structuren, zowel lokaal als op afstand. Met betrekking tot de netwerkeffecten is er in proefdierexperimenten een inhibitie gezien van de structuren op afstand, zoals de GPi en de motorische delen van de thalamus, bij hoogfrequente STN-stimulatie [15, 25]. Daarnaast verhoogt STN DBS de glutamaatconcentraties in efferente gebieden, hetgeen suggereert dat stimulatie de excitatoire efferenten van de STN activeert [26]. Functionele onderzoeken zoals PET, fMRI, EEG en ook transcraniële magnetische stimulatie, hebben laten zien dat DBS niet alleen ingrijpende veranderingen teweegbrengt in de basale kernen, maar ook in de cortex, hersenstam, en het cerebellum. De klinische verbeteringen van motorische functies, en de soms optredende bijwerkingen van DBS worden wel eens gerelateerd aan de veranderingen in de netwerken [27–29]. Deze bevindingen hebben een sterke 'rate hypothesis' naar voren gebracht: verandering in de activiteit van cellen. Door middel van deze hypothese, die waarschijnlijk een versimpelde weergave is van de werkelijkheid, is er een werkbaar model ontstaan om de effecten van DBS te kunnen uitleggen, en hieraan gerelateerd gerichte studies te kunnen doen.

## DBS en oscillaties: verder dan lokale inhibitie en excitatie

Het model zoals voorgesteld door de 'rate hypothesis' kan een aantal observaties helaas niet verklaren. Voorbeelden daarvan zijn het uitblijven van veranderingen in de vuurpatronen van de cellen in de GPi na pallidotomie, het uitblijven van bradykinesie na thalamische laesies, het verbeteren van klinisch zeer verschillende ziekten na gelijksoortige GPi-interventies (bijvoorbeeld ZvP versus dystonie) en de duidelijk klinische winst gezien bij STN-stimulatie bij de ZvP. Deze bevindingen worden mogelijk beter verklaard door andere, belangrijke karakteristieken van de basale kernen, zoals netwerkoscillaties, burst ontladingen en activiteitssynchronisatie van de motorische banen. Dit zijn concepten die nog niet geheel geaccepteerd zijn en momenteel uitvoerig worden onderzocht. We zullen een aantal hiervan bespreken.

De eerdergenoemde gesynchroniseerde activiteit, ontstaat zowel in de basale kernen als in de cortex [30–34]. In patiënten correleert dit in hoge mate met de ernst van de parkinsonsymptomen, hetgeen suggereert dat de motorische problemen mogelijk voortkomen uit pathologische oscillaties, die op hun beurt weer functionele veranderingen veroorzaken in het netwerk van de basale kernen [35–37]. Bij de ZvP hebben neuronale structuren de neiging om te synchroniseren rond de 20 Hz (11–30 Hz) in afwezigheid van dopaminerge medicatie. Behandeling met dopaminerge medicatie of met DBS kan deze activiteit vervangen door spontane ontladingen op veel hogere frequenties (>70 Hz). Hoewel er verschillende mechanismen aangewend zouden kunnen worden om deze veranderingen tot stand te brengen (bijvoorbeeld de eerdergenoemde neuronale depolarisatieblokkade), is er in dit geval het meeste bewijs voor modulatie, niet zozeer op het niveau van de celen zelf als wel op dat van het netwerk: DBS verandert het functioneren van het cortico-basale kernen-thalamocorticale netwerk [38].

## Andere mechanismen bij diepe hersentimulatie

Microdialysestudies in diermodellen voor de ZvP hebben aangetoond dat STN DBS een tweevoudge verhoging van levodopageïnduceerde dopamineafgifte in het striatum tot gevolg heeft,

◘ **Tabel 3.1**    Geaccepteerde mechanismen en nieuwere mechanismen van DBS.

| traditionele verklaringsmodellen | nieuwe verklaringsmodellen |
|---|---|
| depolarisation block | modulating the network's activity pattern |
| jamming of neural activity | disrupting the synchronization in the network |
| channel blocking | modulating the oscillation in the network |
| energy depletion | changing the network dynamics |
| neuronal energy depletion | neurogenesis |
| synaptic failure | neurotransmitter respecification |
| anterograde effects | |
| retrograde effects | |
| activation of inhibitory neurotransmission | |
| inactivation of excitatory neurotransmission | |
| effects on non-neuronal cells | |
| effects on local concentration of ions or neuro-active molecules | |

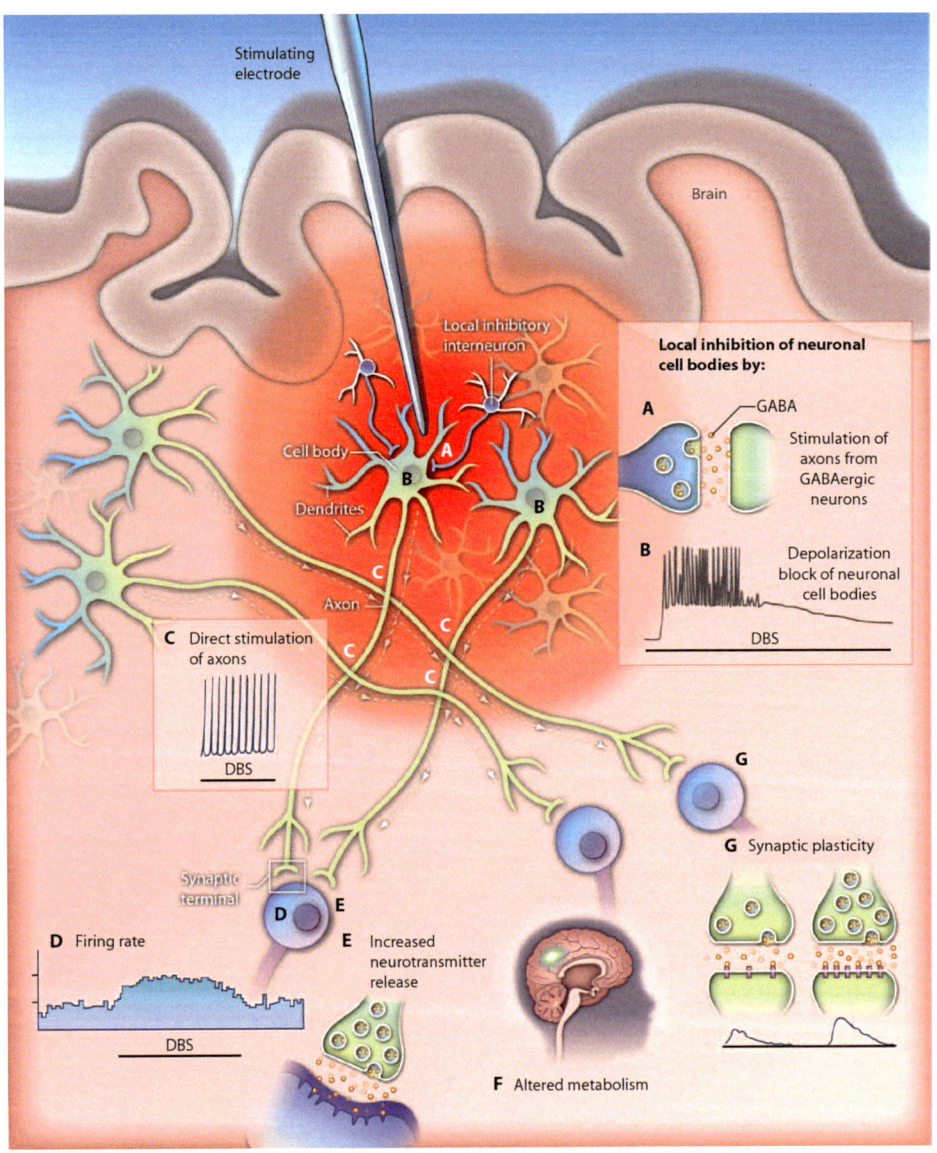

◘ **Figuur 3.1**    Illustratie van de geaccepteerde mechanismen van *DBS*. *DBS* veroorzaakt lokale inhibitie door *A* stimulatie van axonen die de inhiberende neurotransmitter gamma-aminoboterzuur (*GABA*) produceren, *B* depolarisatieblok en *C* introductie van een repetitief patroon van actiepotentialen in de axonen rond de elektrode. Tevens leidt het tot *D* effecten in structuren die signalen ontvangen van deze axonen, hier aangegeven met een verhoging van de vuurfrequentie van een postsynaptische cel tijdens *DBS*. Deze veranderingen in activatie kunnen leiden tot *E* verhoogde vrijlating van neurotransmitters, *F* veranderde metabole activiteit en *G* synaptische plasticiteit (overgenomen met toestemming van Hamani en Temel, Science Translational Medicine 2012 [1]).

hetgeen duidt op een synergistische werking van DBS en levodopa [39]. Dit effect is mogelijk het resultaat van directe modulatie van de vuurpatronen van de nog aanwezige overgebleven dopamineneuronen [40, 41]. Verdere vooruitgang op het gebied van DBS vereist, dat we onze kennis betreffende de cellulaire en moleculaire consequenties van DBS uitbreiden. Er is gespeculeerd over een mogelijk beschermend effect van DBS voor de nog bestaande hersencellen door afscheiding van groeifactoren zoals nerve growth factor (NGF) [42]. We weten van NGF dat het essentieel is voor het overleven en onderhouden van zenuwcellen. In diermodellen van de ZvP is een beschermend effect gezien van DBS op de overleving van de dopaminerge cellen [7, 43]. Andere mechanismen die het neuroprotectieve effect van DBS zouden kunnen verklaren zijn hippocampusafhankelijke neurogenese [44–47] en veranderingen in neurotransmitterafgifte [48, 49] als gevolg van DBS. De meest recente onderzoeksresultaten laten zien dat DBS mogelijk de prikkeldrempel van cellen en neuronale plasticiteit beïnvloedt [50].

## Conclusie

Er zijn meerdere mechanismen van DBS ontdekt, maar een uniforme theorie ontbreekt. In ◻ tab. 3.1 worden de geaccepteerde mechanismen en de nieuwere mechanismen van DBS genoemd. De mechanismen zijn zoals in hun originele beschrijving in de literatuur in het Engels vermeld. Een samenvatting van de meest bekende mechanismen wordt geïllustreerd in ◻ fig. 3.1. We denken dat DBS zoals die in de kliniek wordt toegepast een vermindering van de spontane neuronale activiteit teweegbrengt en daarnaast de axonale banen in de directe omgeving van de elektrode stimuleert. Dit veroorzaakt vervolgens afgifte van inhibitoire neurotransmitters en/of een 'verstopping' van het betreffende neurale netwerk. Hierdoor wordt de pathologische activiteit van de basale kernen gemodificeerd en vervangen door een hoogfrequent en regelmatig vuurpatroon. De resultante van DBS is uiteindelijk een verandering van informatieverwerking binnen een heel netwerk, niet alleen lokaal maar verspreid over verscheidene gebieden verbonden met de basale kernen. Wel moet benadrukt worden dat DBS mogelijk niet in alle targetregio's op precies dezelfde manier werkt.

## Literatuur

1  Hamani C, Temel Y. Deep brain stimulation for psychiatric disease: contributions and validity of animal models. Sci Transl Med. 2012;4(142):142rv8. PubMed PMID: 22786683.

2  Janssen ML, Zwartjes DG, Tan SK, Vlamings R, Jahanshahi A, Heida T, et al. Mild dopaminergic lesions are accompanied by robust changes in subthalamic nucleus activity. Neurosci Lett. 2012;508(2):101–5. PubMed PMID: 22206842.

3  Benazzouz A, Breit S, Koudsie A, Pollak P, Krack P, Benabid AL. Intraoperative microrecordings of the subthalamic nucleus in Parkinson's disease. Mov Disord. 2002;17(Suppl 3):S145–9. PubMed PMID: 11948769.

4  Galvan A, Wichmann T. Pathophysiology of Parkinsonism. Clin Neurophysiol. 2008;119(7):1459–74.

5  Eusebio A, Brown P. Synchronisation in the beta frequency-band – The bad boy of parkinsonism or an innocent bystander? Exp Neurol. 2009;217(1):1–3.

6  Haberler C, Alesch F, Mazal PR, Pilz P, Jellinger K, Pinter MM, et al. No tissue damage by chronic deep brain stimulation in Parkinson's disease. Ann Neurol. 2000;48(3):372–6. PubMed PMID: 10976644.

7  Wallace BA, Ashkan K, Heise CE, Foote KD, Torres N, Mitrofanis J, et al. Survival of midbrain dopaminergic cells after lesion or deep brain stimulation of the subthalamic nucleus in MPTP-treated monkeys. Brain. 2007;130(Pt 8):2129–45. PubMed PMID: 17584773.

8  Beurrier C, Bioulac B, Audin J, Hammond C. High-frequency stimulation produces a transient blockade of voltage-gated currents in subthalamic neurons. J Neurophysiol. 2001;85(4):1351–6. PubMed PMID: 11287459.

9  Magarinos-Ascone C, Pazo JH, Macadar O, Buno W. High-frequency stimulation of the subthalamic nucleus silences subthalamic neurons: a possible cellular mechanism in Parkinson's disease. Neurosci. 2002;115(4):1109–17. PubMed PMID: 12453483.

10  Dostrovsky JO, Levy R, Wu JP, Hutchison WD, Tasker RR, Lozano AM. Microstimulation-induced inhibition of neuronal firing in human globus pallidus. J Neurophysiol. 2000;84(1):570–4. PubMed PMID: 10899228.

11  Lafreniere-Roula M, Kim E, Hutchison WD, Lozano AM, Hodaie M, Dostrovsky JO. High-frequency microstimulation in human globus pallidus and substantia nigra. Exp Brain Res. 2010;205(2):251–61. PubMed PMID: 20640411.

12  Pahapill PA, Levy R, Dostrovsky JO, Davis KD, Rezai AR, Tasker RR, et al. Tremor arrest with thalamic microinjections of muscimol in patients with essential tremor. Ann Neurol. 1999;46(2):249–52. PubMed PMID: 10443891.

13  Levy R, Lang AE, Dostrovsky JO, Pahapill P, Romas J, Saint-Cyr J, et al. Lidocaine and muscimol microinjections in subthalamic nucleus reverse Parkinsonian symptoms. Brain. 2001;124(Pt 10):2105–18. PubMed PMID: 11571226.

14  Filali M, Hutchison WD, Palter VN, Lozano AM, Dostrovsky JO. Stimulation-induced inhibition of neuronal firing in human subthalamic nucleus. Exp Brain Res. 2004;156(3):274–81. PubMed PMID: 14745464.

15  Benazzouz A, Gao DM, Ni ZG, Piallat B, Bouali-Benazzouz R, Benabid AL. Effect of high-frequency stimulation of the subthalamic nucleus on the neuronal activities of the substantia nigra pars reticulata and ventrolateral nucleus of the thalamus in the rat. Neurosci. 2000;99(2):289–95. PubMed PMID: 10938434.

16  Boraud T, Bezard E, Bioulac B, Gross C. High frequency stimulation of the internal Globus Pallidus (GPi) simultaneously improves parkinsonian symptoms and reduces the firing frequency of GPi neurons in the MPTP-treated monkey. Neurosci Lett. 1996;215(1):17–20. PubMed PMID: 8880743.

17  Lozano AM, Dostrovsky J, Chen R, Ashby P. Deep brain stimulation for Parkinson's disease: disrupting the disruption. Lancet Neurol. 2002;1(4):225–31. PubMed PMID: 12849455.

18  Hammond C, Ammari R, Bioulac B, Garcia L. Latest view on the mechanism of action of deep brain stimulation. Mov disord. 2008;23(15):2111–21. PubMed PMID: 18785230.

19  Perlmutter JS, Mink JW, Bastian AJ, Zackowski K, Hershey T, Miyawaki E, et al. Blood flow responses to deep brain stimulation of thalamus. Neurol. 2002;58(9):1388–94. PubMed PMID: 12011286.

20  Boecker H, Wills AJ, Ceballos-Baumann A, Samuel M, Thomas DG, Marsden CD, et al. Stereotactic thalamotomy in tremor-dominant Parkinson's disease: an H2(15)O PET motor activation study. Ann Neurol. 1997;41(1):108–11. PubMed PMID: 9005873.

21  Do MT, Bean BP. Subthreshold sodium currents and pacemaking of subthalamic neurons: modulation by slow inactivation. Neuron. 2003;39(1):109–20. PubMed PMID: 12848936.

22  Hashimoto T, Elder CM, Okun MS, Patrick SK, Vitek JL. Stimulation of the subthalamic nucleus changes the firing pattern of pallidal neurons. J Neurosci. 2003;23(5):1916–23. PubMed PMID: 12629196. Epub 2003/03/12.

23  Gorgulho AA, Shields DC, Malkasian D, Behnke E, Desalles AA. Stereotactic coordinates associated with facial musculature contraction during high-frequency stimulation of the subthalamic nucleus. J Neurosurg. 2009;110(6):1317–21. PubMed PMID: 19284244.

24  Bruet N, Windels F, Bertrand A, Feuerstein C, Poupard A, Savasta M. High frequency stimulation of the subthalamic nucleus increases the extracellular contents of striatal dopamine in normal and partially dopaminergic denervated rats. J Neuropathol Exp Neurol. 2001;60(1):15–24. PubMed PMID: 11202172.

25  Benazzouz A, Piallat B, Pollak P, Benabid AL. Responses of substantia nigra pars reticulata and globus pallidus complex to high frequency stimulation of the subthalamic nucleus in rats: electrophysiological data. Neurosci Lett. 1995;189(2):77–80. PubMed PMID: 7609923.

26  Windels F, Bruet N, Poupard A, Urbain N, Chouvet G, Feuerstein C, et al. Effects of high frequency stimulation of subthalamic nucleus on extracellular glutamate and GABA in substantia nigra and globus pallidus in the normal rat. Eur J Neurosci. 2000;12(11):4141–6. PubMed PMID: 11069610.

27  Limousin P, Greene J, Pollak P, Rothwell J, Benabid AL, Frackowiak R. Changes in cerebral activity pattern due to subthalamic nucleus or internal pallidum stimulation in Parkinson's disease. Ann Neurol. 1997;42(3):283–91. PubMed PMID: 9307248.

28  Fukuda M, Mentis M, Ghilardi MF, Dhawan V, Antonini A, Hammerstad J, et al. Functional correlates of pallidal stimulation for Parkinson's disease. Ann Neurol. 2001;49(2):155–64. PubMed PMID: 11220735.

29  Davis KD, Taub E, Houle S, Lang AE, Dostrovsky JO, Tasker RR, et al. Globus pallidus stimulation activates the cortical motor system during alleviation of parkinsonian symptoms. Nat Med. 1997;3(6):671–4. PubMed PMID: 9176495.

30  Wichmann T, DeLong MR. Pathophysiology of Parkinson's disease: the MPTP primate model of the human disorder. Ann NY Acad Sci. 2003;991:199–213. PubMed PMID: 12846988.

31  Brown P, Oliviero A, Mazzone P, Insola A, Tonali P, Lazzaro V Di. Dopamine dependency of oscillations between subthalamic nucleus and pallidum in Parkinson's disease. J Neurosci. 2001;21(3):1033–8. PubMed PMID: 11157088.

32  Williams D, Tijssen M, van Bruggen G, Bosch A, Insola A, Lazzaro V Di, et al. Dopamine-dependent changes in the functional connectivity between basal ganglia and cerebral cortex in humans. Brain. 2002;125(Pt 7):1558–69. PubMed PMID: 12077005.

33  Brown P, Mazzone P, Oliviero A, Altibrandi MG, Pilato F, Tonali PA, et al. Effects of stimulation of the subthalamic area on oscillatory pallidal activity in Parkinson's disease. Exp Neurol. 2004;188(2):480–90. PubMed PMID: 15246847.

34  Wingeier B, Tcheng T, Koop MM, Hill BC, Heit G, Bronte-Stewart HM. Intra-operative STN DBS attenuates the prominent beta rhythm in the STN in Parkinson's disease. Exp Neurol. 2006;197(1):244–51. PubMed PMID: 16289053.

35  Gatev P, Darbin O, Wichmann T. Oscillations in the basal ganglia under normal conditions and in movement disorders. Mov Disord. 2006;21(10):1566–77. PubMed PMID: 16830313.

36  Hammond C, Bergman H, Brown P. Pathological synchronization in Parkinson's disease: networks, models and treatments. Trends Neurosci. 2007;30(7):357–64. PubMed PMID: 17532060.

37  Uhlhaas PJ, Singer W. Neural synchrony in brain disorders: relevance for cognitive dysfunctions and pathophysiology. Neuron. 2006;52(1):155–68. PubMed PMID: 17015233.

38  McIntyre CC, Savasta M. Kerkerian-Le Goff L, Vitek JL. Uncovering the mechanism(s) of action of deep brain stimulation: activation, inhibition, or both. Clin Neurophysiol. 2004;115(6):1239–48. PubMed PMID: 15134690.

39  Lacombe E, Carcenac C, Boulet S, Feuerstein C, Bertrand A, Poupard A, et al. High-frequency stimulation of the subthalamic nucleus prolongs the increase in striatal dopamine induced by acute l-3,4-dihydroxyphenylalanine in dopaminergic denervated rats. Eur J Neurosci. 2007;26(6):1670–80. PubMed PMID: 17822436. Pubmed Central PMCID: 2798123.

40  Lee KH, Chang SY, Roberts DW, Kim U. Neurotransmitter release from high-frequency stimulation of the subthalamic nucleus. J Neurosurg. 2004;101(3):511–7. PubMed PMID: 15352610.

41  Meissner W, Harnack D, Reese R, Paul G, Reum T, Ansorge M, et al. High-frequency stimulation of the subthalamic nucleus enhances striatal dopamine release and metabolism in rats. J Neurochem. 2003;85(3):601–9. PubMed PMID: 12694386. Epub 2003/04/16.

42  Hardenacke K, Kuhn J, Lenartz D, Maarouf M, Mai J, Bartsch C, et al. Stimulate or degenerate deep brain stimulation of the nucleus basalis Meynert in Alzheimer's dementia. World Neurosurg. 2013;80(3–4):S27. e35-43.

43  Temel Y, Visser-Vandewalle V, Kaplan S, Kozan R, Daemen MA, Blokland A, et al. Protection of nigral cell death by bilateral subthalamic nucleus stimulation. Brain Res. 2006;1120(1):100–5. PubMed PMID: 16999940.

44  Toda H, Hamani C, Fawcett AP, Hutchison WD, Lozano AM. The regulation of adult rodent hippocampal neurogenesis by deep brain stimulation. J Neurosurg. 2008;108(1):132–8. PubMed PMID: 18173322.

45  Encinas JM, Hamani C, Lozano AM, Enikolopov G. Neurogenic hippocampal targets of deep brain stimulation. J Comp Neurol. 2011;519(1):6–20.

46  Stone SSD, Teixeira CM, DeVito LM, Zaslavsky K, Josselyn SA, Lozano AM, et al. Stimulation of entorhinal cortex promotes adult neurogenesis and facilitates spatial memory. J Neurosci. 2011;31(38):13469–84.

47  Toda H, Hamani C, Fawcett AP, Hutchison WD, Lozano AM. The regulation of adult rodent hippocampal neurogenesis by deep brain stimulation. J Neurosurg. 2008;108(1):132–8.

48  Freund HJ, Kuhn J, Lenartz D, Mai JK, Schnell T, Klosterkoetter J, et al. Cognitive functions in a patient with Parkinson-dementia syndrome undergoing deep brain stimulation. Arch Neurol. 2009;66(6):781–5. PubMed PMID: 19506141. Epub 2009/06/10. eng.

49  Tan SKH, Hartung H, Visser-Vandewalle V, Steinbusch HWM, Temel Y, Sharp T. A combined in vivo neurochemical and electrophysiological analysis of the effect of high-frequency stimulation of the subthalamic nucleus on 5-HT transmission. Exp Neurol. 2012;233(1):145–53.

50  Prescott IA, Dostrovsky JO, Moro E, Hodaie M, Lozano AM, Hutchison WD. Levodopa enhances synaptic plasticity in the substantia nigra pars reticulata of Parkinson's disease patients. Brain. 2009;132(Pt 2):309–18. PubMed PMID: 19050033.

# Technische aspecten van DBS

*Rick Schuurman*

**Samenvatting**

In dit hoofdstuk wordt de stereotactische operatietechniek beschreven waarmee elektroden voor diepe hersenstimulatie ('deep brain stimulation', DBS) in de hersenen worden geïmplanteerd. Deze techniek maakt gebruik van een frame dat aan het hoofd wordt bevestigd, en waarmee een coördinatenstelsel op de hersenen wordt geprojecteerd. Nadat de plaats van de doelstructuur voor DBS is vastgesteld met behulp van MRI, worden de elektroden met een aan het frame bevestigd richttoestel door een boorgat in de schedel op de juiste positie in de hersenen gebracht. Tevens wordt een aantal recente en toekomstige technische ontwikkelingen belicht. Door verbetering van MRI-technieken die de doelstructuren van DBS visualiseren, worden nauwkeurigere implantaties mogelijk. Die MRI-technieken leiden ook tot een toename van kennis over diverse hersencircuits, waardoor nieuwe doelgebieden en nieuwe indicaties voor DBS kunnen ontstaan. Een groot deel van de DBS-operaties wordt onder plaatselijke verdoving uitgevoerd om de effectiviteit en bijwerkingen van de DBS te beoordelen. In de toekomst kan hier mogelijk van worden afgezien, zodat de ingrepen minder belastend voor de patiënt worden. Toekomstige DBS-elektroden zullen het stimulatieveld kunnen sturen, zodat er effectiever wordt gestimuleerd met minder bijwerkingen. Adaptieve stimulatie in een gesloten systeem zal leiden tot een vorm van DBS die automatisch wordt aangepast aan de actuele behoefte van de patient.

© Bohn Stafleu van Loghum, onderdeel van Springer Media BV 2016
Y. Temel, A.F.G. Leentjens, R.M.A. de Bie (Red.), *Handboek diepe hersenstimulatie bij neurologische en psychiatrische aandoeningen*, DOI 10.1007/978-90-368-0959-7_4

## Huidige implantatietechniek voor DBS-elektroden

Diepe hersenstimulatie ('deep brain stimulation', DBS) is een behandeltechniek waarbij de functie van delen van de hersenen kan worden beïnvloed door continue toediening van elektrische stimulatie met behulp van in de hersenen geïmplanteerde elektroden. Deze elektroden zijn via onderhuidse kabels verbonden met een stimulator die op de borstwand of op de buikwand is geïmplanteerd. De afgifte van de stroom vanuit deze stimulatoren naar de elektroden in de hersenen kan nauwkeurig worden geprogrammeerd en van buitenaf non-invasief worden aangepast.

Voor succesvolle behandeling met behulp van DBS is het vanzelfsprekend een vereiste dat de elektroden met grote precisie in de hersenen worden geïmplanteerd. De huidige doelstructuren van de stimulatie zijn verschillende kernen in de thalamus (bij tremor, bij epilepsie, bij taakspecifieke dystonie en bij pijnsyndromen), de in de diepte gelegen basale kernen, zoals de nucleus subthalamicus (STN) (bij de ziekte van Parkinson, ZvP) en de globus pallidus (bij gegeneraliseerde, segmentale of focale dystonie en bij de ZvP) of diep gelegen witte-stofbanen, die verschillende hersengebieden met elkaar verbinden (bij tremoren van verschillende origine en bij psychiatrische behandelindicaties). Om de elektroden precies in de relevante delen van de hersenen te positioneren wordt gebruikgemaakt van de stereotactische operatietechniek, die het mogelijk maakt om aan de hand van gedetailleerde afbeeldingen van de hersenen de elektroden nauwkeurig te implanteren in de doelstructuren.

## Stereotactische atlassen

Bij stereotactische operaties wordt gebruikgemaakt van anatomische atlassen, waarin de hersenen op zeer gedetailleerd niveau in kaart zijn gebracht. In deze atlassen is een denkbeeldige centrale as in het midden van de hersenen opgenomen, te weten de lijn die de anterieure commissuur (AC) met de posterieure commissuur (PC) verbindt. De hersenen zijn op millimeterniveau in drie richtingen afgebeeld (axiaal, coronaal en sagittaal), waarbij voor iedere richting de afbeeldingen parallel aan of loodrecht ten opzichte van deze AC-PC-lijn staan. Voor iedere structuur in de hersenen is daardoor de gemiddelde positie ten opzichte van die AC-PC-lijn te bepalen. De positie van de doelstructuren in de hersenen voor DBS ten opzichte van de AC-PC-lijn is redelijk constant, onafhankelijk van de grootte van de schedel en de afmeting van de buitenkant van de hersenen, omdat de interindividuele variatie klein is nabij het centrum van de hersenen.

Op een MRI-scan van de hersenen kan een aantal doelstructuren voor DBS direct worden geïdentificeerd, zoals de globus pallidus en de STN. Sommige doelstructuren, zoals deelgebieden in de thalamus of onderdelen van witte-stofbanen, kunnen nog niet rechtstreeks worden gevisualiseerd op een MRI-scan. Door de MRI-scan van de hersenen te combineren met een stereotactische atlas, waarbij met behulp van speciale programmatuur de atlas op de hersenen wordt geprojecteerd, kan voor de individuele patiënt de precieze locatie van iedere doelstructuur in het hoofd worden vastgesteld (◘fig. 4.1). Het doelpunt voor de DBS heeft hierdoor individuele anatomische coördinaten.

## Stereotactische navigatie

Bij de operatie wordt een rechthoekig metalen frame aan de schedel bevestigd (◘fig. 4.2a). Dit zogenoemde stereotactische frame heeft gedurende de implantatie een vaste positie ten opzichte van de schedel en daarmee ook ten opzichte van de hersenen. Op het frame is een millimeterverdeling aangebracht in drie richtingen, en door de fixatie van het frame aan de schedel is er nu een cartesiaans coördinatenstelsel geprojecteerd op de hersenen, met een x-as van rechts naar links, een y-as van achteren naar voren en een z-as van boven naar beneden.

Met het frame aan het hoofd bevestigd kan nu rechtstreeks de MRI-scan worden gemaakt waarop de doelstructuren voor de DBS zichtbaar zijn. Aangezien op deze scan ook herkenbare markeringen van het frame staan, kunnen voor iedere hersenstructuur de cartesiaanse coördinaten van het stereotactische frame worden berekend. Een andere mogelijkheid is het maken van een CT-scan nadat het frame is bevestigd aan het hoofd, waarna een eerder gemaakte MRI-scan kan worden gefuseerd met deze stereotactische CT-scan. Hiermee vindt er een indirecte projectie plaats van het stereotactische coördinatenstelsel op de MRI-scan van de hersenen. Het voordeel van deze techniek is dat er tijd wordt gewonnen op de dag van de implantatie, het nadeel is dat er een gering verlies aan nauwkeurigheid kan ontstaan in het proces van de fusie van de CT-scan met de MRI-scan. Door de stereotactische navigatie heeft het doelpunt van de DBS nu zowel anatomische coördinaten ten opzichte van de AC-PC-lijn, als stereotactische coördinaten ten opzichte van het frame.

## Stereotactische implantatie

Wanneer de stereotactische coördinaten van de doelstructuur voor DBS bekend zijn, kan de elektrode-implantatie worden uitgevoerd, in een rechte lijn door de hersenen naar het doelpunt toe via één boorgat in de schedel. De route door de hersenen wordt bepaald aan de hand van een driedimensionale projectie van de MRI-scan, waarop de doelstructuur en overige hersenstructuren zichtbaar zijn. Het pad van de elektrode door de hersenen wordt zo gekozen dat er een minimaal risico is op het optreden van een bloeding in de hersenen of beschadiging van andere hersenstructuren.

De patiënt wordt nu op de operatietafel gepositioneerd, waarbij het hoofd met het stereotactische frame goed wordt gefixeerd. Met inachtneming van maatregelen om de steriliteit te waarborgen, wordt nu een richttoestel aan het stereotactische frame vastgemaakt voor het naar binnen geleiden van de elektrode. Dit richttoestel is boogvormig (◘fig. 4.2b) en kan zodanig aan het frame worden bevestigd dat het centrum van

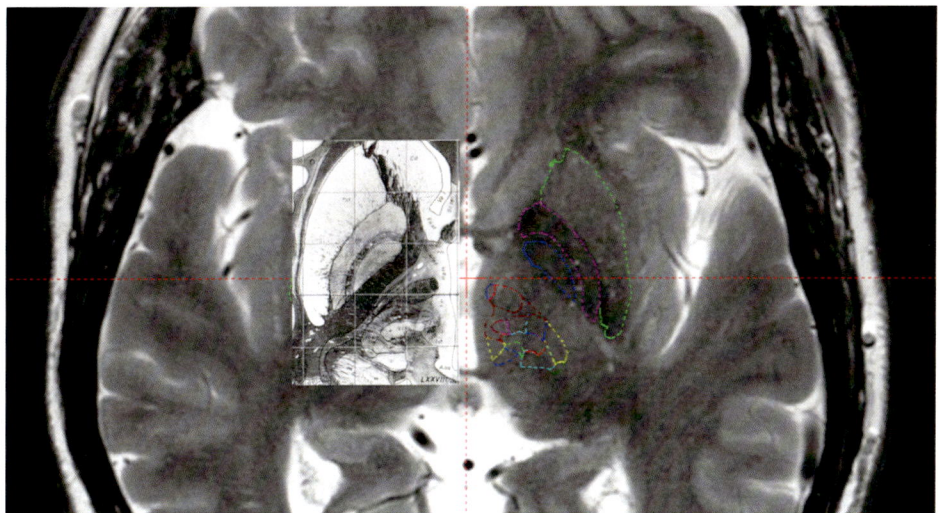

▶ **Figuur 4.1** MRI-scan voor bepaling van de positie van de doelstructuur voor DBS, in dit geval de globus pallidus. In het midden van de hersenen is de AC-PC-lijn aangegeven. Links op de figuur is de stereotactische atlas geprojecteerd op de hersenen. Rechts op de figuur zijn de contouren van het interne en externe segment van de globus pallidus en van het putamen ingetekend door aanpassing van de atlascontouren aan de individuele anatomie van de patiënt.

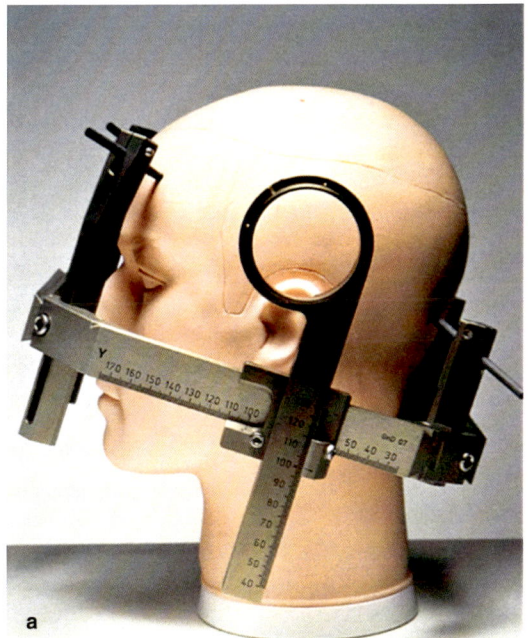

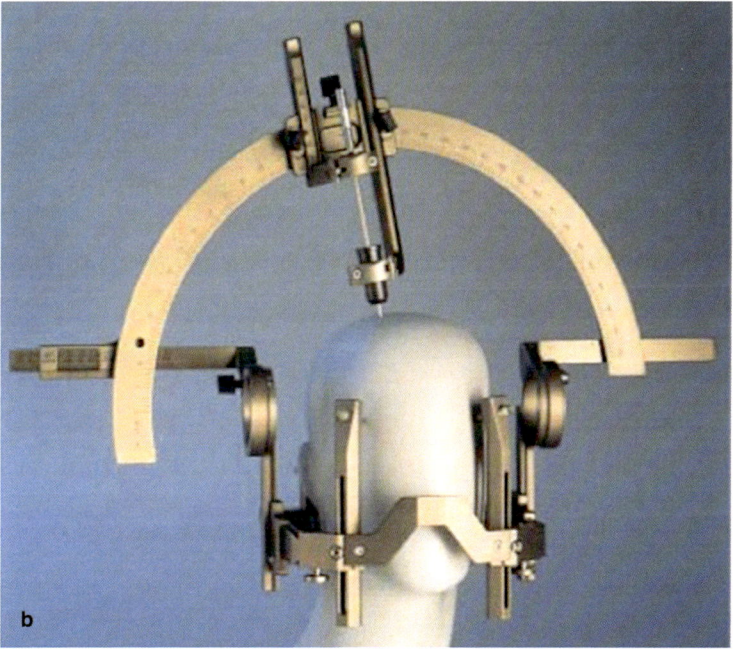

▶ **Figuur 4.2**  **a** Het stereotactisch frame dat aan de schedel wordt bevestigd, met hierop zichtbaar de millimeteraanduiding waardoor een cartesiaans coördinatenstelsel wordt gevormd. **b** De stereotactische boog wordt als richttoestel bevestigd aan het frame. Het centrum van de denkbeeldige cirkel waarvan de boog deel uitmaakt valt samen met het coördinaten van het DBS-doelpunt. Hierdoor kan een elektrode vanuit elke gewenste richting precies in het doelgebied worden geplaatst.

de denkbeeldige cirkel die door de boog wordt gevormd precies samenvalt met de stereotactische x-, y- en z-coördinaat van de doelstructuur. Daardoor kan de elektrode precies volgens het geplande pad naar het doelpunt in de hersenen worden geleid.

## Intraoperatieve testen

Nadat de stereotactische positie van de doelstructuur voor DBS is bepaald met beeldvorming, kan worden geverifieerd of het doelgebied juist is met behulp van neurofysiologische en klinische testen. Hiertoe wordt de DBS-elektrode-implantatie onder plaatselijke verdoving uitgevoerd, zodat de pathofysiologische hersenactiviteit goed kan worden gemeten en het effect van de DBS op de symptomen zichtbaar is bij de wakkere patiënt. Voor de operatie wordt daarom alleen de huid verdoofd voor het plaatsen van het frame, aangezien de schedel en de hersenen zelf gevoelloos zijn. Vanzelfsprekend is het ondergaan van een hersenoperatie onder plaatselijke verdoving voor de patiënt flink belastend, waarbij gedurende de ingreep continu speciale aandacht nodig is voor diens lichamelijke en geestelijke toestand.

Voor neurofysiologische bevestiging van de locatie van het doelpunt in de hersenen, worden rondom het doelgebied metingen verricht met behulp van één of meerdere micro-elektroden, die zijn ingebracht via het geplande traject door de hersenen. Met de signalen die dit oplevert kunnen de grenzen van de betreffende hersenkern in kaart worden gebracht, in vergelijking met de grenzen die al op de MRI-scan waren vastgesteld. Voor een verdere beschrijving van de deze techniek wordt verwezen naar ►H. 5.

Vervolgens wordt proefstimulatie uitgevoerd ter plaatse van het radiologisch en fysiologisch bepaalde doelpunt. Deze elektische teststimulatie laat de effecten zien van de definitief toe te passen DBS, waarbij wordt beoordeeld of stimulatie op de bewuste plek daadwerkelijk de symptomen verbetert, zodat bijvoorbeeld het beven en de stijfheid bij de ZvP afnemen. Daarnaast wordt onderzocht of elektrische stimulatie ongewenste neveneffecten heeft, zoals oogbewegingsstoornissen, spraakstoornissen of onwillekeurig aanspannen van spieren, die kunnen ontstaan door verspreiding van de stroom naar nabijgelegen structuren.

Ten slotte wordt aan de hand van de radiologische, neurofysiologische en klinische informatie de optimale positie voor de DBS-elektrode bepaald. De definitieve DBS-elektrode wordt met behulp van röntgendoorlichting goed gepositioneerd in het doelgebied en aan de schedel verankerd, zodat er geen verplaatsing van de elektrode meer optreedt. DBS wordt meestal tweezijdig uitgevoerd, zodat intraoperatieve testen en elektrode-implantatie hierna aan de tweede kant worden herhaald. Vervolgens wordt het frame van het hoofd afgehaald en wordt de patiënt onder narcose gebracht. De elektroden worden met behulp van onderhuidse verlengkabels door de hals aangesloten op een neurostimulator, die onder de huid op de borstwand of de buikwand wordt geïmplanteerd.

Intraoperatieve testen bij de wakkere patiënt worden uitgevoerd bij DBS voor bewegingsstoornissen, zoals essentiële tremor, de ZvP of pijnsyndromen, waarbij de feedback van de teststimulatie relevant is voor het succes van de procedure. Bij patiënten met ernstig verwrongen lichaamshoudingen door dystonie en bij kinderen wordt de implantatie onder algehele narcose uitgevoerd. Hierbij kan proefstimulatie alsnog nuttige informatie opleveren voor het voorspellen van het ontstaan van bijwerkingen. Ook bij DBS-indicaties waarbij geen direct effect van proefstimulatie is waar te nemen, zoals bij epilepsie en bij psychiatrische aandoeningen, kan de operatie onder algehele narcose plaatsvinden.

## Alternatieve implantatietechnieken

### Nexframe

Elektrode-implantatie voor DBS is ook mogelijk zonder stereotactisch frame, waarbij in plaats daarvan een klein richttoestel op de schedel wordt vastgemaakt. De doelstructuur voor DBS en het implantatietraject worden ook op een MRI-scan bepaald. In plaats van een frame worden markeringspunten door de huid op de schedel bevestigd die op de MRI zichtbaar zijn, waarna navigatiesoftware de plaats van het te maken boorgat aanwijst. Hierna wordt het richttoestel, het zogeheten nexframe, op de schedel bevestigd [1]. Een canule wordt door dit frame boven het boorgat in de schedel in de juiste implantatierichting gefixeerd en de diepte van implantatie wordt berekend, waarna de elektrode in het doelgebied kan worden geplaatst. De gerapporteerde precisie van elektrode-implantatie met dit systeem is vergelijkbaar met die van implantatie via een stereotactisch frame [2]. Een nadeel is dat de uiteindelijke elektrodepositie indirect wordt benaderd met behulp van een door externe sensoren vastgestelde implantatiehoek en -diepte vanaf het boorgat. Hierdoor kunnen onnauwkeurigheden ontstaan, terwijl bij een stereotactisch frame het doelgebied direct mechanisch wordt benaderd. Een voordeel van het nexframe is dat het hoofd van de patiënt niet per se aan de operatietafel hoeft te worden gefixeerd, vanwege het kleine formaat van het implantatieplatform.

## Robotarm

Elektrode-implantatie voor DBS zal in de toekomst ook met behulp van een robotarm kunnen plaatsvinden, die de stereotactische boog vervangt. De MRI-scan wordt hierbij ook met een stereotactisch frame gemaakt, waarna de coördinaten van de doelstructuur en het implantatietraject worden bepaald. Vervolgens wordt de de robotarm met behulp van externe markeringen gekoppeld aan het stereotactische frame, waarna de robotarm de richting en diepte van elektrode-implantatie kan aangeven [3]. Deze techniek is alleen geschikt voor operaties uitgevoerd onder algehele narcose, vanwege de onnauwkeurigheid die kan ontstaan door bewegingen van het hoofd. Bij implantatie via een stereotactische boog of het nexframe is dit risico geringer, omdat deze toestellen direct gefixeerd zijn aan de schedel.

## Recente en toekomstige ontwikkelingen

### Beeldvorming

In de jaren negentig werd de MRI-scan geïntroduceerd bij stereotactische DBS-elektrode-implantatie. Aanvankelijk verkreeg men hiermee vooral de nauwkeurige locatie van de AC-PC-lijn, zodat de anatomische kennis uit stereotactische atlassen zuiver kon worden toegepast, en kon een elektrodetraject door de hersenen worden gepland, waarbij bloedvaten en het ventrikelsysteem werden vermeden. Met de ontwikkeling van nieuwe MRI-sequenties, gericht op de basale kernen, en het beschikbaar komen van MRI-scanners met hogere veldsterkten, is het in toenemende mate mogelijk om de doelstructuren van DBS goed afgegrensd van de omgeving af te beelden (◘ fig. 4.3). Hierdoor kan steeds preciezer doel-coördinaatbepaling plaatsvinden.

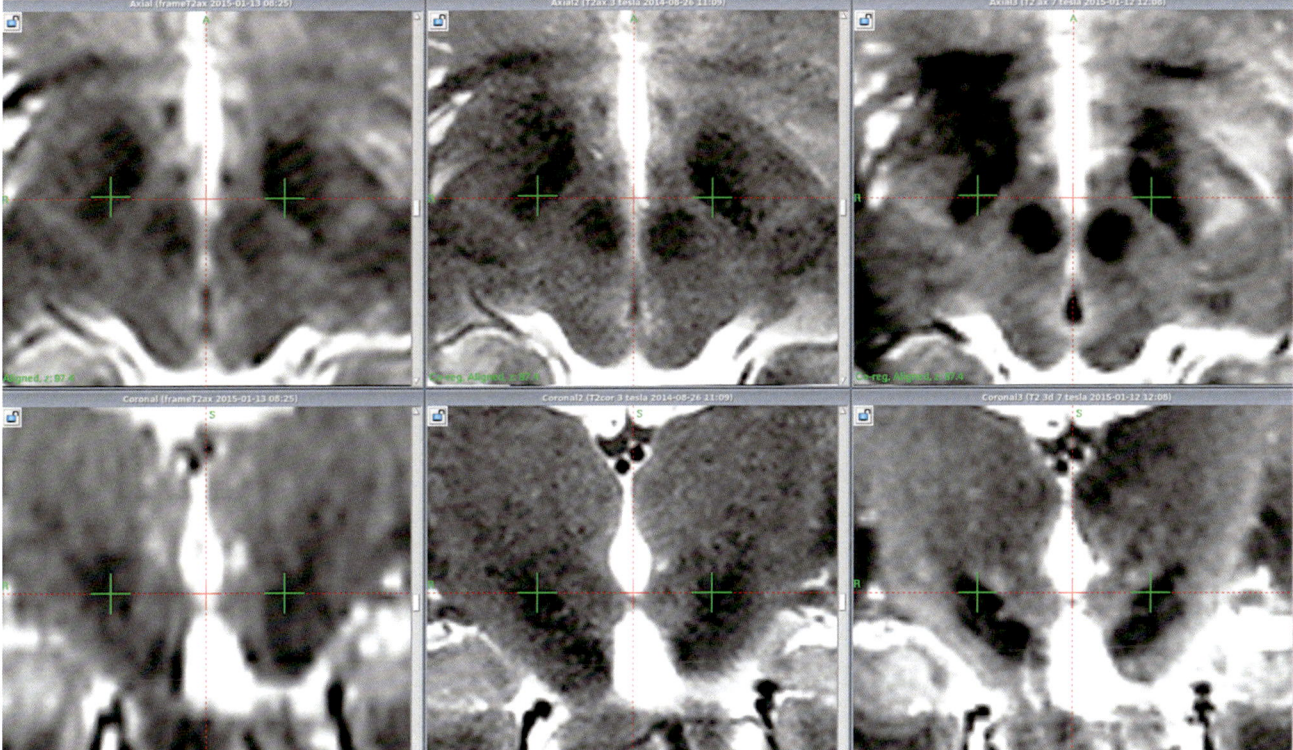

**◘ Figuur 4.3**    Detailafbeelding van MRI-scans gebruikt voor de planning van DBS in de nucleus subthalamicus (STN) bij de ziekte van Parkinson. T2-gewogen axiale (boven) en coronale (onder) opnamen door MRI-scanners met oplopende magnetische veldsterkte: linker twee afbeeldingen 1,5 Tesla, middelste twee afbeeldingen 3 Tesla, rechter twee afbeeldingen 7 Tesla. Het groene kruis geeft het geplande doelpunt in de STN weer.

## DTI

Het gebruik van diffusion tensor imaging (DTI) en tractografie is een nieuwe mogelijkheid om de verbindingen tussen verschillende hersenstructuren te visualiseren. Dit kan leiden tot nieuwe potentiële doelstructuren voor behandeling met DBS. Voorbeelden hiervan zijn het visualiseren van de 'tractus dentato-rubro-thalamicus' [4], waarvan stimulatie op verschillende niveaus in de hersenen kan worden toegepast bij de behandeling van tremor, en de identificatie van de 'median forebrain bundle', die een rol kan spelen bij de behandeling van angst- en stemmingsstoornissen [5]. Door studies van connectiviteit kunnen substructuren in de thalamus worden geïdenticifeerd, zoals bruikbaar voor DBS bij pijn [6]. Naast identificatie van doelgebieden voor DBS, kan deze beeldvormende techniek verder bijdragen aan de kennis over de hersencircuits die relevant zijn voor genoemde ziektebeelden.

## fMRI

De ontwikkeling van functionele MRI en connectiviteitsstudies kunnen in de toekomst leiden tot nieuwe doelstructuren voor DBS of gedetailleerde kennis over huidige doelstructuren [7], en tot uitbreiding van de kennis over functionele circuits [8]. In de toekomst zal hiermee het effect van DBS uitgebreider in kaart worden gebracht, aangezien deze technieken gebruikt kunnen worden met geïmplanteerde stimulatiesystemen.

## Opereren onder narcose

Patiënten met de ZvP vormen de grootste groep die wordt behandeld met DBS. De huidige operatiestrategie is gebaseerd op het combineren van radiologische, neurofysiologische en klinische gegevens om tot een optimale elektrodepositie te komen. Zoals beschreven worden deze ingrepen uitgevoerd onder plaatselijke verdoving, zodat het effect van DBS op de symptomen van de ziekte goed beoordeeld kan worden. De patiënten nemen op de dag van de ingreep geen medicatie in, waardoor de belasting van deze toch al ingrijpende gebeurtenis nog hoger is.

In het verleden woog de potentiële winst van deze aanpak ruimschoots op tegen de operatieve belasting voor de patiënt. Naarmate de doelstructuren echter beter kunnen worden afgebeeld met MRI-scans, neemt de toegevoegde waarde van de klinische testen bij de wakkere patiënt mogelijk af. Recente resultaten van een serie DBS-implantaties onder algehele narcose in een gerenommeerd centrum waren vergelijkbaar met een historisch controlecohort van patiënten die wakkere operaties ondergingen in hetzelfde centrum [9]. Ook kunnen zowel micro-elektrodemetingen als proefstimulatie voor het opsporen

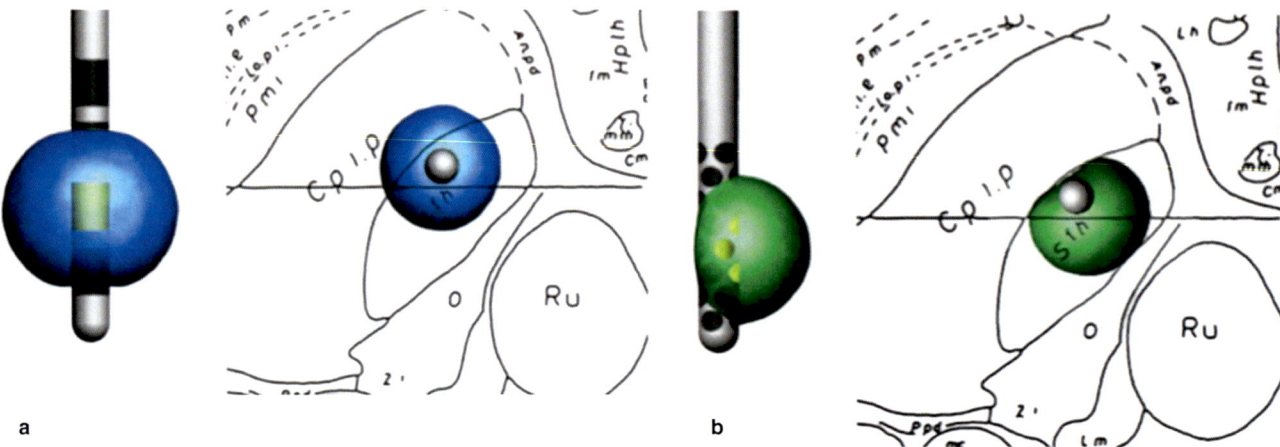

a          b

**Figuur 4.4**    Schematische weergave van de elektrische stimulatie, geprojecteerd op een atlasafbeelding van het doelgebied voor DBS. **a** Conventionele DBS-elektrode met vier cilindrische contactpunten. Stimulatie door één contactpunt geeft een bolvormig stimulatieveld, waardoor zowel het doelgebied (Stn, nucleus subthalamicus) als de naburige capsula interna (C.p.i.p.) wordt beïnvloed. **b** De experimentele elektrode. Activatie van een cluster van vier contactvlakjes resulteert in een stimulatieveld dat alleen het doelgebied stimuleert en niet uitstraalt naar omgevende structuren (met toestemming overgenomen uit: Schaltenbrand G, Wahren W. Atlas for Stereotaxy of the Human Brain. Stuttgart: Georg Thieme Verlag KG; 1977).

van bijeffecten onder narcose worden verricht [10]. In de toekomst zou het uitvoeren van DBS-implantaties onder narcose een aanzienlijke vermindering van de belasting voor de patiënt kunnen opleveren, en daarnaast een kostenbesparing door een kortere operatietijd en mogelijk ook een kortere ligduur in het ziekenhuis. Hiervoor zal echter eerst een vergelijkende studie moeten worden uitgevoerd, om aan te tonen dat de historische werkwijze zonder kwaliteitsverlies kan worden ingeruild voor een snellere, minder belastende aanpak.

## Sturen van de stimulatie

De elektroden waarmee DBS wordt toegepast hebben vier actieve contactpunten, die onafhankelijk van elkaar kunnen worden aan- of uitgezet. De contactpunten zijn 1,5 mm hoog met een tussenruimte van 0,5 of 1,5 mm. Hierdoor kan na de elektrode-implantatie de hoogte in het doelgebied (langs de Z-as) waarop de stimulatie wordt toegediend nog worden gevarieerd. Vanuit ieder contactpunt wordt de stroom echter rondom naar alle kanten uitgezonden, zonder dat hierbij selectief in de X- en Y-as kan worden gestuurd. Hierbij kan de situatie ontstaan dat een gewenste verhoging van de stroom in het doelgebied om een beter klinisch effect te verkrijgen, wordt gelimiteerd door het optreden van bijwerkingen, doordat die stroom ook nabije structuren beïnvloedt.

Met behulp van een nieuw ontwikkelde elektrode is het mogelijk gebleken stroom selectief in bepaalde richtingen door de hersenen te sturen of juist uit te zetten. Deze elektrode heeft 32 contactvlakjes, die regelmatig zijn verdeeld over de oppervlakte van de elektrode, en die ieder onafhankelijk of in clusters kunnen worden aangezet. Hierdoor kan het gecreëerde elektrische veld in een bepaalde richting worden gestuurd (**fig. 4.4**). Intraoperatieve tests hebben laten zien dat het sturen van stroom in verschillende richtingen de drempel inderdaad kan beïnvloeden waarop klinisch gewenste effecten en

ook bijwerkingen van de stimulatie optreden. Hierdoor bleek het mogelijk de drempel tussen het optreden van gewenste en ongewenste effecten te verhogen [11].

Bovendien kan via dezelfde contactvlakjes ook de lokale activiteit van clusters van hersencellen worden gemeten. Die activiteit kan samenhangen met de ernst van de symptomen van de ZvP, waardoor in de toekomst wellicht adaptieve stimulatie afhankelijk van lokale hersenactiviteit mogelijk wordt. Deze elektrode is vooralsnog een experimenteel ontwerp en nog niet geschikt voor definitieve implantatie.

## Adaptieve stimulatie in gesloten circuit

Een geavanceerde ontwikkeling die binnen enkele jaren wordt verwacht, is adaptieve stimulatie in een gesloten circuit. De huidige DBS wordt geprogrammeerd op een vaste instelling die continu dezelfde stroom afgeeft, onafhankelijk van de behoefte samenhangend met de fluctuerende toestand van de patiënt.

Idealiter zou de ernst van de symptomen waartegen DBS is gericht continu worden gemeten, waarbij feedback naar het stimulatiesysteem kan leiden tot aanpassing of continuering van de stimulatie, al naar gelang de behoefte op dat moment. Effectiviteit van gesloten-circuitstimulatie is aangetoond voor globus pallidus DBS in een model met apen met MTPT-geïnduceerd parkinsonisme [12], waarbij cellulaire activiteit in de motorcortex feedback gaf voor het aanzetten van DBS bij toenemend parkinsonisme. Ook bij de mens is de werkzaamheid van dit principe inmiddels aangetoond. Bij parkinsonpatiënten met DBS-elektroden in de STN, waarvan het uiteinde door de huid naar buiten was afgeleid, werd lokale activiteit van clusters van hersencellen gemeten. Zodra er sprake was van toename van zogenoemde bèta-activiteit, samenhangend met de ernst van de symptomen, werd de DBS geactiveerd via de geëxternaliseerde elektroden. Op deze manier werd een verbetering van de symptomen bewerkstelligd die nog groter was dan de verbetering die werd bereikt met continue DBS [13]. Het voordeel van deze adaptieve stimulatie is dat de sterkte van DBS wordt aangepast al naar gelang de fluctuerende behoefte van de patiënt, waarmee de levensduur van de batterijen flink kan toenemen. Daarnaast is het goed denkbaar dat adaptieve stimulatie langer en meer effectief zal blijken te zijn dan continue en constante stimulatie. Vooralsnog moeten de volledig implanteerbare systemen hiervoor echter nog worden ontwikkeld.

## Literatuur

1 Starr PA, Martin AJ, Ostrem JL, Talke P, Levesque N, Larson PS. Subthalamic nucleus deep brain stimulator placement using high-field interventional magnetic resonance imaging and a skull-mounted aiming device: technique and application accuracy. J Neurosurg. 2010;112(3):479–90.

2 Kelman C, Ramakrishnan V, Davies A, Holloway K. Analysis of stereotactic accuracy of the cosman-robert-wells frame and nexframe frameless systems in deep brain stimulation surgery. Stereotact Funct Neurosurg. 2010;88(5):288–95.

3 Langsdorff D von, Paquis P, Fontaine D. In vivo measurement of the frame-based application accuracy of the Neuromate neurosurgical robot. J Neurosurg. 2014;31:1–4.

4 Coenen VA, Allert N, Paus S, Kronenbürger M, Urbach H, Madler B. Modulation of the cerebello-thalamo-cortical network in thalamic deep brain stimulation for tremor. Neurosurgery. 2014;75(6):657–70.

5 Schlaepfer TE, Bewernick BH, Kayser S, Dler BMX, Coenen VA. Rapid effects of deep brain stimulation for treatment-resistant major depression. Biol Psychiatry. 2013;73(12):1204–12.

6 Kovanlikaya I, Heier L, Kaplitt M. Treatment of chronic pain: diffusion tensor imaging identification of the ventroposterolateral nucleus confirmed with successful deep brain stimulation. Stereotact Funct Neurosurg. 2014;92(6):365–71.

7 Lambert C, Zrinzo L, Nagy Z, Lutti A, Hariz M, Foltynie T, et al. Confirmation of functional zones within the human subthalamic nucleus: patterns of connectivity and sub-parcellation using diffusion weighted imaging. NeuroImage. 2012;60(1):83–94.

8 Figee M, Luigjes J, Smolders R, Valencia-Alfonso C-E, Wingen G van, Kwaasteniet B de, et al. Deep brain stimulation restores frontostriatal network activity in obsessive-compulsive disorder. Nat Neurosci. 2013;16(4):386–7.

9 Nakajima T, Zrinzo L, Foltynie T, Olmos IA, Taylor C, Hariz MI, et al. MRI-guided subthalamic nucleus deep brain stimulation without microelectrode recording: can we dispense with surgery under local anaesthesia. Stereotact Funct Neurosurg. 2011;89(5):318–25.

10 Pinkster MO, Volkmann J, Falk D, Herzog J, Steigerwald F, Deuschl G, et al. Deep brain stimulation of the internal globus pallidus in dystonia: target localisation under general anaesthesia. Acta Neurochir. 2009;151:751–8.

11 Contarino MF, Bour LJ, Verhagen R, Lourens MAJ, Bie RMA de, Munckhof P van den, et al. Directional steering: a novel approach to deep brain stimulation. Neurology. 2014;83:1163–9.

12 Rosin B, Slovik M, Mitelman R, Rivlin-Etzion M, Haber SN, Israel Z, et al. Closed-loop deep brain stimulation is superior in ameliorating Parkinsonism. Neuron. 2011;72(2):370–84.

13 Little S, Pogosyan A, Neal S, Zavala B, Zrinzo L, Hariz M, et al. Adaptive deep brain stimulation in advanced Parkinson disease. Ann Neurol. 2013;74(3):449–57.

# Neurofysiologische aspecten van DBS

*Lo Bour en Vivianne van Kranen-Mastenbroek*

**Samenvatting**

Bij diepe hersenstimulatie ('deep brain stimulation', DBS) worden verschillende neurofysiologische technieken gebruikt, hetzij voor betere lokalisatie van het DBS-doel, hetzij om meer te weten te komen over de elektrische signalen van de neuronen ter plekke van het DBS-doel. Het gaat dan om registratie van de elektrische signalen van de neuronen, die uit hun vuurpatronen kunnen bestaan. Dit gebeurt met zeer kleine naaldjes en heet 'microelectrode recording' (MER). Ook is het mogelijk met grotere elektroden de gezamenlijke activiteit van een ensemble van neuronen te meten en dit heet dan 'local field potential' (LFP-)recording. Een andere neurofysiologische techniek is het uitvoeren van een proefstimulatie tijdens de DBS-operatie, om de optimale plaats voor de stimulatie-elektrode vast te stellen. De afgelopen jaren zijn deze technieken steeds meer verfijnd en zij behoren nu tot het standaardinstrumentarium van de klinisch neurofysioloog die betrokken is bij DBS.

© Bohn Stafleu van Loghum, onderdeel van Springer Media BV 2016
Y. Temel, A.F.G. Leentjens, R.M.A. de Bie (Red.), *Handboek diepe hersenstimulatie bij neurologische en psychiatrische aandoeningen*, DOI 10.1007/978-90-368-0959-7_5

# Inleiding

Voor registratie van intracerebrale signalen bij diepe hersenstimulatie-ingrepen ('deep brain stimulation', DBS) wordt het 'microelectrode recording' (MER-)signaal en het 'local field potential' (LFP-)signaal gebruikt. Deze signalen worden afgeleid van elektroden die via de stereotactische methode ingebracht zijn in de hersenen [1–3]. MER-signalen worden geregistreerd tussen de micro- en macrotip van de elektrode (◘fig. 5.1). De microtip is door zijn zeer kleine afmeting (20 μm) in staat zeer lokaal individuele actiepotentialen (spikes) van alleen neuronen te meten. De macrotip dient hierbij als referentie. In de witte stof is geen MER-signaal aanwezig. Bij MER is het hoogfrequente gedeelte van het spectrum belangrijk (tussen 500 Hz en 5 kHz).

LFP's worden ook geregistreerd tussen twee elektrodecontacten ter plekke van het target, maar geven de laagfrequente component weer tussen 0,5 Hz en 400 Hz (◘fig. 5.1), waardoor vooral de extracellulaire activiteit van een groter gebied wordt weergegeven. Hierdoor is er in principe ook een LFP-signaal mogelijk in de witte stof, als daar sterk actieve grijze stof in de buurt aanwezig is.

Ook kan met de micro/macro-elektrode proefstimulatie worden toegepast om een mogelijk gunstige (met MER) vastgestelde positie te testen. Voor proefstimulatie bij DBS wordt een pulstrein gebruikt met een frequentie tussen de 100 en 200 Hz en met een pulsduur tussen de 30 μs en 150 μs. De stroom die gebruikt wordt varieert meestal tussen 0,5 mA en 6 mA.

## MER-registratie en -methodiek

MER voor finetuning van de doellokalisatie tijdens DBS is vrij snel na de introductie hiervan toegepast. MER-systemen zijn bij verschillende commerciële firma's te koop (o.a. Medtronic, InoMed, Alpha Omega) [4].

Het principe van een MER-systeem is als volgt. Micronaalden met een zeer kleine tip (20 μm) van wolfraam worden via een elektrodegeleidingssysteem met canules, dat bevestigd is aan een stereotactisch frame, ingebracht in de hersenen op de met behulp van 3D-MRI bepaalde doelpositie. De geleidende canules zijn in een kruisvorm geplaatst met een centrale, een laterale, een mediale, een anterieure en een posterieure naald, de zogenoemde ben-gun-configuratie. De hart-hartafstand van de canules is 2 mm, de naalden zelf hebben een diameter van 1,2 mm [5].

Voorafgaand aan de meting moet de impedantie van de micronaalden gemeten worden. Deze ligt meestal tussen de 500 en 1.500 kohm. Te hoge weerstand betekent waarschijnlijk geen contact, te lage een kortsluiting of beschadiging van de naald. De weerstand wordt met een wisselstroom gemeten en de gebruikte frequentie bepaalt ook de waarde die gevonden wordt voor de weerstand. Daardoor kunnen de weerstandsmetingen tussen de verschillende apparaten verschillen. De optimale frequentie om weerstand te meten ligt rond de 1.000 Hz, hetgeen ook de frequentie is die sterk voorkomt in het MER-signaal.

Voor kwalitatief goede opnames zijn ingangsversterkers nodig die in staat moeten zijn de hoogfrequente spikesignalen van neuronen te versterken. Door de hoge ingangsimpedantie (>500 kohm) van de naalden, spelen kleine capaciteiten in de kabels al gauw een rol, zodat de kans bestaat dat hogere frequenties worden uitgefilterd. Een manier om dit te voorkomen is door gebruik te maken van een speciale terugkoppeling, niet te lange kabels en zo dicht mogelijk bij de naalden geplaatste versterkers. Dit laatste is in verband met het steriele operatieveld moeilijk realiseerbaar.

Registratie met deze micro/macronaalden geeft aanleiding tot speciale artefacten. Zo is er allereerst de gevoeligheid voor mechanische trillingen. Aangezien het stereotactisch frame met micromanipulator een resonantiefrequentie heeft van een paar honderd hertz, kan bij aanslaan deze frequentie in een brede band eromheen als artefact teruggevonden worden in het MER-signaal. Zo werkt het stereotactisch frame met naalden ook als een microfoon en zijn trillingen van de grond, maar ook gesprekken in de OK waarneembaar in het MER-signaal. Het is dus belangrijk dat tijdens MER niet gepraat wordt, zeker niet door de patiënt.

Verder is het mogelijk dat er elektromagnetische straling, afkomstig van niet-afgeschermde geschakelde voeding of niet-afgeschermde elektromotoren aanleiding geeft tot 50 Hz artefacten. Deze moeten, als het kan, tijdelijk worden uitgezet.

De micronaalden worden stapsgewijs op achtereenvolgende diepten geplaatst met behulp van de manueel of elektronisch bestuurde microdrive, bijvoorbeeld vanaf 8 mm boven het berekende target, tot ongeveer 4 mm onder het berekende target of tot het einde van het berekende target. Het spikepatroon wordt dan ter plekke bemonsterd. Op deze manier ontstaat er een indruk van de lokalisatie van witte (geen spikes) en grijze stof (spikes) en kan bepaald worden in welke structuur de elektrode zich bevindt. Het vuurpatroon van het neuron is afhankelijk van de anatomische structuur waartoe het neuron behoort. Binnen een bepaalde structuur maakt het dan ook nog uit in welk deel van de structuur het neuron gelokaliseerd is en wat zijn functie is. In de volgende paragrafen worden daarvan verschillende voorbeelden gegeven.

## LFP-registratie en methodiek

Als het meetsysteem daartoe uitgerust is, is het mogelijk om naast het MER-signaal de 'local field potentials' (LFP's) te meten. LFP's worden, zoals het woord al zegt, lokaal gemeten, maar het lokale veld van deze potentiaal hangt sterk af van de keuze van de referentie oftewel de elektrode ten opzichte waarvan de potentiaal gemeten wordt. Bij LFP's gaat het om de langzamere potentialen (tussen 2 Hz en 500 Hz) en niet om de hoogfrequente spikes van de neuronen, zoals bij MER-signalen. LFP's representeren de extracellulaire langzame potentialen die aanleiding kunnen geven tot depolarisaties van neuronen. Zij kunnen echter ook gegenereerd worden door een neuronenpopulatie. LFP's hebben een relatie met MER, maar deze is niet eenduidig. MER-signalen zijn afkomstig van een klein groepje,

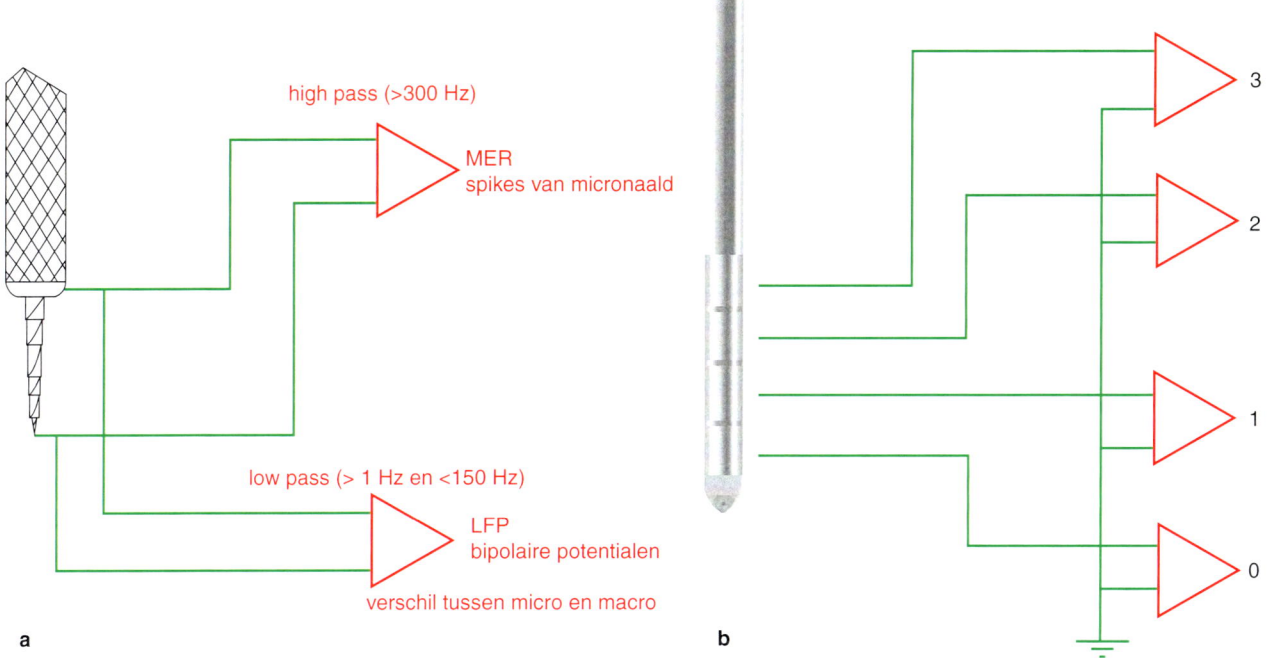

**◘ Figuur 5.1    a** MER/LFP-registratie van een micro/macronaald, waarbij via geschikte keuze van de filters hetzij MER hetzij LFP gemeten kan worden. De versterker voor het MER-signaal (bovenste driehoekje) is aan de ene kant aangesloten op de macro-elektrode, die als referentie dient en aan de andere kant op de micronaald, die het actieve contactpunt is en het elektrische signaal van de spikes oppikt. Alle signalen <500 Hz worden uit het signaal gefilterd voor een goede MER-registratie. De versterker voor het LFP-signaal (onderste driehoekje) is aangesloten op dezelfde contacten, maar nu worden alleen de signalen gemeten tot ongeveer 150 Hz. **b** Registratie via een monopolaire afleiding van de standaard 4-contact Medtronic elektrode met het metalen kastje van de pulsgenerator (batterij) van de stimulator als referentie. Er zijn hier dus ook vier versterkers getekend (driehoekjes). LFP's kunnen worden afgeleid van de bipolaire afleidingen. Dat wil zeggen, dat gekeken wordt naar het verschil tussen twee monopolaire afleidingen. Er zijn dus in totaal drie bipolaire afleidingen mogelijk namelijk tussen de versterkers 0 en 1, 1 en 2, 2 en 3.

van enkele neuronen dicht bij de elektrodetip, terwijl de LFP eigenlijk altijd een samengesteld signaal is, dat gegenereerd wordt door een ensemble van neuronen die overeenkomstig vuurgedrag vertonen. Het is daarbij belangrijk ons te realiseren dat de grootte van het gebied dat tot de LFP aanleiding geeft ook bepaald wordt door bijvoorbeeld de synchroniciteit van vuren van de neuronen en van de architectuur van de neuronale structuur [6, 7]. Door deze verschillende karakteristieken van LFP's ten opzichte van de MER kan het ook aantrekkelijk zijn deze te registreren.

LFP's zijn op verschillende manieren te meten. Allereerst kan men bipolair meten tussen de microtip en de macrotip (◘fig. 5.1a). Afhankelijk van wat voor micro/macronaald er wordt gebruikt, zitten micro- en macrotip 1,5 mm (Inomed) dan wel 10 mm (Medtronic, Alpha Omega) uit elkaar. Als micro- en macrotip 10 mm uit elkaar liggen, is de kans groot dat de referentie (macrotip) buiten het targetgebied ligt, waar dan weer andere potentialen aanwezig kunnen zijn. Als met meerdere micronaalden gemeten wordt, kan bijvoorbeeld ook bipolair gemeten worden tussen twee microtips. Micronaalden liggen dan meestal binnen het target, dus is er geen sprake van een neutrale referentie. Het is ook mogelijk voor elke microtip het gemiddelde signaal van alle microtips als referentie te gebruiken. Nadeel hiervan is dat, als er met weinig elektroden (≤ 5) gemeten wordt, het referentiesignaal een relatief

groot gedeelte van iedere afzonderlijke elektrode bevat en het gemeten signaal hier sterk door beïnvloed wordt. LFP-metingen worden momenteel vooral voor wetenschappelijke doeleinden gebruikt. Er raken echter steeds meer DBS-elektroden in zwang met meer dan vier contactpunten (8–40), waardoor LFP-registratie steeds interessanter wordt en ook een klinische toepassing kan krijgen [8]. Elektroden met veel meer dan vier contactpunten hebben door het gebruik van de gemiddelde referentie van alle contactpunten een veel betrouwbaardere weergave van de gemiddelde potentiaal ter plekke van het doelgebied.

Een andere manier om LFP's te meten is direct van de contactpunten van de definitieve DBS-elektrode (◘fig. 5.1b). Als de elektrode tijdelijk geëxternaliseerd is, kan voorafgaand aan de definitieve implantatie en stimulatie, de LFP in het targetgebied gemeten worden, waardoor op deze manier toch een indruk kan worden verkregen van de elektrisch activiteit ter plekke van het doelgebied. Deze kan dan gerelateerd worden aan de klinische symptomen of de effecten van stimulatie. Verderop wordt daarvan een aantal voorbeelden gegeven. Als referentie kan het gemiddelde van de vier contactpunten (of meer; zie eerder) worden gebruikt. De potentialen zijn hoofdzakelijk afkomstig uit het doelgebied, hoewel het zelfs in dit geval nog mogelijk is dat LFP-signalen beïnvloed worden door potentiaalveranderingen in gebieden buiten het doelgebied.

Een voordeel van de LFP's, in tegenstelling tot de MER, is dat, als ze ook gemeten kunnen worden aan de contactpunten van definitief geïmplanteerde elektroden, ze als zodanig tijdens stimulatie als feedbacksignaal kunnen worden gebruikt om de stimulatieparameters aan te passen (adaptieve DBS). Geïmplanteerde DBS-stimulatoren moeten dan wel de mogelijkheid hebben om deze elektronische terugkoppeling uit te voeren. Op dit moment zijn commercieel verkrijgbare DBS-stimulatoren nog niet uitgerust met de mogelijkheid van adaptieve DBS.

LFP's zijn ook onderhevig aan artefacten. Meest storend zijn de frequenties lager dan ongeveer 3 Hz, die ontstaan door beweging van de draden (slingeren). Het is belangrijk om deze artefacten uit te sluiten, zeker als men met de LFP's een relatie wil leggen met de tremor. De tremor van de patiënt kan bijvoorbeeld aanleiding geven tot trillingen van het stereotactisch frame en dit kan dan weer geïnduceerd worden in de draden die de elektroden met de versterkers verbinden.

## DBS-proefstimulatie

Tijdens de DBS-operatie kan op verschillende plaatsen in de hersenen, waarvan op grond van 3D-MRI-beeldvorming en/of MER-registratie vermoed wordt dat ze een goede locatie voor plaatsing van de definitieve DBS-elektrode zijn, een teststimulatie worden uitgevoerd. Door de macrotip van de ingebrachte elektrode kan, met de canule als referentie, stroom worden gegeven bestaande uit een pulstrein van 130 Hz met een pulsduur van 60–100 µs. Het beste is als deze pulstreinlading neutraal is, dat wil zeggen dat er wat de stroom betreft net zoveel lading in als uit het weefsel gaat. Hierdoor treedt geen opladen van het weefsel op. Neuronen en axonen kunnen zo toch gedepolariseerd worden, omdat de eerste puls een veel hogere spanning en kortere duur heeft dan de compenserende puls met tegengestelde polariteit.

Tijdens proefstimulatie wordt de stroom geleidelijk verhoogd om het optimaal therapeutische venster te bepalen voor de desbetreffende plek, dat wil zeggen de minimale stroom die nodig is om een verbetering van de symptomen te geven en de minimale stroom die leidt tot ongewenste bijverschijnselen. De plaats waar het verschil tussen deze twee stromen zo groot mogelijk is, wordt gekozen voor definitieve implantatie.

Bij het toedienen van stroom is het belangrijk deze geleidelijk naar het gewenste niveau te brengen. Het plotseling aanzetten van de stimulator op bijvoorbeeld 4 mA veroorzaakt een te sterke elektrische verandering, die door de patiënt als bijzonder onaangenaam kan worden ervaren.

## MER-registratie in verschillende hersenkernen

MER-registratie is in principe in elke hersenkern mogelijk, maar wordt voor routine DBS-procedures het meest toegepast bij DBS van de STN. Deskundige beoordeling van de registraties leidt tot een duidelijke meerwaarde. Men moet zich daarbij realiseren dat het vuurpatroon van neuronen sterk afhankelijk is van de kern en de plek in de kern waar geregistreerd wordt.

Ook wordt de neuronale activiteit beïnvloed door de toestand van de patiënt (narcose, medicatie) en door eventuele bewegingen en/of sensaties [9–11].

## Nucleus centralis intermedius (VIM) van de thalamus

Hoogfrequente stimulatie van de nucleus ventralis intermedius (VIM) van de thalamus wordt (één- of dubbelzijdig) toegepast bij patiënten met een essentiële tremor of een tremordominante ziekte van Parkinson (ZvP). Het traject dat gebruikt wordt voor de benadering van de VIM begint meestal in de (dorsale) thalamus, ongeveer 8 mm boven het berekende target. Hier en in het verloop in de richting van het target vinden we meestal de typisch thalamische bursts en single cell spikes van lage amplitude. De VIM vertoont een somatotopische verdeling, waarbij het been lateraal gerepresenteerd wordt en de arm hier mediaal van. Nog meer mediaal kan de representatie van het contralaterale gezicht gevonden worden. Dit is belangrijk zowel voor de stimulatie als voor de registratie, aangezien ook hier een kinesthetische respons kan worden opgewekt bij passieve beweging van pols of enkel. Aan de hand hiervan kan gecontroleerd worden welke elektrode het best gelokaliseerd is voor een optimaal effect op de tremor van bijvoorbeeld de contralaterale hand. Naast kinesthetische neuronen vinden we hier vaak ook 'tremorcellen' (TC's) die een ritmisch vuurpatroon hebben dat gesynchroniseerd is met de tremor van patiënt. Deze synchronisatie kan het best duidelijk gemaakt worden indien er tevens een EMG geregistreerd wordt van de bij de tremor betrokken spieren van de contralaterale arm/hand (◘ fig. 5.2). Deze TC's komen verspreid in de VIM voor, maar het is aangetoond dat stimulatie in het gebied waar de TC's geconcentreerd zijn (2–4 mm boven AC-PC) het beste resultaat op de tremor geeft [12, 13]. Bij patiënten met essentiële tremor is het belangrijk dat zij hun armen uitstrekken om een intentietremor op te wekken [14]. Bij het verlaten van de VIM kan de zona incerta (ZI) bereikt worden (vermindering achtergrondpatroon), of kan de elektrode de (sensorische) ventrocaudale kern van de thalamus bereiken met hooggevolteerde en hoogfrequente spikes.

Bij een goed gepositioneerde elektrode in de VIM kan bij teststimulatie al bij een lage stroom (1–2 mA) een volledig verdwijnen van de tremor bereikt worden. Voorbijgaande paresthesieën zijn voorspellend voor een goede elektrodepositie. Permanente paresthesieën bij lage stimulusintensiteit zijn echter een teken dat de elektrode te ver naar posterieur geplaatst is in de sensorische thalamus. Het optreden van dysartrie wijst op een te laterale plaatsing.

## Nucleus subthalamicus ('subthalamic nucleus', STN)

Ter verfijning van de op 3D-MRI-gebaseerde doellokalisatie wordt bij veel STN-DBS-procedures MER-registratie uitgevoerd [15]. Plaatsing van de elektrode in het sensomotorisch gedeelte van de STN is essentieel voor een goed klinisch effect [16]. Doordat de STN zelf een diameter heeft van 3–6 mm en

synchroniciteit tussen MER, EMG en versnelling patient met essentiele tremor

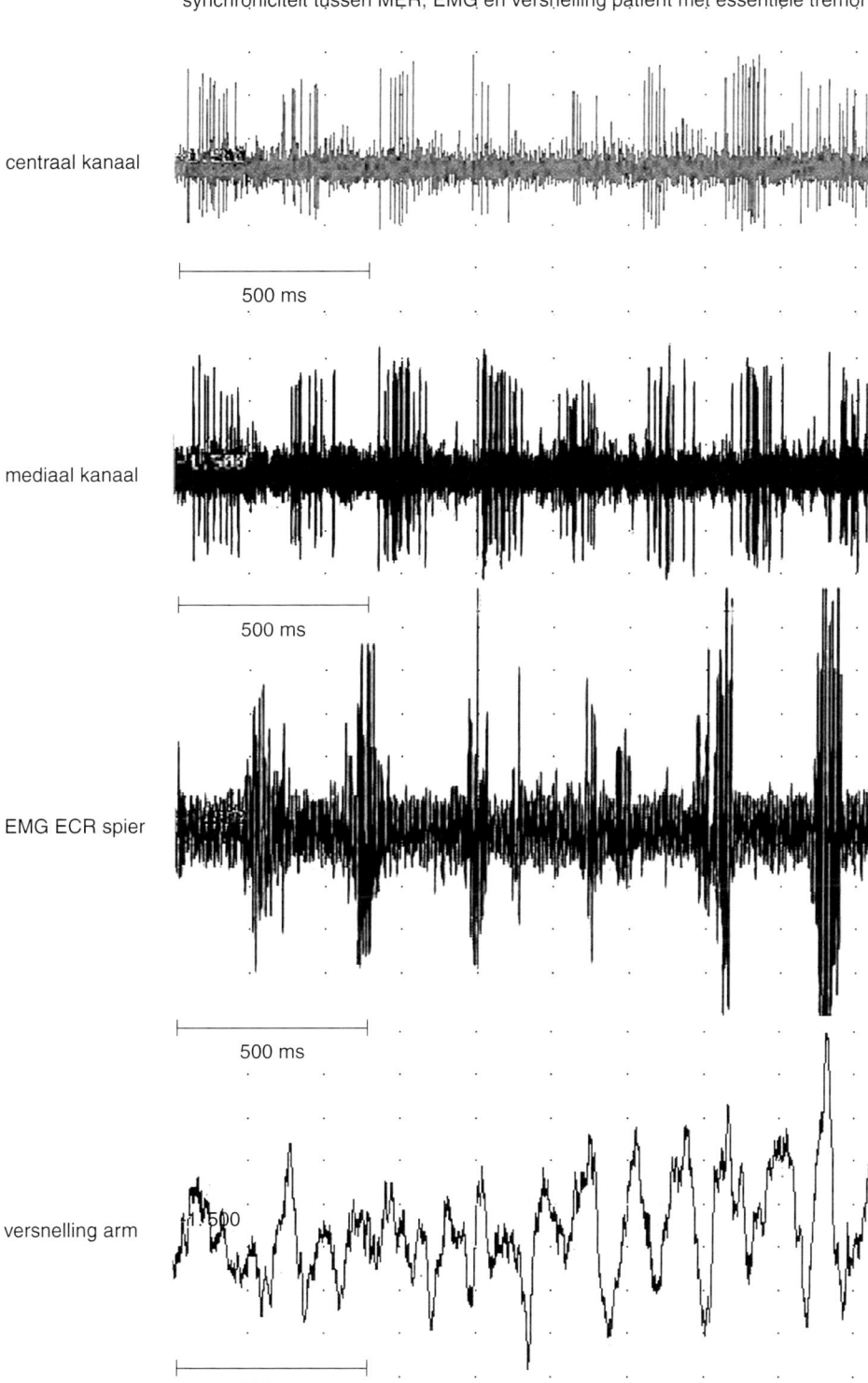

centraal kanaal

500 ms

mediaal kanaal

500 ms

EMG ECR spier

500 ms

versnelling arm

500 ms

◘ **Figuur 5.2** Bovenste twee kanalen laten de MER-registratie zien tijdens de tremor van ongeveer 4 Hz, met een tremorcel in de VIM-kern van de thalamus op het centrale en daaronder één op het mediale kanaal. Daaronder, op het derde kanaal, is het EMG van de extensor carpi radialis (ECR-)spier te zien, met daaronder op het vierde kanaal weer de versnelling van de arm. Duidelijk is de synchronisatie tussen alle registraties met de 4 Hz tremor. Let op dat de versnelling, gemeten met een accelerometer, de dubbele frequentie van de tremor heeft.

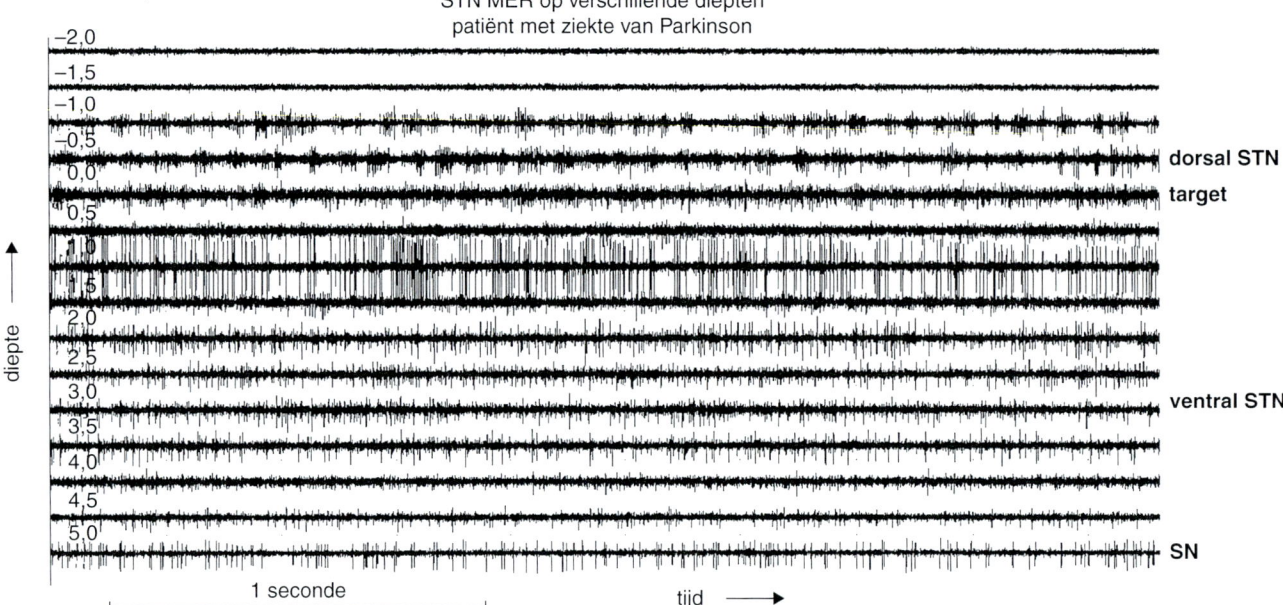

**▣ Figuur 5.3**    MER-registratie op verschillende diepten in het gebied van de STN bij een patiënt met de ziekte van Parkinson. Positievere waarden komen overeen met meer ventraal gelegen gebieden. Opvallend is het burst patroon (hier ongeveer 10–11 bursts/seconde) in met name de dorsale afleidingen. Opvallend is ook de toename in baseline bij –1 mm als de naald de STN binnenkomt. De hoge amplitude van spikes op +1 mm diepte wordt veroorzaakt doordat de naald heel dicht in de buurt van een neuron ligt. SN: substantia nigra.

daarbij alleen het dorsolaterale (sensomotorische) gedeelte moet worden gekozen, is een nauwkeurigheid van 1–2 mm belangrijk. MER kan allereerst laten zien waar de dorsale grens en ventrale grens liggen van de STN, maar bij registratie met meerdere kanalen kan ook vastgesteld worden of de elektrode op de juiste plek de STN penetreert. De ben-gun-benadering geeft de mogelijkheid om met vijf kanalen, namelijk centraal, mediaal, lateraal, anterieur en posterieur, de positie van de STN te bepalen. Onderzoek heeft echter uitgewezen dat in 90 % van de gevallen een driekanaalsregistratie (centraal, lateraal, anterieur) meer dan voldoende is [5]. Bij vergrote kans op bloedingen kan zelfs voor een enkele elektrode centraal worden besloten, waarbij dan altijd nog een ander kanaal kan worden bijgestoken, mocht dit nodig zijn. ▣Figuur 5.3 laat MER-registraties zien op verschillende diepten een halve millimeter van elkaar verwijderd [5]. Als de registratie op 8–10 mm van het doel begint, bevindt de elektrode zich in de (ventrale) thalamus, waarna via de zona incerta (ZI), de STN wordt bereikt op ruwweg 2–4 mm boven het doel. In de thalamus worden vaak onregelmatig optredende plukjes van drie tot vijf spikes (bursts) waargenomen. Activiteit kan ook duidelijk intenser zijn. In de ZI worden geïsoleerde spikes waargenomen met een lang interval van 0,5 sec tot meerdere seconden. Het achtergrondpatroon is dan zeer laag. Duidelijk is te zien in ▣fig. 5.3 dat een halve millimeter verplaatsing veel uitmaakt. Hieruit volgt meteen dat het bemonsterde gebied van een MER-naald duidelijk kleiner is dan 500 μm. Bij passage van de dorsale grens van de STN neemt de achtergrondactiviteit sterk toe (te zien als een verbreding van het achtergrondpatroon). De dorsale registraties laten daarbovenop een duidelijke

bètasynchronisatie zien (tussen 10 en 30 Hz) met burst activiteit. Dieper in de STN wordt het spike patroon weer meer onregelmatig, maar nog wel met een breed achtergrondpatroon. Na passage van de ventrale grens van de STN kan de diepste registratie een spikepatroon van de substantia nigra (SN) laten zien, een structuur die vlak onder de STN ligt. Hier is de achtergrondactiviteit weer sterk afgenomen en het vuurgedrag is dan regelmatiger. Het is mogelijk om op grond van de sterk toegenomen achtergrondactiviteit in de STN een automatische lokalisatie uit te voeren [17, 18].

De optimale lengte van het STN-traject is 4–6 mm, zodat minimaal twee van de vier contactpunten van de permanente DBS-elektrode (hart-hartafstand van contacten is 2 mm) in de STN geplaatst kunnen worden. Bij de teststimulatie in de STN wordt meestal op twee tot drie plaatsen met een afstand van 2 mm gestimuleerd in het kanaal waar het langste traject met MER gevonden is. Het beste traject voor de definitieve elektrode wordt bepaald als die plaats waar met een zo laag mogelijke stimulusintensiteit een zo groot mogelijk effect bereikt wordt, zonder dat er voortdurend bijwerkingen optreden.

Tegenwoordig wordt er meer en meer gedacht aan lokalisatie alleen gebaseerd op beeldvorming, om vervolgens de DBS-procedure uit te voeren onder narcose. Dit is comfortabeler voor de patiënt. Als er tijdens deze procedure MER wordt uitgevoerd kan een nauwkeurige elektrofysiologische terugkoppeling een probleem vormen. ▣Figuur 5.4 laat een MER-registratie van de STN zien onder narcose. Het spike patroon is wat 'rommeliger' en er is geen duidelijk synchronisatiepatroon in de bètaband waarneembaar [19].

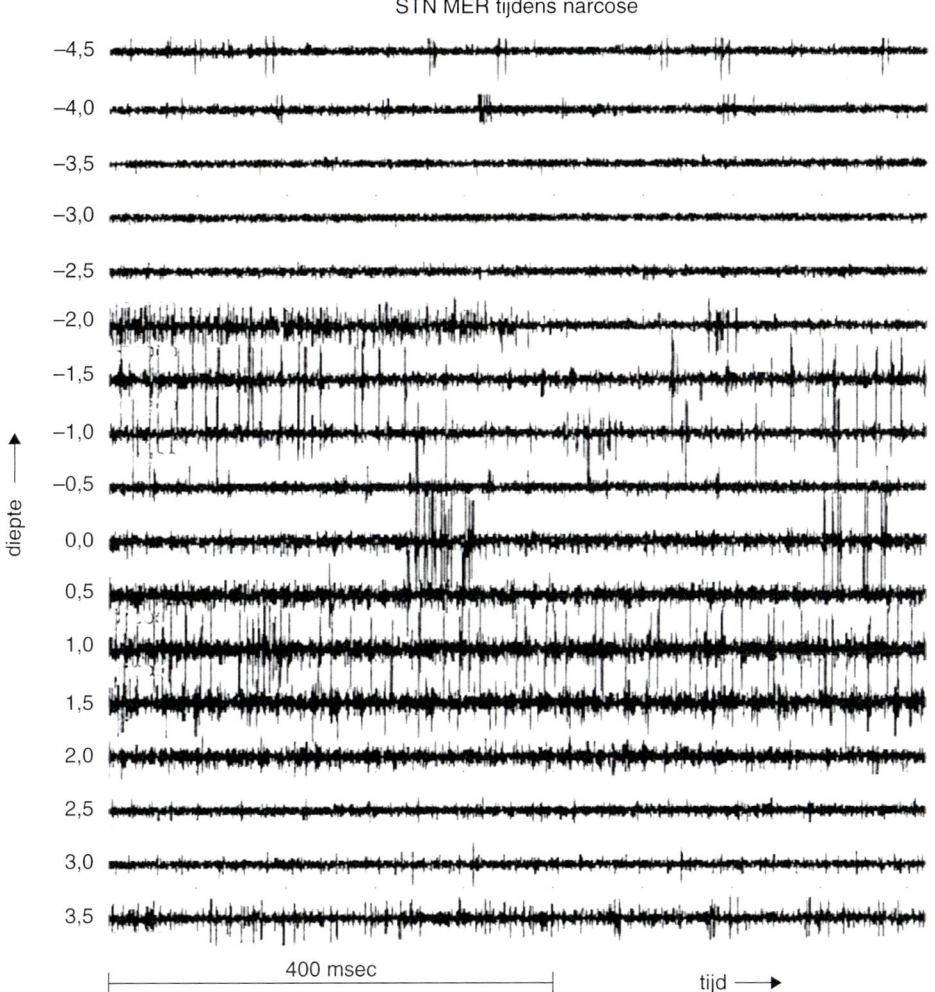

STN MER tijdens narcose

diepte →

−4,5
−4,0
−3,5
−3,0
−2,5
−2,0
−1,5
−1,0
−0,5
0,0
0,5
1,0
1,5
2,0
2,5
3,0
3,5

400 msec    tijd →

◘ **Figuur 5.4**    MER-registratie op verschillende diepten in het gebied van de STN bij een patiënt met de ziekte van Parkinson onder narcose (propofol). Positievere waarden komen overeen met meer ventraal gelegen gebieden. Er lijken meerdere diepten te zijn waar weinig spike activiteit aanwezig is. Ook worden soms sporadische bursts waargenomen. De toename van de baseline is minder uitgesproken dan zonder narcose.

## Globus pallidus externa en interna (GPe en GPi)

GPi DBS wordt uitgevoerd bij de ZvP en bij verschillende vormen van dystonie, zoals primaire vormen, cervicale dystonie en tardieve dyskinesie. Plaatsing van de elektrode moet dan plaatsvinden in het interne gedeelte van het pallidum (GPi) [20, 21]. ◘Figuur 5.5 laat een MER zien op verschillende diepten met een afstand van 0,5 mm beginnend op 7,5 mm van de doelpositie (bovenste spoor). Duidelijk is de lamina op −4 mm zichtbaar tussen de GPe (extern gedeelte) en de GPi. Dit is een gebied waar het MER-signaal afwezig is, omdat daar geen neuronen gelegen zijn. Verder is vaak in de GPi ook nog een tweede lamina waarneembaar (geen spikes), die bij deze meting op ongeveer −1,5 mm ligt. Op de doelpositie (0 mm) lijkt de bodem van het pallidum net te zijn gepasseerd [5].

Als er MER-registratie wordt uitgevoerd, zijn de meest voor de hand liggende kanalen het centrale en het posterieure kanaal (als ben-gunopstelling wordt gebruikt). MER-registratie van het pallidum kan ook worden uitgevoerd als de DBS-procedure onder narcose wordt uitgevoerd. Ook hier is er sprake van

minder intense spikepatronen en een meer laagfrequent tonisch vuren van de neuronen. De bodem van de GPi is over het algemeen de beste plek voor het plaatsen van het onderste contactpunt van de DBS-elektrode. In ◘fig. 5.5 is zichtbaar dat bij passage van de onderste grens van de GPi het achtergrondpatroon afneemt. Er zijn dan ook geen spikes meer aanwezig. Bij teststimulatie kan vooral de mediale plaatsing aanleiding geven tot capsula interna-bijwerkingen, zoals contralaterale spiercontracties van het aangezicht of dysartrie.

Als de procedure onder narcose wordt uitgevoerd, zijn er ook nog spikepatronen aanwezig, maar minder intens en minder onregelmatig. Hierover zijn overigens niet veel gegevens beschikbaar. Het MER-signaal kan bijvoorbeeld ook afhankelijk zijn van de diepte van narcose. Een van de weinige studies hierover is van Steigerwald et al. [22]. De juiste plek kan dan onder andere bepaald worden aan de hand van het optreden van een mondcontractie contralateraal. Als de drempel voor deze contractie niet lager is dan 3 mA dan ligt te elektrode niet te mediaal.

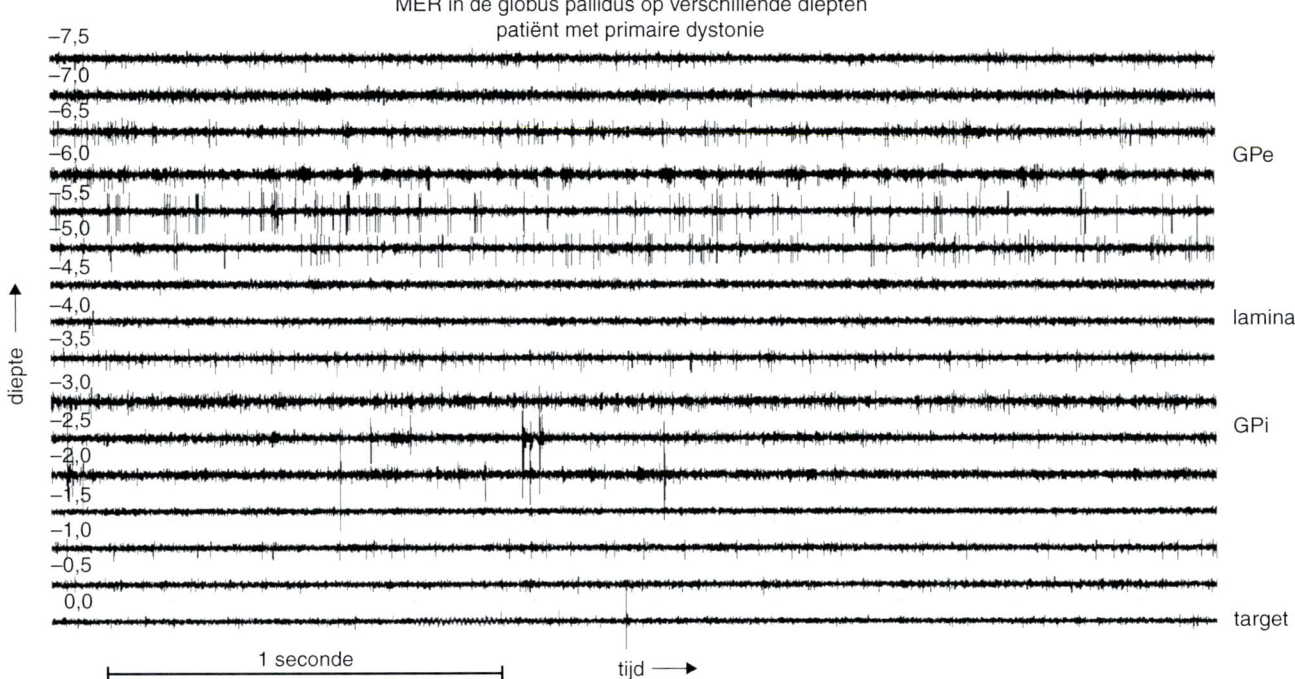

MER in de globus pallidus op verschillende diepten
patiënt met primaire dystonie

**◻ Figuur 5.5**   MER-registratie op verschillende diepten in de globus pallidus bij een patiënt met primaire dystonie. Positievere waarden komen overeen met meer ventraal gelegen gebieden. Op –6 mm, in de globus pallidus externa, is duidelijk burst activiteit waarneembaar. Rond –4 mm is de lamina (gekenmerkt door weinig tot geen neuronale activiteit) aanwezig die ligt tussen het extern en intern gelegen gedeelte van de globus pallidus. Op –1,5 mm lijkt ook nog een tweede lamina waarneembaar die zich in het interne gedeelte bevindt. Op doelpositie (target) is de meeste spikingactiviteit verdwenen en lijkt de naald de globus pallidus te hebben verlaten. Op de doelpositie is ook nog een klein trillingsartefact waarneembaar na ongeveer 1 seconde.

## De anterieure nucleus van de thalamus (ANT)

Bij de behandeling van onbehandelbare epilepsie met DBS wordt als doellokalisatie de anterieure kern van de thalamus gekozen [23]. Om vast te stellen of men in dit gebied zit, kan MER uitgevoerd worden. Spikepatronen horen dan bij die van thalamusneuronen [24]. Dit zijn vuurpatronen met plukjes van ongeveer twee tot zes kort achter elkaar optredende spikes (bursts). In de ANT zijn deze bursts frequent aanwezig en hoog van amplitude. Als je dit vuurpatroon hoorbaar maakt, klinkt het net als popcorn dat tegen de onderkant van de pandeksel tikt. Daarom noemt men dit soort cellen ook wel 'popcorn'cellen. ◻Figuur 5.6 laat een registratie zien in de ANT, uitgevoerd bij een patiënt onder narcose. Op verschillende diepten is een registratie uitgevoerd met een afstand tussen de diepten van 0,25 mm. In het geregistreerde gebied zijn over het algemeen veel 'popcorn'cellen waarneembaar, hetgeen aangeeft dat de elektrode zich in het gewenste gebied bevindt.

## LFP-registratie in verschillende hersenkernen

LFP-registratie in de verschillende hersenkernen voor DBS is tot nu toe alleen nog maar voor wetenschappelijke studies gedaan, maar kan in de toekomst een belangrijke functie gaan vervullen. Vooral als LFP's gebruikt gaan worden voor feedback op de stimulatieparameters (adaptieve DBS) [25]. Ook zou bij het gebruik van DBS leads uitgevoerd met een groot aantal dicht op elkaar gelegen contactpunten, via LFP-registratie van deze contacten bepaald kunnen worden waar de dorsale grens van de STN ligt [26]. Een MER is dan niet meer nodig en de lokalisatie van de STN kan gedaan worden aan de hand van de te implanteren elektrode.

## VIM (nucleus ventralis intermedius) van de thalamus

Wetenschappelijke studies laten zien dat LFP's, gemeten ter plekke van de VIM, coherent zijn met de tremorfrequentie bij patiënten met essentiële tremor [27]. Een voorbeeld van coherentieanalyse tussen het gerectificeerd EMG van de extensor spier van de arm en de LFP gemeten in de VIM van de thalamus is te zien in ◻fig. 5.7.

## Nucleus subthalamicus (STN)

◻Figuur 5.8 laat de LFP-spectra zien van de contactpunten van een 32-kanaals elektrode bij een patiënt met de ZvP [8]. Opvallend is het verschil in spectrale verdeling en amplitude tussen de verschillende contactpunten alsook de piek in het spectrum in de bètaband.

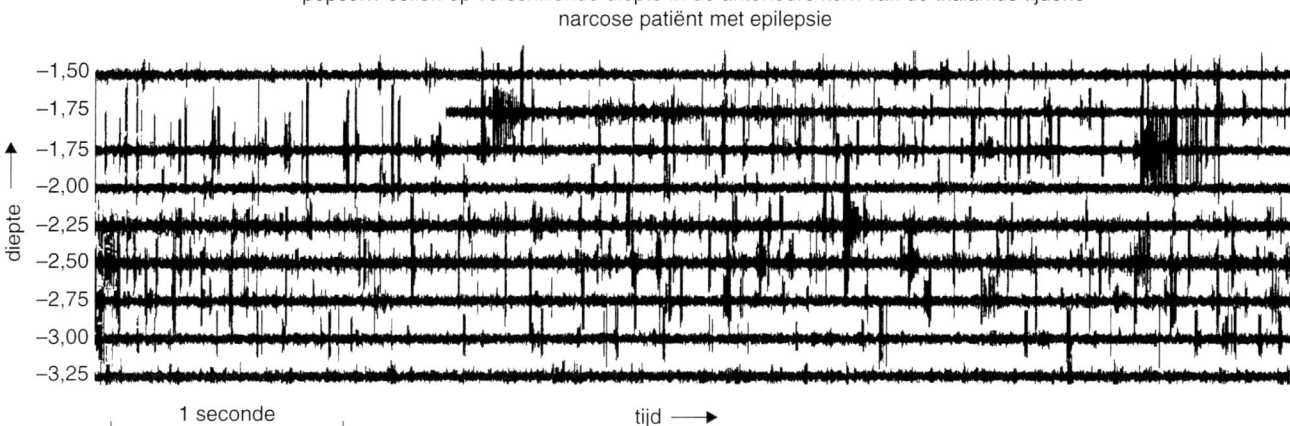

'popcorn' cellen op verschillende diepte in de anterieure kern van de thalamus tijdens
narcose patiënt met epilepsie

◘ **Figuur 5.6**   MER-registratie op verschillende diepten in de anterieure nucleus van de thalamus bij een patiënt met epilepsie. Let op dat de meest dorsale registratie onderaan staat. De onder narcose gemeten activiteit van de thalamusneuronen wordt ook wel 'popcorn'activiteit genoemd. Deze activiteit van neuronen in de thalamus kenmerkt zich door veelvuldig optredende korte bursts van twee tot vijf spikes (niet-gepubliceerde data).

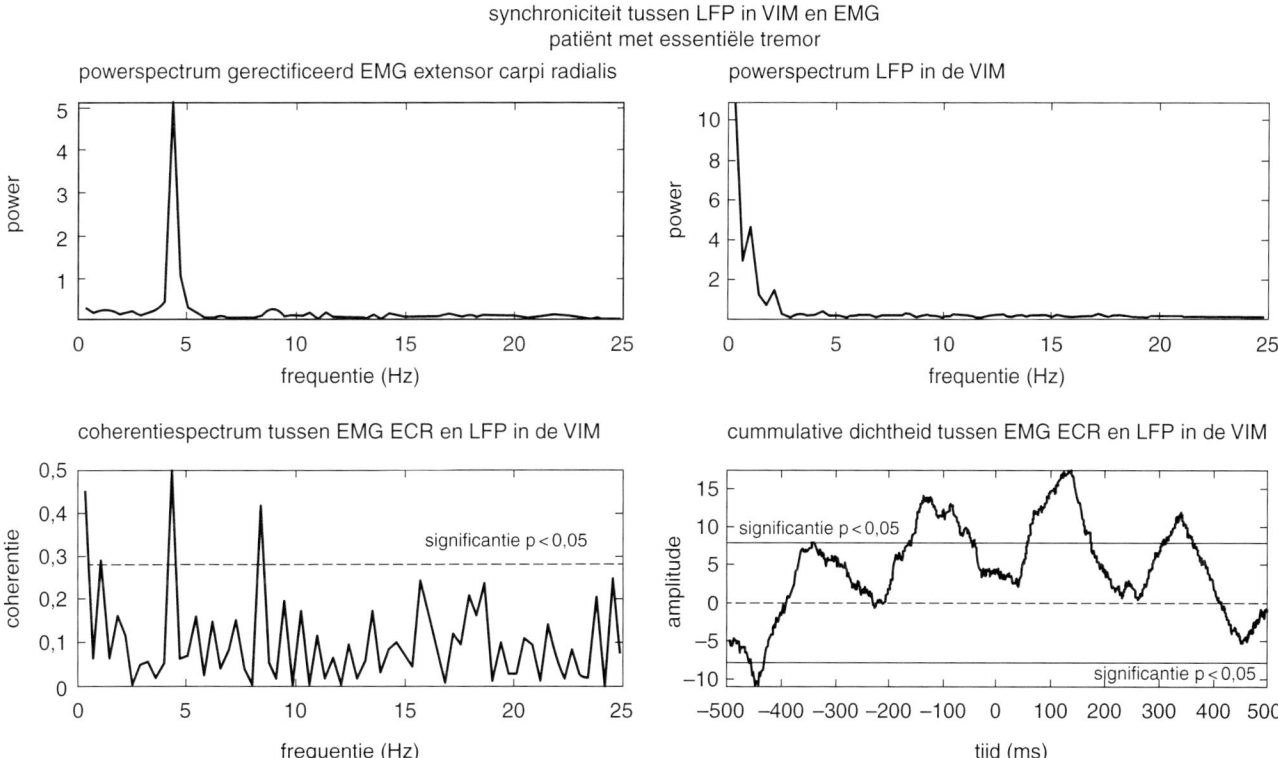

synchroniciteit tussen LFP in VIM en EMG
patiënt met essentiële tremor

◘ **Figuur 5.7**   Frequentiespectra (0–25 Hz band) met linksboven die van een gerectificeerd EMG van de extensor carpi radialus spier, rechtsboven die van een LFP-registratie in de VIM bij een patiënt met essentiële tremor. Linksonder laat het gemiddelde coherentiespectrum zien tussen het EMG en de LFP en rechtsonder de teruggetransformeerde cumulatieve dichtheidsfunctie in de tijd tussen het EMG en de LFP. Het coherentiespectrum laat een significante piek zien bij dezelfde frequentie als de piek in het powerspectrum van het EMG, alsook bij de eerste harmonische. De cumulatieve dichtheid (ook wel de teruggetransformeerde kruiscorrelatie) laat duidelijk een significante sinusvormige correlatie zien, waarvan de periode overeenkomt met de piek in het spectrum van het powerspectrum in het EMG. Ondanks de grote power onder de 2 Hz in het LFP-signaal, is kennelijk voldoende power aanwezig in de tremorfrequentie om een significante coherentie op te leveren (niet-gepubliceerde data).

Wetenschappelijke studies tonen aan dat de LFP's in het subthalamisch gebied in frequenties tot ongeveer 10 Hz niet beperkt zijn tot de STN zelf. Frequenties hoger dan 10 Hz zijn wel duidelijk gelokaliseerd ter plekke van de STN. Hier zijn dan verschillende banden te onderscheiden zoals van 10–18 Hz (lage bèta) en van 19–30 Hz (hoge bèta) en hoger dan 30 Hz (gamma). De rol van deze frequenties moet niet onderschat worden. Het lijkt er bijvoorbeeld op dat de mate van hoge bèta geassocieerd is met rigiditeit. Verschillende frequentiebanden staan ook synoniem voor bepaalde netwerken. Zo laat

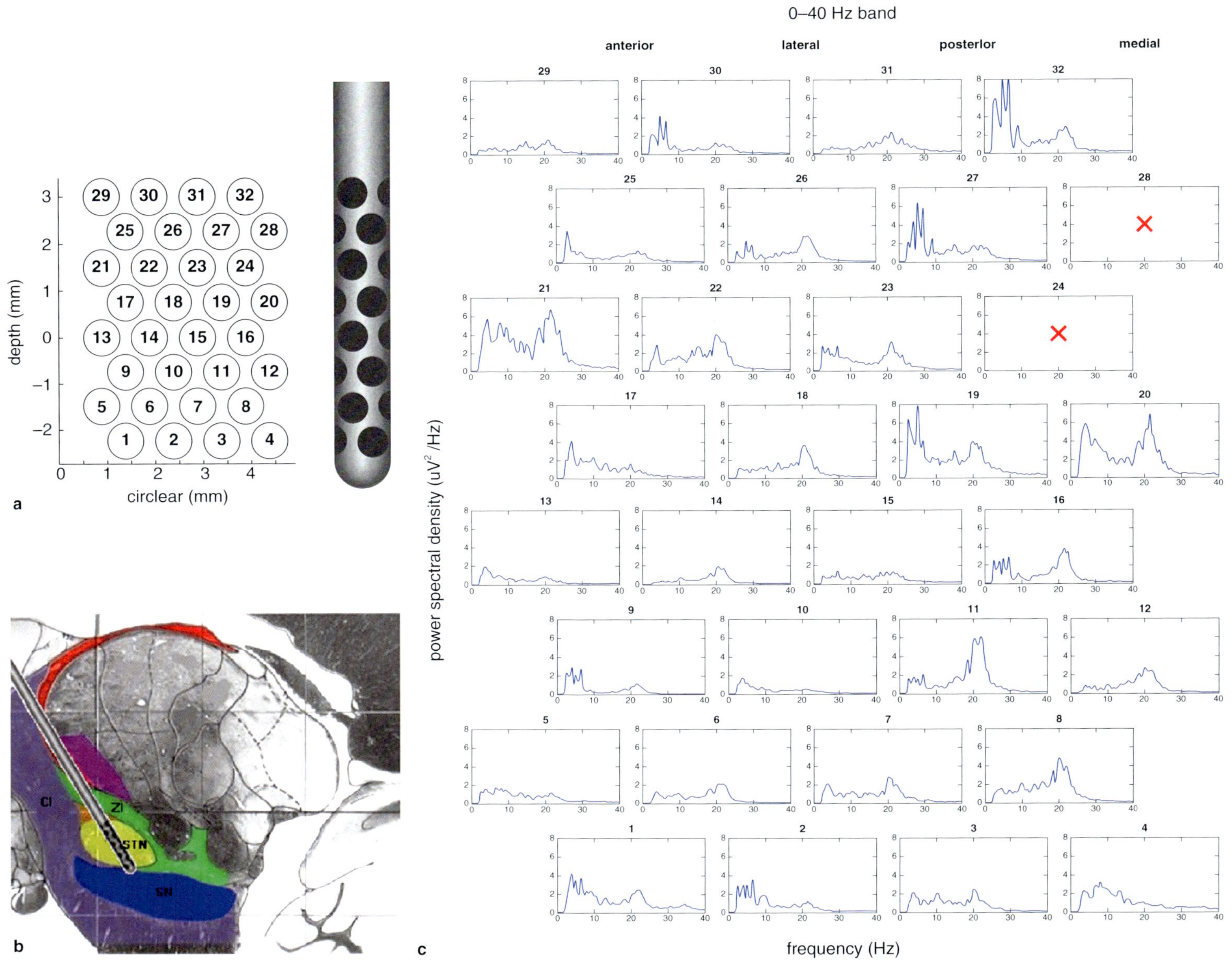

■ **Figuur 5.8**   Frequentiespectra (0–40 Hz band) van een simultane 32-kanaals LFP-registratie in de STN bij een patiënt met de ziekte van Parkinson. **a** De twee dimensionale weergave van een daarnaast weergegeven ronde multi-array elektrode met 32 contactpunten van 4 kolommen en 8 rijen. **b** Schematische weergave van de positie van de elektrode ten opzichte van de STN (geel) in een sagittale doorsnede van een stereotactische atlas op 12 mm van de AC-PC- (anterieure commisura en posterieure commisura) lijn. SN (blauw) is de substantia nigra; ZI (groen) is de zona incerta; CI (paars) is de capsula interna. **c** Geeft voor ieder contactpunt de spectrale verdeling van de powerdichtheid van de LFP's weer tussen 0 en 40 Hz bij baseline. Contactpunten 24 en 28 hebben een rood kruis, omdat hier geen signalen gemeten zijn door een te hoge contactpotentiaal.

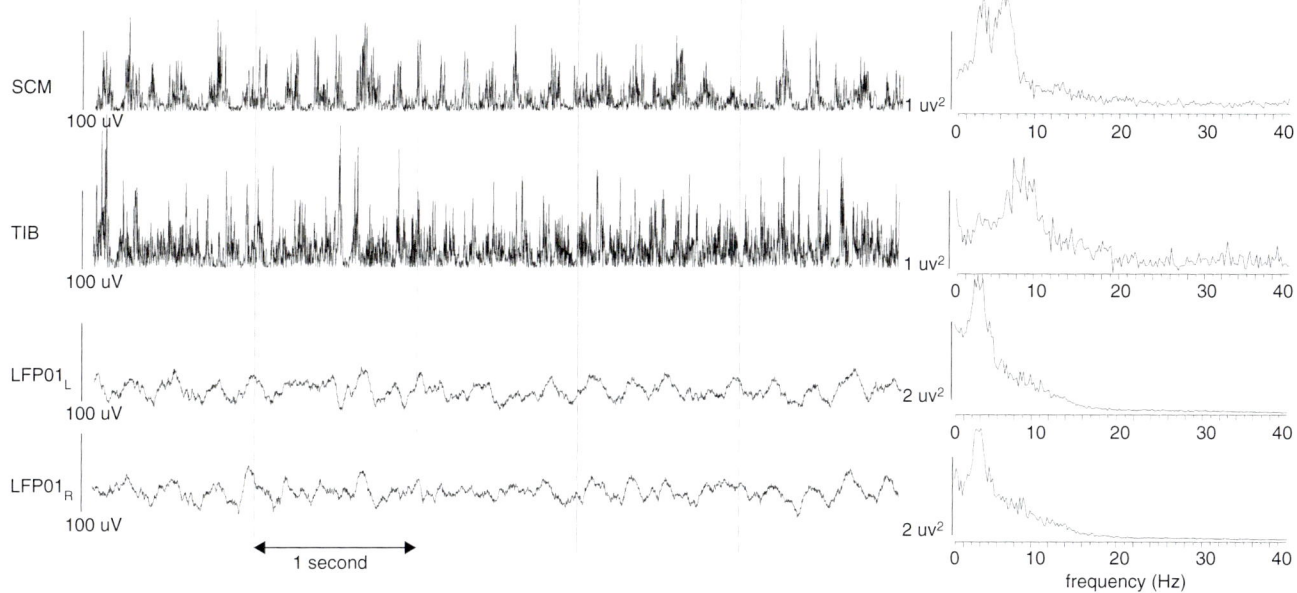

**Figuur 5.9**   In de linkerkolom zijn vier registraties te zien van (1) het gerectificeerd EMG van de sternocleidomastoïdeus spier (SCM) (2) de tibialis anterior spier (TIB) (3) de LFP-registratie in de linker GPi en (4) de LFP-registratie in rechter GPi. De LFP's zijn opgenomen van een geïmplanteerde DBS-elektrode, waarbij de aansluitingen tijdelijk geëxternaliseerd waren. Deze LFP's zijn bipolair gemeten tussen de contactpunten 0 en 1 (zie ook fig. ▣5.1). De rechterkolom laat de spectra (0–40 Hz band) zien van deze vier registraties bij een patiënt met myoklone dystonie. Direct opvallend is de synchroniciteit tussen het gerectificeerd EMG van met name de SCM en de LFP-variatie links en rechts in de globus pallidus.

bèta-activiteit in de STN coherentie zien met die in de motor-cortex. Voor lagere frequenties geldt dat bijvoorbeeld niet. Het is ook aangetoond dat de sterkte van bèta LFP's bepaald wordt door de ernst van de klinische symptomen bij ZvP. Zo verdwijnt een duidelijke bètapiek in het LFP-spectrum als de levodopaspiegel in het bloed voldoende hoog is om de symptomen te bestrijden. Ook zakken deze bètafrequenties als gevolg van DBS [8, 28, 29].

## Globus pallidus interna (GPi)

Coherentieanalyse tussen het gerectificeerd EMG van dystone spieren en de LFP's in het interne gedeelte van de globus pallidus kan in de frequentieband van 3–10 Hz significante coherenties laten zien. ▣Figuur 5.9 laat zo'n voorbeeld zien met EMG en powerspectra. Bij vergelijking van het EMG van bijvoorbeeld de SCM (sternocleidusmastoideus) en de LFP is rond de 4 Hz eenzelfde periodiciteit waarneembaar [30].

## Het nucleus ventro-oralis, nucleus medianus, substantia periventricularis (CM-VOi-Pf-) complex van de thalamus

Postoperatieve LFP-registraties in het CM-VOi-Pf-complex bij patiënten met het syndroom van Gilles de la Tourette laten prominente toename van power zien in thèta- en alfafrequenties [31]. Bij vermindering van de symptomen werd een afname gezien van de gamma-activiteit in dit gebied [32]. Een andere recente studie [33] laat zien dat er voorafgaand aan een tic sprake is van een toename van thalamocorticale coherentie in

frequenties boven de 8 Hz. In ▣fig. 5.10 is een meerkanaalsregistratie getoond bij een patiënt met het syndroom van Gilles de la Tourette van vijf bipolaire EEG-kanalen, zes LFP-registraties (drie links en drie rechts) in de thalamus en vijf EMG's van verschillende spieren. In de EMG-kanalen zijn duidelijk bursts van activiteit waarneembaar die geassocieerd zijn met tics.

## Toegevoegde waarde van MER en LFP

Er moet een onderscheid gemaakt worden tussen de waarde van deze elektrofysiologische metingen voor de klinische praktijk in relatie tot behandeling of diagnose en de wetenschappelijke waarde in relatie tot meer kennis over onderliggende mechanismen.

Wat betreft de MER zijn de meeste gegevens voorhanden voor STN-DBS-behandeling. Een hoge nauwkeurigheid van de plaatsing van de DBS-elektrode is slechts haalbaar met een controle van het gekozen doel op basis van de 3D-MRI met behulp van de gouden de standaard, namelijk het spikepatroon van de neuronen ter plekke. Weliswaar staat ook hier het klinisch nut ter discussie, omdat het gevaar van bloedingen door de extra meting en de meerdere naalden zou toenemen. Er zijn echter tot nu toe geen publicaties verschenen die echt bewijzen dat DBS met MER tot meer symptomatische bloedingen zou leiden. Daarnaast neemt de MER-registratie op verschillende diepten extra tijd in beslag. Voor een routine DBS-procedure duurt dit echter per kant niet meer dan tien minuten. Bovendien zijn bij sommige patiënten, als gevolg van een laesie-effect na plaatsing van de elektrode(n), de symptomen dermate afgenomen dat het stimulatie-effect niet betrouwbaar meer te testen

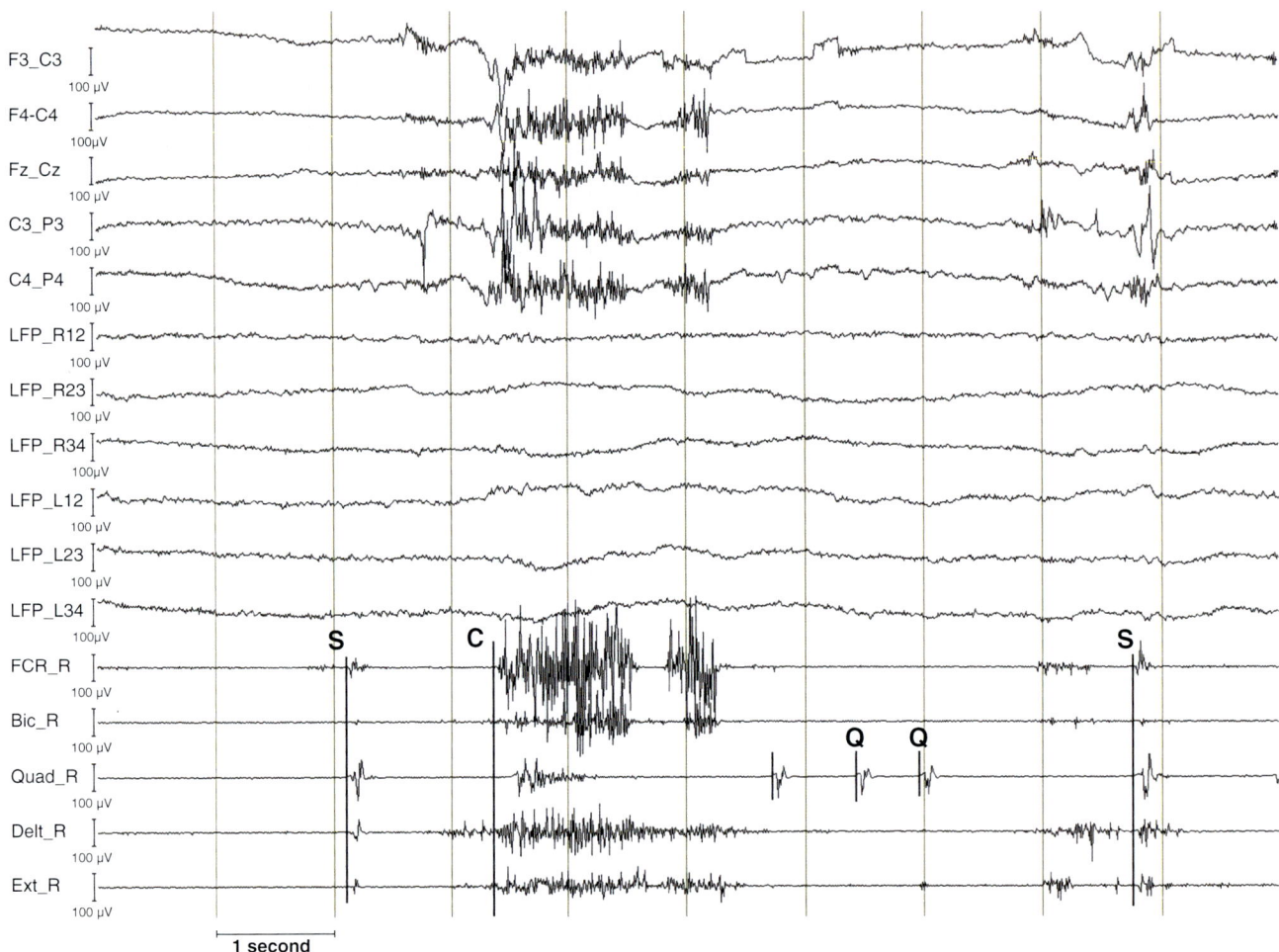

**◻ Figuur 5.10**    Meerkanaalsregistratie van vijf bipolaire EEG-kanalen, zes LFP-registraties (drie links en drie rechts) in de thalamus tussen contactpunten 0 en 1 (LFP_R12, LFP_L12), tussen contactpunten 1 en 2 (LFP_R23, LFP_L23) en tussen contactpunten 2 en 3 (LFP_R34, LFP_L34) en vijf EMG's van spieren, de flexor carpi radialis rechts (FCR), de biceps rechts (Bic), de quadriceps rechts (Quad), de deltoidius rechts (Delt) en de extensor carpi radialis rechts (Exr_R) bij een patiënt met het syndroom van Gilles de la Tourette. De EMG-kanalen laten duidelijk activiteit zien die geassocieerd is met verschillende soorten tics. De complexe tic C en de tweede simpele tic S laten ook EMG-activiteit zien. Geringe toename van LFP-activiteit is met name waarneembaar bij de C- en de tweede S-tic. Gedurende de tics zijn er ook EMG-artefacten waarneembaar in het EEG, vermoedelijk van aangezichtsspieren of hoofdhuidspieren die ook bij de tic betrokken zijn.

is. De definitieve elektrode kan dan op basis van de MER in ieder geval in de STN geplaatst worden.

Voor andere doelposities voor DBS wordt MER minder vaak gebruikt. Zo kan voor de bepaling van de het meest ventrale gedeelte van de GPi en de VIM een een- of tweekanaals MER van toegevoegde waarde zijn. MER kan zo ook worden gebruikt om de grenzen van de ANT te bepalen.

LFP's zijn, zoals al eerder gezegd, tot nu toe alleen gemeten aan per- of postoperatief geplaatste elektroden, om op die manier meer kennis te vergaren over de totaal aanwezige activiteit ter plekke van het DBS-doel [26, 34–40]. Dit is dan vooral in relatie gebracht met het type aandoening, de ernst van de aandoening en het effect van therapie, zoals medicatie en DBS-stimulatie [41, 42]. Het beeld dat hieruit ontstaat is dat er per kern en per motorische aandoening een specifiek beeld is in een specifieke frequentieband.

Het is mogelijk dat deze wetenschappelijk verkregen resultaten van de LFP's in de toekomst gebruikt gaan worden om als terugkoppeling te dienen voor het effect van therapie [25, 43].

Daarvoor zullen de stimulatoren dan wel een vernieuwing moeten ondergaan, zodat ze in staat zijn deze LFP's permanent te registreren en vervolgens aan de hand hiervan de stimulatieparameters bij te stellen.

## Conclusie

Rondom de therapie van diepe hersenstimulatie zijn door de jaren heen verschillende neurofysiologische technieken ontwikkeld die de neurochirurg en neuroloog in staat stellen tijdens implantatie van de DBS-elektrode een aanvulling en verfijning te verkrijgen op de MRI-beeldvorming van de verschillende hersenkernen die als doel worden gebruikt. Doordat door de jaren heen veel neuronale elektrische activiteit in beeld is gebracht tijdens DBS-operaties, is ook meer kennis opgebouwd over de onderliggende mechanismen die ten grondslag liggen aan de verschillende hersenziekten die met DBS worden behandeld. Als laatste lijkt in de toekomst een rol weggelegd voor het gebruik van neuronale activiteit bij de aanpassing van de chronische DBS-stimulatie, zodat deze effectiever kan worden uitgevoerd.

## Literatuur

1  Benabid AL, Krack PP, Benazzouz A, Limousin P, Koudsie A, Pollak P. Deep brain stimulation of the subthalamic nucleus for Parkinson's disease: methodologic aspects and clinical criteria. Neurology. 2000;55(12 Suppl 6):S40–4.

2  Benazzouz A, Breit S, Koudsie A, Pollak P, Krack P, Benabid AL. Intraoperative microrecordings of the subthalamic nucleus in Parkinson's disease. Mov Disord. 2002;17(Suppl 3):S145–9.

3  Krack P, Batir A, Van BN, Chabardes S, Fraix V, Ardouin C, et al. Five-year follow-up of bilateral stimulation of the subthalamic nucleus in advanced Parkinson's disease. N Engl J Med. 2003;349(20):1925–34.

4  Slavin KV. Intra-operative microrecording equipment: comparative analysis of commercially available microrecording systems. Neurol Res. 2002;24(6):544–54.

5  Bour LJ, Contarino MF, Foncke EM, Bie RM de, Munckhof P van den, Speelman JD, et al. Long-term experience with intraoperative microrecording during DBS neurosurgery in STN and GPi. Acta Neurochir. (Wien) 2010;152(12):2069–77.

6  Anastassiou CA, Montgomery SM, Barahona M, Buzsaki G, Koch C. The effect of spatially inhomogeneous extracellular electric fields on neurons. J Neurosci. 2010;30(5):1925–36.

7  Buzsaki G, Anastassiou CA, Koch C. The origin of extracellular fields and currents – EEG, ECoG, LFP and spikes. Nat Rev Neurosci. 2012;13(6):407–20.

8  Bour LJ, Lourens MAJ, Verhagen R, Bie RMA de, Munckhof P van den, Schuurman PR, et al. Directional recording of subthalamic spectral power densities in Parkinson's disease and the effect of deep brain stimulation. Brain Stimul. 2015;8(4):730–41.

9  Alegre M, Alonso-Frech F, Rodriguez-Oroz MC, Guridi J, Zamarbide I, Valencia M, et al. Movement-related changes in oscillatory activity in the human subthalamic nucleus: ipsilateral vs. contralateral movements. Eur J Neurosci. 2005;22(9):2315–24.

10  Brown P, Oliviero A, Mazzone P, Insola A, Tonali P, Lazzaro V di. Dopamine dependency of oscillations between subthalamic nucleus and pallidum in Parkinson's disease. J Neurosci. 2001;21(3):1033–8.

11  Cassidy M, Mazzone P, Oliviero A, Insola A, Tonali P, Lazzaro V di, et al. Movement-related changes in synchronization in the human basal ganglia. Brain 2002;125(Pt 6):1235–46.

12  Shimojima Y, Hashimoto T, Kaneko K, Yazaki M, Yoshida K, Goto T, et al. Thalamic stimulation for disabling tremor in a patient with spinocerebellar degeneration. Stereotact Funct Neurosurg. 2005;83(4):131–4.

13  Lenz FA, Tasker RR, Kwan HC, Schnider S, Kwong R, Murayama Y, et al. Single unit analysis of the human ventral thalamic nuclear group: correlation of thalamic 'tremor cells' with the 3–6 Hz component of parkinsonian tremor. J Neurosci. 1988;8(3):754–64.

14  Herzog J, Hamel W, Wenzelburger R, Potter M, Pinsker MO, Bartussek J, et al. Kinematic analysis of thalamic versus subthalamic neurostimulation in postural and intention tremor. Brain. 2007;130(Pt 6):1608–25.

15  Zhuang P, Li YJ. Characteristics of subthalamic neuronal activities in Parkinson s disease. Sheng Li Xue Bao. 2003;55(4):435–41.

16  Herzog J, Fietzek U, Hamel W, Morsnowski A, Steigerwald F, Schrader B, et al. Most effective stimulation site in subthalamic deep brain stimulation for Parkinson's disease. Mov Disord. 2004;19(9):1050–4.

17  Cagnan H, Dolan K, He X, Contarino MF, Schuurman R, Munckhof P van den, et al. Automatic subthalamic nucleus detection from microelectrode recordings based on noise level and neuronal activity. J Neural Eng. 2011;8(4):046006.

18  Dolan K, Martens HC, Schuurman PR, Bour LJ. Automatic noise-level detection for extra-cellular micro-electrode recordings. Med Biol Eng Comput. 2009;47(7):791–800.

19  Hertel F, Zuchner M, Weimar I, Gemmar P, Noll B, Bettag M, et al. Implantation of electrodes for deep brain stimulation of the subthalamic nucleus in advanced Parkinson's disease with the aid of intraoperative microrecording under general anesthesia. Neurosurgery. 2006;59(5):E1138.

20  Guridi J, Gorospe A, Ramos E, Linazasoro G, Rodriguez MC, Obeso JA. Stereotactic targeting of the globus pallidus internus in Parkinson's disease: imaging versus electrophysiological mapping. Neurosurgery. 1999;45(2):278–87.

21  Vitek JL, Chockkan V, Zhang JY, Kaneoke Y, Evatt M, DeLong MR, et al. Neuronal activity in the basal ganglia in patients with generalized dystonia and hemiballismus. Ann Neurol. 1999;46(1):22–35.

22  Steigerwald F, Hinz L, Pinsker MO, Herzog J, Stiller RU, Kopper F, et al. Effect of propofol anesthesia on pallidal neuronal discharges in generalized dystonia. Neurosci Lett. 2005;386(3):156–9.

23  Theodore WH, Fisher R. Brain stimulation for epilepsy. Acta Neurochir Suppl. 2007;97(Pt 2):261–72.

24  Hodaie M, Cordella R, Lozano AM, Wennberg R, Dostrovsky JO. Bursting activity of neurons in the human anterior thalamic nucleus. Brain Res. 2006;1115(1):1–8.

25  Little S, Pogosyan A, Neal S, Zavala B, Zrinzo L, Hariz M, et al. Adaptive deep brain stimulation in advanced Parkinson disease. Ann Neurol. 2013;74(3):449–57.

26  Chen CC, Pogosyan A, Zrinzo LU, Tisch S, Limousin P, Ashkan K, et al. Intra-operative recordings of local field potentials can help localize the subthalamic nucleus in Parkinson's disease surgery. Exp Neurol. 2006;198(1):214–21.

27  Marsden JF, Ashby P, Limousin-Dowsey P, Rothwell JC, Brown P. Coherence between cerebellar thalamus, cortex and muscle in man: cerebellar thalamus interactions. Brain. 2000;123(Pt 7):1459–70.

28  Kuhn AA, Kempf F, Brucke C, Gaynor DL, Martinez-Torres I, Pogosyan A, et al. High-frequency stimulation of the subthalamic nucleus suppresses oscillatory beta activity in patients with Parkinson's disease in parallel with improvement in motor performance. J Neurosci. 2008;28(24):6165–73.

29  Priori A, Foffani G, Pesenti A, Tamma F, Bianchi AM, Pellegrini M, et al. Rhythm-specific pharmacological modulation of subthalamic activity in Parkinson's disease. Exp Neurol. 2004;189(2):369–79.

30  Foncke EM, Bour LJ, Speelman JD, Koelman JH, Tijssen MA. Local field potentials and oscillatory activity of the internal globus pallidus in myoclonus-dystonia. Mov Disord. 2007;22(3):369–76.

31  Priori A, Giannicola G, Rosa M, Marceglia S, Servello D, Sassi M, et al. Deep brain electrophysiological recordings provide clues to the pathophysiology of Tourette syndrome. Neurosci Biobehav Rev. 2013;37(6):1063–8.

32  Maling N, Hashemiyoon R, Foote KD, Okun MS, Sanchez JC. Increased thalamic gamma band activity correlates with symptom relief following deep brain stimulation in humans with Tourette's syndrome. PLoS One. 2012;7(9):e44215.

33  Bour LJ, Ackermans L, Foncke EM, Cath D, Linden C van der, Visser VV, et al. Tic related local field potentials in the thalamus and the effect of deep brain stimulation in Tourette syndrome: report of three cases. Clin Neurophysiol. 2015;126(8):1578–88.

34  Brown P, Williams D. Basal ganglia local field potential activity: character and functional significance in the human. Clin Neurophysiol. 2005;116(11):2510–9.

35  Hammond C, Bergman H, Brown P. Pathological synchronization in Parkinson's disease: networks, models and treatments. Trends Neurosci. 2007;30(7):357–64.

36  Holdefer RN, Cohen BA, Greene KA. Intraoperative local field recording for deep brain stimulation in Parkinson's disease and essential tremor. Mov Disord. 2010;25(13):2067–75.

37  Kuhn AA, Trottenberg T, Kivi A, Kupsch A, Schneider GH, Brown P. The relationship between local field potential and neuronal discharge in the subthalamic nucleus of patients with Parkinson's disease. Exp Neurol. 2005;194(1):212–20.

38  Marceglia S, Rossi L, Foffani G, Bianchi A, Cerutti S, Priori A. Basal ganglia local field potentials: applications in the development of new

deep brain stimulation devices for movement disorders. Expert Rev Med Devices. 2007;4(5):605–14.

39  Priori A, Ardolino G, Marceglia S, Mrakic-Sposta S, Locatelli M, Tamma F, et al. Low-frequency subthalamic oscillations increase after deep brain stimulation in Parkinson's disease. Brain Res Bull. 2006;71(1–3):149–54.

40  Silberstein P, Kuhn AA, Kupsch A, Trottenberg T, Krauss JK, Wohrle JC, et al. Patterning of globus pallidus local field potentials differs between Parkinson's disease and dystonia. Brain. 2003;126(Pt 12):2597–608.

41  Contarino MF, Bour LJ, Bot M, Munckhof P van den, Speelman JD, Schuurman PR, et al. Tremor-specific neuronal oscillation pattern in dorsal subthalamic nucleus of parkinsonian patients. Brain Stimul. 2012;5(3):305–14.

42  Lourens MA, Meijer HG, Contarino MF, Munckhof P van den, Schuurman PR, Gils SA van, et al. Functional neuronal activity and connectivity within the subthalamic nucleus in Parkinson's disease. Clin Neurophysiol. 2013;124(5):967–81.

43  Priori A, Foffani G, Rossi L, Marceglia S. Adaptive deep brain stimulation (aDBS) controlled by local field potential oscillations. Exp Neurol. 2013;245:77–86.

# Anesthesiologische aspecten van diepe hersenstimulatie

*Michiel Bos en Wolfgang Buhre*

## Samenvatting

Diepe hersenstimulatie wordt steeds meer toegepast voor de behandeling van de ziekte van Parkinson en andere bewegingsstoornissen. De anesthesioloog speelt in dit zorgtraject een belangrijke rol. De uitdagingen voor de anesthesioloog met betrekking tot de zorg van de patiënt hangen samen met de specifieke neurologische stoornis, de effecten van de anesthetica op de micro-elektroderecording, en het zorg dragen voor een wakkere en heldere patiënt ten tijde van de peroperatieve klinische testen. Daarnaast moet de anesthesioloog kennis hebben van de mogelijke complicaties die kunnen optreden voor deze specifieke groep patiënten. De te kiezen anesthesietechniek hangt af van de eigen ervaringen en gewoonten en kan per instelling verschillen. Een lokale of regionale anesthesie in combinatie met zogenoemde 'conscious sedation', 'asleep-awake-asleep' procedure of algehele anesthesie zijn verschillende technieken die kunnen worden gebruikt. Tot op heden is er nog geen gouden standaard met betrekking tot het beste anesthesiologisch beleid. Ongeacht welke techniek wordt gebruikt, blijft de invloed van anesthetica op peroperatieve neuromonitoring een punt van discussie.

© Bohn Stafleu van Loghum, onderdeel van Springer Media BV 2016
Y. Temel, A.F.G. Leentjens, R.M.A. de Bie (Red.), *Handboek diepe hersenstimulatie bij neurologische en psychiatrische aandoeningen*, DOI 10.1007/978-90-368-0959-7_6

## Inleiding

Diepe hersenstimulatie ('deep brain stimulation', DBS) is de behandeling van keuze bij neurologische en psychiatrische ziektebeelden die niet goed reageren op andere therapieën [1, 2]. De anesthesiologische uitdaging tijdens DBS is een balans te vinden tussen het toedienen van analgesie en sedatie om de patiënt zo comfortabel mogelijk te houden en aan de andere kant te voorkomen dat er klinisch relevante respiratoire depressie optreedt en dat intraoperatieve elektrofysiologische monitoring en klinische testen goed mogelijk blijven. Hierbij is een goede samenwerking tussen de neurochirurg, de neuroloog, de neurofysioloog en de anesthesioloog van essentieel belang voor het slagen van deze procedure.

## Preoperatieve evaluatie en voorbereiding

Een succesvolle behandeling met DBS hangt voor een groot gedeelte af van een adequate patiëntenselectie [3]. Een multidisciplinaire benadering van neurologen, neurochirurgen, psychiaters, neuropsychologen en anesthesiologen is daarbij essentieel. De besluitvorming rondom een chirurgische interventie en de daarbij horende anesthesiologische techniek moet bij elke patiënt individueel worden afgewogen [4].

Als onderdeel van deze multidisciplinaire evaluatie is een preoperatieve evaluatie door de anesthesioloog nodig voor het vaststellen van de algehele conditie, psychiatrische voorgeschiedenis en cognitief functioneren. Elk ziektebeeld waarvoor DBS geïndiceerd kan zijn heeft zijn specifieke aandachtspunten (◘ tab. 6.1). Bij het preoperatieve onderzoek wordt er verder specifiek gekeken naar de ernst van de aandoening, medicatiegebruik, comorbiditeit en mogelijke bijwerkingen of complicaties van medicatie. Van groot belang voor de anesthesioloog zijn de respiratoire en cardiovasculaire problemen van de patiënt. Patiënten met de ziekte van Parkinson (ZvP) kunnen in een vergevorderd stadium enige vorm van autonome disfunctie hebben, slaapapneu en een verhoogde kans op aspiratie. Deze groep patiënten gebruikt vaak meerdere medicamenten die invloed kunnen hebben op medicatie die peroperatief wordt gebruikt [5, 6].

De evaluatie van de luchtweg is van cruciaal belang. Met name bij de patiënten die een 'wakkere' operatie ondergaan. Er moet een inschatting worden gemaakt of, en zo ja in welke mate, er gedurende de hele procedure problemen zouden kunnen optreden. Patiënten met ernstige obesitas of patiënten met aanwijzingen voor een slaapapneusyndroom kunnen bij lage doseringen van een sedativum al een obstructieve luchtweg ontwikkelen. Naast een inschatting van de luchtweg, moet de anesthesioloog voor de hele procedure ook een plan van aanpak maken mocht er een luchtweginterventie nodig zijn. Mochten de risico's van peroperatieve problemen rondom de luchtweg dusdanig hoog zijn dan kan er worden geadviseerd af te zien van een wakkere operatie [7].

Een ander belangrijk aspect is een inschatting te maken van de psychische toestand van de patiënt. Voor het slagen van de procedure moet de patiënt coöperatief zijn. Een volledige uitleg van alle stappen van de procedure is hierbij nodig. Angst of een paniekstoornis kunnen tot ernstige complicaties leiden, zoals toename van de bloeddruk en daarmee samenhangend een verhoogd risico op intracraniële bloedingen [8].

Met de neurochirurg vindt overleg plaats welke ziektespecifieke medicatie zal worden gestaakt of worden doorgegeven. Sommige patiënten zullen in een 'drug-off' staat moeten zijn om intraoperatief te kunnen 'mappen' of klinische testen uit te voeren. Dit kan leiden tot sterke toename van de klachten van de patiënt [9].

## Anesthesiologische technieken

De rol van de anesthesioloog tijdens implantatie van de elektroden voor DBS is zorgen voor optimale chirurgische condities, patiëntcomfort, en het faciliteren van intraoperatieve (neuro)monitoring voor correcte plaatsing van de elektroden en het snel herkennen en behandelen van complicaties. Diverse anesthesiologische technieken zijn beschreven: lokale en regionale technieken, 'asleep-awake-asleep' techniek, 'conscious sedation' en algehele anesthesie. Tot op heden is er nog geen consensus over de optimale techniek en hangt de beslissing van een bepaalde techniek af van de ervaringen van een centrum. In de literatuur wordt echter steeds meer gesuggereerd dat 'conscious sedation' het standaardbeleid zou moeten zijn [10–14]. De verschillende anesthesietechnieken zullen hier kort worden besproken.

## Premedicatie

Het doel van premedicatie is meestal anxiolyse, zonder dat er sprake is van oversedatie. Daarnaast kan premedicatie worden gebruikt ter voorkoming van misselijkheid, reflux, pijn, hemodynamische instabiliteit of insulten. Per patiënt moet een goede afweging worden gemaakt of premedicatie bijdragend kan zijn. Om het risico van oversedatie en beïnvloeding van het peroperatieve neurofysiologische onderzoek te beperken, wordt aangeraden af te zien van routinematige toediening van sederende premedicatie [7, 15].

## Lokale en regionale anesthesie

Voor alle anesthesiologische technieken bij een 'wakkere' operatie waarbij een frame wordt geplaatst geldt, dat een adequate, lokale anesthesietechniek van groot belang is om zo de systemische toediening van sedativa en opioïden te minimaliseren. Langwerkende middelen zoals bupivacaïne 0,5 %, levobupivacaïne 0,5 % en ropivacaïne 0,75 %, eventueel gecombineerd met een korter werkend lokaal anestheticum, zoals lidocaïne 1 % of 2 %, kunnen worden gebruikt. Geadviseerd wordt om alle middelen te combineren met adrenaline om systemische opname te minimaliseren en de werkingsduur te verlengen. Afhankelijk van de hoeveelheid en de concentratie van het lokaal anestheticum kan het effect zes tot acht uur aanhouden. Een voordeel

| ◨ **Tabel 6.1** | Elk ziektebeeld waarvoor DBS geïndiceerd kan zijn, heeft specifieke aandachtspunten. | |
|---|---|---|
| patiëntgerelateerde factoren | primaire aandoening (ziekte van Parkinson, epilepsie, essentiële tremoren, dystonie) | |
| | comorbiditeit | leeftijd (kinderen, ouderen) |
| | multipel medicatiegebruik (verandering farmacokinetiek, farmacodynamiek en interacties) | |
| ziektegerelateerde factoren | ziekte van Parkinson | – hemodynamische instabiliteit: hypovolemie, orthostase en autonome dysregulatie<br>– faryngeaal, laryngeaal disfunctioneren<br>– respiratoir: restrictieve longfunctiestoornissen, verminderde hoestkracht<br>– dysfagie: matige voedingstoestand, laag albumine, anemie<br>– tremoren en spierrigiditeit: interfereren met positionering<br>– verergeren van symptomen tijdens 'off-drug' periode<br>– depressie en hallucinaties<br>– bijwerkingen antiparkinsonmiddelen: glucose disbalans, hypotensie, orthostase<br>– interactie antiparkinsonmiddelen met anesthetica |
| | epilepsie | – insulten<br>– interactie anti-epileptica met anesthetica |
| | dystonie | – hemodynamische instabiliteit<br>– laryngeale dystonie<br>– spasmodische dysfonie: moeilijke communicatie<br>– matige voedingstoestand |
| | essentiële tremoren | – bradycardie door gebruik β-blokkers |
| chirurgiegerelateerde factoren | stereotactisch frame: potentieel moeilijke luchtweg | |
| | positionering van de patiënt: moeizaam bij bewegingsstoornissen | |
| | duur operatie: vermoeidheid, agitatie | |
| | micro-elektrode recordings: interferentie van anesthetica | |
| | macrostimulatie: wakkere en heldere patiënt | |
| | complicaties: luchtwegobstructie, hypertensie, insulten, neurologische achteruitgang, misselijkheid en braken, pijn | |

van het gebruik van levobupivacaïne of ropivacaïne is dat er met beide middelen een kleinere kans is op cardiovasculaire en neurotoxische bijwerkingen dan met bupivacaïne [16, 17].

Voordat het frame wordt geplaatst, kunnen ter hoogte van de plekken van de pinplaatsing de huid en schedel worden geïnfiltreerd met een lokaal anestheticum. Naast toevoeging van adrenaline, kan er worden overwogen bicarbonaat aan het mengsel toe te voegen ter vermindering van het brandende gevoel bij injecteren van de huid [18].

Een alternatief voor lokale anesthesie is het schedelblok. Voor dit blok moeten zes zenuwen worden geblokkeerd: de nervus supratrochlearis, de nervus supraorbitalis, de nervus zygomaticotemporalis, de nervus auricotemporalis en de nervus occipitalis minor en major. Meerdere onderzoeken hebben aangetoond, dat met het gebruik van bupivacaïne 0,25 %,

levobupivacaïne 0,5 % en ropivacaïne 0,75 %, alle met adrenaline, een adequate lokale verdoving mogelijk is. Volumina van 30–35 ml kunnen worden gebruikt, zonder dat er sprake is van het bereiken van toxische bloedspiegels. In sommige gevallen kan het nodig zijn om de huid en dura extra te verdoven als het schedelblok onvoldoende is [16, 17].

## Asleep-awake-asleep techniek

Bij de 'asleep-awake-asleep' (AAA-)techniek krijgt de patiënt initieel algehele anesthesie, waarna het frame wordt geplaatst en de operatie wordt uitgevoerd. Als anesthesietechniek wordt dan meestal gebruikgemaakt van propofol, een sedativum, en kortwerkende opioïden zoals remifentanil. Er zijn studies

**▣ Tabel 6.2**    Medicatie die kan worden gebruikt bij een 'conscious sedation' techniek tijdens een DBS.

| middel | voordelen | nadelen |
|---|---|---|
| *GABA-receptoragonisten* | | |
| benzodiazepines | anxiolyse | demping MER, induceert dyskinesie, verandert drempel voor stimulatie, onderdrukking tremoren bij ziekte van Parkinson |
| propofol | kort- en snelwerkend<br>snel te titreren naar gewenst sedatieniveau | farmacokinetisch model verschillend bij patiënten met ziekte van Parkinson, induceert dyskinesie, onderdrukking tremoren bij ziekte van Parkinson, dosisafhankelijke demping MER |
| *opioïden* | | |
| remifentanil | kortwerkend effect | rigiditeit, onderdrukking van tremoren bij ziekte van Parkinson, respiratoire depressie |
| sufentanil/fentanyl | sterk pijnstillend, minimaal effect op MER | rigiditeit, onderdrukking van tremoren bij ziekte van Parkinson, respiratoire depressie, langwerkend |
| $\alpha_2$-*agonist* | | |
| dexmedetomidine | sedatie, gemakkelijk wekbaar, anxiolyse, analgesie, minimaal respiratoire depressie, geen onderdrukking tremoren bij ziekte van Parkinson | in hoge dosering invloed op MER, hypotensie, bradycardie |

*MER* microelectrode recordings

bekend die hebben aangetoond dat ook volatiele anesthetica, zoals desfluraan of sevofluraan, als alternatief gebruikt kunnen worden. Het is in ieder geval van belang dat in deze initiële fase de anesthesiediepte voldoende is. In de tweede fase wordt de patiënt vervolgens wakker gemaakt. Het is in de tweede fase van belang dat alle sedatie-effecten die invloed hebben op de 'micro-elektrode recordings' (MER) en klinische testen zijn verdwenen. In sommige gevallen kan worden besloten in deze fase gebruik te maken van lage doseringen propofol (10 mcg/kg/min) alleen of in combinatie met remifentanil (0,01–0,05 mcg/kg/min) voor het comfort. Met deze lage doseringen is in studies aangetoond, dat nog goede neuromonitoring mogelijk is [15, 19, 20].

Omdat de patiënt bij deze AAA-techniek niet in staat is zijn luchtweg vrij te houden en zelfstandig te ademen, is een veilige luchtweg nodig. Meestal wordt hiervoor een larynxmasker gebruikt, vanwege het gemak van inbrengen, verwijderen en wederom inbrengen zonder positieverandering van het hoofd. Het larynxmasker is geen definitieve, veilige luchtweg, maar meerdere studies hebben aangetoond dat er een lage kans is op luchtwegcomplicaties. Deze techniek is daarom een geaccepteerde methode als onderdeel van het luchtwegmanagement bij deze categorie patiënten [8, 21].

## Conscious sedation

De meest gebruikte en geadviseerde techniek is de 'conscious sedation' techniek, waarbij sedatie wordt gegeven rondom de opening in de schedel en tijdens de sluitingsfase. De sedatie wordt dusdanig getitreerd dat de patiënt zelf in staat is zijn luchtweg vrij te houden en te ademen. Er vindt geen manipulatie plaats van de luchtweg. Zuurstoftoediening via een zuurstofbril of zuurstofmasker, eventueel gecombineerd met een capnografiemeter, is meestal afdoende [22]. De middelen die als anestheticum worden gebruikt zijn grotendeels gelijk aan de middelen die worden gebruikt bij algehele anesthesie, maar in lagere doseringen, waardoor er geringere effecten zijn op de MER. Het middel van eerste keuze bij 'conscious sedation' is propofol, dat vaak in combinatie met een kortwerkend opioïd, zoals remifentanil of alfentanil, wordt gebruikt (▣ tab. 6.2) [15, 23–25]. Tegenwoordig wordt er naast deze middelen steeds meer gebruikgemaakt van dexmedetomidine, een $\alpha_2$-agonist [15, 26, 27].

Verschillende onderzoeken laten zien dat tijdens het openen van de dura mater en tijdens uitvoering van de MER een lage dosering remifentanil, eventueel in combinatie met propofol of dexmedetomidine, ervoor zorgt dat de patiënt comfortabel is en dat cognitieve testen of corticale mapping mogelijk zijn. De meeste anesthesiologen opteren er echter voor tien tot vijftien minuten voor het starten van de MER alle vormen van sedatie te staken. Remifentanil werkt dusdanig kort dat dit tot één tot twee minuten voor het starten kan worden gecontinueerd. Nadat alle testen zijn gedaan, kan de sedatie weer worden hervat totdat de huid is gesloten. In sommige centra wordt in deze fase besloten te converteren van 'conscious sedation' naar algehele anesthesie [8, 15, 18, 20].

## Algehele anesthesie

Als DBS niet onder lokale anesthesie of 'conscious sedation' mogelijk is, is algehele anesthesie een goed alternatief. Bij bepaalde patiëntengroepen is een 'wakkere' craniotomie niet mogelijk, bijvoorbeeld vanwege angst, verminderde coöperatie, hoestaanvallen of vanwege de leeftijd. Intraoperatieve mapping en stimulatietesten zijn onder algehele anesthesie moeilijker. Studies waarbij onder algehele anesthesie is gekeken naar de MER van de nucleus subthalamicus ('subthalamic nucleus', STN), globus pallidus internus (GPi) en substantia nigra pars reticulata (SNr) zijn beperkt. Enkele kleine retrospectieve studies laten echter zien dat er geen significante verschillen waren tussen STN en SNr recordings in studiegroepen waarbij algehele anesthesie werd toegepast of alleen lokale anesthesie. In deze studies werden zowel dampvormige als intraveneuze anesthetica gebruikt en bij beide anesthetica bleken de typische vuurpatronen van de STN, GPi en SNr bij ZvP-patiënten aanwezig te zijn, mits de doseringen bij beide soorten anesthetica voldoende laag bleven. Bij hogere doseringen verdwenen deze vuurpatronen echter. Daarnaast bleek in beide groepen de 'background noise' afwezig te zijn op het moment dat de STN-regio werd binnengegaan [28–31].

## Effecten van anesthetica op neuromonitoring

Het afgelopen decennium is er veel onderzoek gedaan naar de effecten van anesthetica op MER. Tot op heden zijn deze nog niet geheel duidelijk. De invloed van anesthetica op MER is complex, omdat het effect van anesthetica op de hersengebieden verschillend is [32]. Bovendien is het effect van anesthetica op de hersengebieden bij de diverse aandoeningen verschillend en hangt het effect af van de ernst van de specifieke aandoening [33].

Het merendeel van onze kennis is afkomstig van kleine case series of case reports. Tijdens micro-elektrode mapping van het targetgebied zijn de achtergrondactiviteit en de spike activiteit van belang voor het bepalen van de correcte locatie van de target kern. Er is aangetoond dat de meeste anesthetica, dosisafhankelijk, deze achtergrondactiviteit en de neuronale spike activiteit beïnvloeden [25]. Daarnaast hebben de diverse anesthetica verschillende effecten op de diverse kernen (STN, GPi en nucleus ventralis intermedius (VIM)). Er is ook verschil aangetoond van anesthetica in dezelfde kernen maar bij verschillende aandoeningen. Een voorbeeld daarvan is het verschil in effect van anesthetica op de GPi bij de ZvP en dystonie, waarbij de invloed van anesthetica groter was op de GPi bij patiënten met de ZvP [33]. Over de effecten van anesthetica op de achtergrondactiviteit, de mate van spike activiteitonderdrukking, en het aantal trajecten dat nodig was voor bepaling van de juiste locatie is nog maar weinig bekend. Een van de meest gebruikte middelen is propofol, een anestheticum dat neurotransmissie inhibeert via het GABA-systeem. In lage doseringen kan een goede MER worden bereikt van de verschillende target sites (GPi, STN en VIM) bij patiënten met de ZvP en dystonie [28, 34]. De mechanismen

waarmee opioïden de MER beïnvloeden zijn niet duidelijk. Enkele studies suggereren dat deze middelen de GABA-neuronen zouden moduleren en op deze manier invloed hebben op de MER [35, 36].

Een ander anestheticum waarnaar steeds meer onderzoek wordt gedaan is dexmedetomidine. Dexmedetomidine is een centraal werkende $\alpha_2$-agonist, die een serderende, anxiolytische en analgetische werking heeft en geen GABA-gemedieerde mechanismen heeft. Een voordeel van het anestheticum is, dat er door de $\alpha$-agonistische werking meer hemodynamische stabiliteit optreedt [26, 27, 37, 38]. Een ander belangrijk voordeel is, dat het opioïdsparend werkt en dat het middel nauwelijks leidt tot respiratoire depressie. Patiënten kunnen gemakkelijk worden gewekt en kunnen dan neurocognitieve testen ondergaan. Tremoren en dyskinesie worden niet onderdrukt [26, 27, 38]. Het effect van dexmedetomidine op de MER is nog niet helemaal duidelijk. Enkele studies hebben aangetoond dat in lage doseringen het effect op de GPi en STN minimaal is [15, 26]. In hogere doseringen lijkt dit wel het geval te zijn [38]. Meer studies zijn nodig om het daadwerkelijk effect op de verschillende targetgebieden bij de verschillende aandoeningen aan te tonen.

Naast alle gunstige effecten zijn er enkele overwegingen die van belang zijn bij het gebruik van dexmedetomidine bij DBS. Dexmedetomidine is een sterke arteriële bloeddrukverlager, die bij patiënten met de ZvP kan leiden tot ernstige hypotensie [26]. Na het staken kan ernstige reboundhypertensie optreden. Een ander belangrijk nadeel is dat het middel in hoge doseringen kan leiden tot paradoxale agitatie, die potentieel gevaarlijk is bij patiënten van wie het hoofd in een frame is gepositioneerd [26, 39].

Macrostimulatie wordt gedaan om de klinische effecten en bijwerkingen van DBS te observeren. Hiervoor is het noodzakelijk dat de patiënt wakker en coöperatief is. Tijdens 'conscious sedation' kunnen sedatie-effecten worden beperkt, zodat deze stimulatietesten goed kunnen worden uitgevoerd.

Bij algehele anesthesie zijn deze macrostimulatietesten niet mogelijk. Een alternatief hiervoor zijn de onderzoeken van de tractus opticus met 'flash visual evoked potentials' bij patiënten die stimulatie van de GPi ondergaan en activatie van de capsula interna met hoog-intensiteit stimuli [40, 41]. Sommige centra, waar voor DBS standaard algehele anesthesie wordt gegeven, gebruiken geen stimulatietesten, maar wordt correcte positie van de elektroden peroperatief beoordeeld door middel van een MRI of een CT [42].

## Peroperatieve complicaties

Patiënten die een DBS ondergaan hebben een potentieel risico van peroperatieve complicaties. Gemiddeld treden er in 12–16 % van alle ingrepen complicaties op [43, 44]. De belangrijkste peroperatieve complicaties zijn insulten (4,5 %) en hypertensie (3,9 %) [45]. Zeldzamere complicaties zijn verminderd bewustzijn, neurologische uitval, luchtwegobstructie, respiratoir falen, misselijkheid en braken en bloedverlies.

## Respiratoire complicaties

In 1,6–2,2 % van de gevallen treden respiratoire complicaties op. De belangrijkste reden hiervoor is de fixatie van het hoofd in een stereotactisch frame. Toegang tot de luchtweg kan hierdoor, in combinatie met de aanwezige chirurgische doeken, zeer moeizaam zijn. Daarnaast kunnen tremoren, insulten, agitatie en in bepaalde gevallen vermoeidheid er door bewegingen van de patiënt toe leiden, dat er een luchtwegobstructie optreedt. Bij een 'wakkere' patiënt kan dit worden verergerd als daarnaast lichte sedatie wordt gegeven. In het meest ernstige geval moet er worden besloten het frame te verwijderen, zodat adequate oxygenatie en ventilatie kunnen worden bewerkstelligd [43, 44].

Andere respiratoire complicaties zijn gerelateerd aan de onderliggende aandoening. Bij patiënten met de ZvP kan de aandoening al dusdanig ver zijn gevorderd dat er pulmonale disfunctie is opgetreden met een verminderde vitale capaciteit, bovensteluchtwegobstructie, dysartrie en obstructieve slaapapneu [44, 46].

## Cardiovasculaire complicaties

Hemodynamische monitoring kan bij bepaalde patiënten met bewegingsstoornissen of spasticiteit moeizaam zijn, maar is van groot belang om vroegtijdig hypertensieve episodes te diagnosticeren en te behandelen. Hypertensie is een veelvoorkomende complicatie, die geassocieerd is met een verhoogde kans op intracraniële bloedingen [47, 48]. Deze kans is nog hoger bij een preoperatief matig ingestelde bloeddruk. Peroperatieve factoren, zoals angst en pijn, kunnen hieraan bijdragen. Patiëntcomfort, eventueel met lichte kortwerkende sedatie, zoals dexmedetomidine en remifentanil, kan deze stressoren enigszins onderdrukken. Daarnaast kan er gebruik worden gemaakt van kortwerkende bloeddrukverlagende middelen. In de literatuur wordt geadviseerd systolische bloeddrukken van <140 mmHg na te streven, om de kans op bloedingen zo laag mogelijk te houden, hoewel bewijsvoering hiervoor ontbreekt [48].

Andere, minder vaak voorkomende cardiovasculaire complicaties zijn veneuze luchtembolieën, die vaker worden gezien bij zittende of halfzittende patiënten. Hoewel er beperkte literatuur is, wordt een incidentie beschreven van 3 % tot 4,5 % [49].

## Neurologische complicaties

Neurologische complicaties komen in 0,3 % tot 4,5 % voor. De belangrijkste zijn insulten, verminderd bewustzijn en neurologische uitval. Insulten komen het meest voor, zijn vaak focaal van origine en vinden plaats tijdens het stimuleren. De meeste insulten zijn selflimiting en zelden is een lage dosis benzodiazepines of propofol nodig. Verlies van bewustzijn komt in 0,3 tot 3,8 % voor, waarbij de etiologie soms moeilijk te bepalen is. Vermoeidheid, (rest)sedatie, een intracraniële bloeding, een insult of pneumocefalie kan een oorzaak zijn. Neurologische uitval komt minder vaak voor, maar kan een ernstig gevolg zijn van een bloeding en tot permanente neurologische schade leiden [43–45, 50–53].

## Postoperatief beleid

Patiënten die een DBS-operatie ondergaan klagen postoperatief vaak over vermoeidheid. Pneumocefalie komt vaak voor en kan leiden tot discomfort of somnolentie. Postcraniotomiehoofdpijn is een frequent probleem, maar kan goed worden behandeld met paracetamol gecombineerd met een opioïd, zoals piritramide of morfine. Bij persisterende hoofdpijn kan worden overwogen esketamine te starten. Geadviseerd wordt om deze patiënten minimaal 24 uur te observeren op een bewaakte afdeling [54].

## Anesthesie voor DBS: plaatsing van de neurostimulator

Het tweede gedeelte van de DBS-operatie is het plaatsen van de neurostimulator. Omdat voor deze procedure geen neuromonitoring is vereist, kan deze ingreep plaatsvinden onder algehele anesthesie. Er zijn geen beperkingen met betrekking tot welke anesthetica gebruikt mogen worden.

## Discussie

De invloed van anesthetica op MER blijft een punt van discussie. Alle anesthetica die worden gebruikt bij operatie voor DBS hebben een (dosisafhankelijk) effect op de neuromonitoring. Daarnaast reageren de verschillende hersenkernen anders op anesthetica en hangt dit effect samen met de aandoening en het stadium waarin de ziekte zich bevindt. Vanwege deze onduidelijke interactie opteren veel neurochirurgen en anesthesiologen voor een volledig wakkere patiënt op het moment dat MER worden uitgevoerd.

Aan de andere kant zijn er recent enkele studies gepubliceerd waarbij er is gekeken naar het verschil in uitkomst tussen algehele anesthesie en 'conscious sedation'. Bij patiënten met de ZvP lijkt er geen verschil in uitkomst te zijn als er wordt gekeken naar de reductie van parkinsonsymptomen. De meeste studies zijn echter retrospectief en ongecontroleerd. In de toekomst zullen meer studies nodig zijn die de effecten van anesthetica op de MER onderzoeken in de verschillende patientenpopulaties en prospectief, gerandomiseerde studies zijn nodig om de optimale anesthesietechniek voor DBS te bepalen.

## Conclusie

De meeste centra waar DBS worden uitgevoerd hebben hun eigen technieken en procedures ontwikkeld, die afhangen van de neurochirurg, anesthesioloog en het 'soort' patiënt. Het succesvol laten verlopen van het hele perioperatieve traject van DBS hangt voor een groot gedeelte af van een juiste patiëntenselectie. Verschillende anesthesietechnieken kunnen worden gebruikt, zoals de asleep-awake-asleep techniek, conscious sedation en algehele anesthesie. Tot op heden is hier nog geen gouden standaard voor, maar de meeste studies adviseren een combinatie van een schedelblok en conscious sedation. De meest recente studies adviseren, als er wordt gekozen voor conscious sedation, een combinatie te gebruiken van dexmedetomidine en remifentanil. Voor bepaalde groepen patiënten, zoals kinderen, patiënten met chronische pijnsyndromen, ernstige dystonieën of choreoathetosis, is het advies te kiezen voor algehele anesthesie.

## Literatuur

1   Benabid AL, Chabardes S, Mitrofanis J, Pollak P. Deep brain stimulation of the subthalamic nucleus for the treatment of Parkinson's disease. Lancet Neurol. 2009;8:67–81. PubMed PMID 19081516.

2   Limousin P, Martinez-Torres I. Deep brain stmulation for Parkinson's disease. Neurother J Am Soc Exp Neurother. 2008;5:309–19. PubMed PMID 18394572.

3   Okun MS, Tagliati M, Pourfar M, Fernandez HH, Rodriguez RL, Alterman RL, et al. Management of referred deep brain stimulation failures: a retrospective analysis from 2 movement disorders centers. Arch Neurol. 2005;62:1250–5. PubMed PMID 15956104.

4   Chakrabarti R, Ghazanwy M, Tewari A. Anesthetic challenges for deep brain stimulation: a systematic approach. N Am J Med Sci. 2014;6(8):359–69. PubMed PMID 25210668.

5   Nicholson G, Pereira AC, Hall GM. Parkinson's disease and anaesthesia. Br J Anaesth. 2002;89:904–16. PubMed PMID 12453936.

6   Bennett DA, Beckett LA, Murray AM, et al. Prevalence of Parkinsonian signs and associated mortality in a community population of older people. New Engl J Med. 1996;334:71–6. PubMed PMID 8531961.

7   Venkatraghavan L, Luciano M, Manninen P. Anesthetic management of patients undergoing deep brain stimulator insertion. Review article. Anesth Analg. 2010;110:1138–45. PubMed PMID 20142347.

8   Sarang A, Dinsmore J. Anaesthesia for awake craniotomy – evolution of a technique that facilitates awake neurological testing. Br J Anaesth. 2003;90:161–5. PubMed PMID 12538371.

9   Burton DA, Nicholson G, Hall GM. Anaesthesia in elderly patients with neurodegenerative disorders: special considerations. Drugs Aging. 2004;21:229–42. PubMed PMID 15012169.

10  Meyer FB, Bates LM, Goerss SJ, et al. Awake craniotomy for aggressive resection of primary gliomas located in eloquent brain. Mayo Clin Proc. 2001;76(7):677–87. PubMed PMID 11444399.

11  Poon CC, Irwin MG. Anaesthesia for deep brain stimulation and patients with implanted neurostimulator devices. Br J Anaesth. 2009;103(2):152–65. PubMed PMID 19556271.

12  Venkatraghavan L, Manninen P. Anesthesia for deep brain stimulation. Curr Opin Anaesthesiol. 2011;24(5):495–9. PubMed PMID 21772140.

13  Bilotta F, Rosa G. 'Anesthesia' for awake neurosurgery. Curr Opin Anaesthesiol. 2009;22(5):560–5. PubMed PMID 19623055.

14  Harries AM, Kauser J, Roberts SA, et al. Deep brain stimulation of the subthalamic nucleus for advanced Parkinson disease using general anesthesia: long-term results. J Neurosurg. 2012;116(1):107–13. PubMed PMID 21999316.

15  Erickson KM, Cole DJ. Anesthetic considerations for awake craniotomy for epilepsy and functional neurosurgery. Anesthesiol Clin. 2012;30:241–68. PubMed PMID 22901609.

16  Costello TG, Cormack JR. Anaesthesia for awake craniotomy: a modern approach. J Clin Neurosci: Off J Neurosurg Soc Australas. 2001;11(1):16–9. PudMed PMID 14642359.

17  Kerscher C, Zimmermann M, Graf BM, Hansen E. Scalp blocks. A useful technique for neurosurgery, dermatology, plastic surgery and pain therapy. Der Anaesthetist 2009;58(9):949–58. PubMed PMID 19779756.

18  Grant R, Gruenbaum SE, Gerrard J. Anaesthesia for deep brain stimulation: a review. Curr Opin Anesthesiol. 2015;28(5):505–10. PubMed PMID 26308514.

19  Picht T, Kombos T, Gramm HJ, Brock M, Suess O. Multimodal protocol for awake craniotomy in language cortex tumour surgery. Acta Neurochir. 2006;148(2):127–37. PubMed PMID 16374563.

20  Johnson KB, Egan TD. Remifentanil and propofol combinations for awake craniotomy: case reports with pharmacokinetic simulations. J Neurosurg Anesthesiol. 1998;10(1):25–9. PubMed PMID 9438615.

21  Gadhinglajkar S, Sreedhad R, Abraham M. Anesthesia management of awake craniotomy performed under asleep-awake-asleep technique using laryngeal mask airway: report of two cases. Neurol India. 2008;56(1):65–7. PubMed PMID 18310841.

22  Skucas AP, Artru AA. Anesthetic complications of awake craniotomies for epilepsy surgery. Anesth Analg. 2006;102(3):882–7. PubMed PMID 16492845.

23  Shaikh SI, Verma H. Parkinson's disease and anaesthesia. Ind J Anaesth. 2011;55:228–34. PubMed PMID 21808393.

24  Fabregas N, Rapado J, Gambus PL, Valero R, Carrero E, Salvador L, et al. Modeling of the sedative and airway obstruction effects of propofol in patients with parkinson disease stereotactic surgery. Anesthesiology. 2002;97:1378–86. PubMed PMID 12459662.

25  Raz A, Eimerl D, Zaidel A, Bergman H, Israel Z. Propofol decreases neuronal population spiking activity in the subthalamic nucleus of parkinsonian patients. Anesth Analg. 2010;111:1285–9. PubMed PMID 20841416.

26  Rozet I. Anesthesia for functional neurosurgery: the role of dexmedetomidine. Curr Opin Anaesthesiol. 2008;21:537–43. PubMed PMID 18784476.

27  Rozet I, Muangman S, Vavilala MS, et al. Clinical experience with dexmedetomidine for implantation of deep brain stimulators in parkinson's disease. Anesth Analg. 2006;103:1224–8. PubMed PMID 17056959.

28  Maltête D, Navarro S, Welter ML, Roche S, Bonnet AM, Houeto JL, et al. Subthalamic stimulation in Parkinson disease: with or without anesthesia? Arch Neurol. 2004;61:390–2. PubMed PMID 15023817.

29  Hertel F, Zuchner M, Weimar I, Gemmar P, Noll B, et al. Implantation of electrodes for deep brain stimulation of the subthalamic nucelus in advanced Parkinson's disease with the aid of intraoperative microrecording under general anesthesia. Neurosurgery. 2006;59:1138–45. PubMed PMID 17143204.

30  Lin SH, Chen TY, Lin SZ, Shyr MH, Chou YC, et al. Subthalamic deep brain stimulation after anesthetic inhalation in Parkinson disease: a preliminary study. J Neurosurg. 2008;109(2):238–44. PubMed PMID 18671635.

31  Lefaucheur JP, Gurruchaga JM, Pollin B, Raison F von, Mohsen N, et al. Outcome of bilateral subthalamic nucleus stimulation in the treatment of Parkinson's disease: correlation with intraoperative multi-unit recordings but not with the type of anesthesia. Eur Neurol. 2008;60:186–99. PubMed PMID 18667827.

32  Velly LJ, Rey MF, Bruder NJ, Gouvitsos FA, Witjas T, Regis JM, et al. Differential dynamic of action on cortical and subcortical structures of anesthetic agents during induction of anesthesia. Anesthesiology. 2007;107:202–12. PubMed PMID 17667563.

33  Sanghera MK, Grossman RG, Kalhorn CG, Hamilton WJ, Ondo WG, et al. Basal ganglia neuronal discharge in primary and secondary dystonia in patients undergoing pallidotomy. Neurosurgery. 2003;52:1358–73. PubMed PMID 12762881.

34  Hutchinson WD, Lang AE, Dostrovsky JO, Lozano AM. Pallidal neuronal activity: implications for models of dystonia. Ann Neurol. 2003;53:480–8. PubMed PMID 12666115.

35  Kouvaras E, Asprodini EK, Asouchidou I, Vasilaki A, Kilindris T, et al. Fentanyl treatment reduces gabaergic inhibition in the ca1 area of the hippocampus 24 h after acute exposure to the drug. Neuropharmacology. 2008;55:1172–82. PubMed PMID 18706433.

36  Griffioen KJ, Venkatesan P, Huang ZG,Wang X, Bouairi E, et al. Fentanyl inhibits gabaergic neurotransmission to cardiac vagal neurons in the nucleus ambiguus. Brain Res. 2004;1007(1–2):109–15. PubMed PMID 15064141.

37  Bekker A, Sturaitis MK. Dexmedetomidine for neurological surgery. Neurosurgery. 2005;57:1–10. PubMed PMID 15987564.

38  Elias WJ, Durieux ME, Huss D, Frysinger RC. Dexmedetomidine and arousal affect of subthalamic neurons. Mov Disord. 2008;23:1317–20. PubMed PMID 18442130.

39  Zhu M, Wang H, Zhu A, Niu K, Wang G, et al. Meta-analysis of dexmedetomidine on emergence agitation and recovery profiles in children after sevoflurane anesthesia: different administration and different dosage. PloS One. 2015;10:e0123728. PubMed PMID 25874562.

40  Lozano AM, Kumar R, Gross RE, Giladi N, Hutchinson WD, et al. Globus pallidus internus pallidotomy for generalized dystonia. Mov Disord. 1997;12:865–70. PubMed PMID 9399208.

41  Krause M, Fogel W, Kloss M, Rasche D, Volkmann J, et al. Pallidal stimulation for dystonia. Neurosurgery. 2004;55:1361–8. PubMed PMID 15574217.

42  Coubes P, Vayssiere N, El Fertit H, Hemm S, Cif L, et al. Deep brain stimulation for dystonia: surgical technique. Stereotact Funct Neurosurg. 2002;78:183–91. PubMed PMID 12652042.

43  Venkatraghavan L, Manninen P, Mak P, Lukitto K, Hodaie M, Lozano A. Anesthesia for functional neurosurgery: review of complications. J Neurosurg Anesthesiol. 2006;18:64–7. PubMed PMID 16369142.

44  Khatib R, Ebrahim Z, Rezai A, Cata JP, Boulis NM, Doyle JD, et al. Perioperative events during deep brain stimulation: the experience at Cleveland clinic. J Neurosurg Anesthesiol. 2008;20:36–40. PubMed PMID 18157023.

45  Kenney C, Simpson R, Hunter C, Ondo W, Almaguer M, et al. Short-term and long-term safety of deep brain stimulation in the treatment of movement disorders. J Neurosurg. 2007;106:621–5. PubMed PMID 17432713.

46  Mason LJ, Cojocaru TT, Cole DJ. Surgical intervention and anesthetic management of the patient with Parkinson's disease. Int Anesthesiol Clin. 1996;34:133–50. PubMed PMID 8956068.

47  Binder DK, Rau GM, Starr PA. Risk factors for hemorrhage during microelectrode-guided deep brain stimulator implantation for movement disorders. Neurosurgery. 2005;56:722–32. PubMed PMID 15792511.

48  Gorgulho A, Salles AA de, Frighetto L, Behnke E. Incidence of hemorrhage associeted with electrophysiological studies performed using macroelectrodes and micorelectrodes in functional neurosurgery. J Neurosurg. 2005;102:888–96. PubMed PMID 15926715.

49  Hooper AK, Okun MS, Foote KD, Hag IU, Fernandez HH, et al. Venous air embolism in deep brain stimulation. Stereotact Funct Neurosurg. 2009;87(1):25–30. PubMed PMID 19039260.

50  Voges J, Waerzeggers Y, Maarouf M, Lehrke R, Koulousakis A, et al. Deep-brain stimulation: long-term analysis of complications caused by hardware and surgery – experiences from a single centre. J Neurol Neurosurg Psychiatry. 2006;77:868–72. PubMed PMID 16574733.

51  Umemura A, Jaggi JL, Hurtig HI, Siderowf AD, Colcher A, et al. Deep brain stimulation for movement disorders: morbidity and mortality in 109 patients. J Neurosurg. 2003;98:779–84. PubMed PMID 12691402.

52  Lyons KE, Wilkinson SB, Overman J, Pahwa R. Surgical and hardware related complications of subthalamic stimulation: a series of 160 proecdures. Neurology. 2004;63:612–6. PubMed PMID 15326230.

53  Seijo FJ, Alvarez-Vega MA, Gutierrez JC, Fdez-Glez F, Lozano B. Complications in subthalamic nucleus stimulation surgery for treatment of Parkinson's disease. Review of 272 procedures. Acta Neurochir. 2007;149:867–75. PubMed PMID 17690838.

54  Osborn IP, Kurtis SD, Alterman RL. Functional neurosurgery: anesthetic considerations. Int Anesthesiol Clin. 2015;53(1):39–52. PubMed PMID 25551741.

# Organisatie van zorg rondom diepe hersenstimulatie

*Rianne Esselink, Mark Kuijf, Wim Lelieveld en Mayke Oosterloo*

**Samenvatting**

De zorg die een diepe hersenstimulatie ('deep brain stimulation', DBS)-team levert bestaat uit de preoperatieve screening, de operatie en de begeleiding in de postoperatieve fase. Als er na een eerste bezoek aan de medisch specialist een indicatie lijkt te bestaan voor DBS, vindt voorlichting plaats over DBS en alternatieve behandelingen. De preoperatieve screening vindt veelal plaats gedurende een korte klinische opname. Doel is de indicaties en de risico's van complicaties in kaart te brengen. Na de preoperatieve screening vindt multidisciplinair overleg plaats. Het team besluit op een gestructureerde manier over de geschiktheid van de patiënt voor DBS. Na de operatie en een initieel intensieve periode van programmeren zal de patiënt verder laagfrequent onder controle blijven in het DBS expertisecentrum. Er dient ook aandacht te zijn voor de impact van de ingreep op het psychosociale en maatschappelijke vlak voor zowel de patiënt zelf als de eventuele partner en het gezin.

© Bohn Stafleu van Loghum, onderdeel van Springer Media BV 2016
Y. Temel, A.F.G. Leentjens, R.M.A. de Bie (Red.), *Handboek diepe hersenstimulatie bij neurologische en psychiatrische aandoeningen*, DOI 10.1007/978-90-368-0959-7_7

## Inleiding

In dit hoofdstuk worden de pre- en postoperatieve zorg rondom diepe hersenstimulatie ('deep brain stimulation', DBS) voor neurologische en psychiatrische aandoeningen in algemene termen besproken. In de volgende hoofdstukken wordt per indicatie dieper ingegaan op de specifieke pre- en postoperatieve zorg voor de verschillende indicaties en doelgebieden. Als bij patiënten met een neurologische of psychiatrische aandoening DBS wordt overwogen, betekent dit per definitie dat het patiënten betreft met een complexe vorm van de betreffende ziekte. Als DBS een potentieel volgende stap in de behandeling is, dienen patiënten daarvoor te worden verwezen naar een DBS-expertisecentrum voor deze aandoening. In het DBS-expertisecentrum is een goed georganiseerd multidisciplinair behandelteam noodzakelijk. Het multidisciplinaire team bestaat uit ten minste de volgende zorgverleners: neuroloog, psychiater, neurochirurg en psycholoog. In veel centra wordt de directe begeleiding van de patiënt door een casemanager verricht. Dit is vaak een getrainde verpleegkundige of een verpleegkundig specialist. Op indicatie kunnen paramedici of andere zorgverleners betrokken worden. In de perioperatieve fase is de neurochirurg de hoofdbehandelaar en is de neuroloog of psychiater in medebehandeling. Buiten de direct perioperatieve fase is de neuroloog of psychiater de hoofdbehandelaar. Achtereenvolgens zullen in dit hoofdstuk de volgende onderwerpen worden besproken: 1) patiëntenselectie en voorlichting; 2) preoperatieve screening; 3) multidisciplinaire bespreking en besluitvorming; 4) operatie; 5) postoperatieve fase; 6) en organisatie van het multidisciplinaire team.

## Patiëntenselectie en voorlichting

Patiëntenselectie is een cruciale factor voor optimaal effect van DBS [1, 2]. In meer dan 30 % van de gevallen waarin DBS voor de ziekte van Parkinson (ZvP) faalt, is dit te wijten aan inadequate patiëntselectie [1]. Allereerst dient te worden voldaan aan algemene en ziektespecifieke indicatiecriteria en dienen er geen contra-indicaties te zijn. De indicaties en contra-indicaties staan in ◻tab. 7.1.

Als de patiënt na een eerste bezoek aan de medisch specialist lijkt te voldoen aan de indicaties en er op dat moment geen harde contra-indicaties aanwezig zijn, vindt voorlichting plaats over DBS en alternatieve behandelingen. Deze voorlichting wordt vaak deels door de neuroloog/psychiater gedaan en deels door de casemanager.

Tijdens de *voorlichting* worden de volgende items besproken:

- indicaties en contra-indicaties ten aanzien van de ingreep;
- te verwachten effecten op kortere en lange termijn;
- de verschijnselen waarop DBS geen of slechts gedeeltelijk effect heeft;
- de meest voorkomende bijwerkingen en ernstige bijwerkingen van de ingreep;
- uitleg over screening en besluitvorming;
- uitleg over de operatie zelf;
- postoperatieve periode, waarin in een tijdsbestek van weken tot maanden de optimale instelling wordt gevonden;
- verwachtingen ten aanzien van eventuele medicatiereductie;
- periode van rijontzegging na de operatie;
- uitleg over leefregels met DBS;
- gemiddelde termijn waarop batterijvervanging nodig is; en
- het belang van reële verwachtingen.

Zowel patiënt als mantelzorger(s) dienen reële verwachtingen te hebben ten aanzien van de resultaten van de operatie. DBS wordt vaak als een 'last resort' -therapie gezien, waarvan de verwachtingen meestal hoog zijn. De verwachtingen ten aanzien van het effect van de ingreep zijn relevant voor de uiteindelijke uitkomst en voor de patiënttevredenheid [2]. Er dient getoetst te worden of de mondelinge uitleg begrepen is. Daarnaast worden de volgende punten besproken:

- Door DBS worden de verschijnselen van de ziekte behandeld, maar de ziekte zelf geneest niet en volgt zijn natuurlijk beloop. Voor een aantal indicaties kan dat betekenen dat er in de jaren na de operatie nieuwe verschijnselen kunnen ontstaan waarop DBS geen effect heeft.
- De patiënt en mantelzorger(s) dienen goed te beseffen dat na de operatie nog een periode van weken tot maanden volgt waarin de DBS wordt ingesteld. Het definitieve effect van DBS kan dus weken tot maanden op zich laten wachten.
- De impact van potentiële verandering van cognitie, stemming en/of gedrag met DBS op de patiënt zelf, zijn omgeving en zijn sociale en maatschappelijke context. Zie voor meer gedetailleerde beschrijving van deze veranderingen ▶H. 8 van dit boek.
- De impact van een enorme verbetering op de patiënt en zijn omgeving. Vaak moet een nieuwe balans gevonden worden op fysiek, sociaal en maatschappelijk terrein.
- Tot slot verdient het aanbeveling de verwachtingen van de patiënt en zijn/haar omgeving te toetsten.

Na afloop van de voorlichting krijgt de patiënt schriftelijke en/of digitale informatie mee. Er wordt op dat moment direct getoetst of patiënt en mantelzorger de informatie goed begrepen hebben en of de verwachtingen ten aanzien van de ingreep reëel zijn.

Indien zowel patiënt als geconsulteerd medisch specialist in deze fase geen grote belemmeringen zien voor DBS en de patiënt openstaat voor vervolgstappen in het traject, kan een preoperatieve screening plaatsvinden.

## Preoperatieve screening

De preoperatieve screening vindt veelal plaats gedurende een korte klinische opname (2 à 3 dagen). Doel is de indicaties en de risico's op complicaties in kaart te brengen. Daarnaast wordt nogmaals aandacht besteed aan heldere en volledige voorlichting en het hebben van reële verwachtingen. De volgende disciplines zijn betrokken bij de preoperatieve screening: neuroloog, psychiater (afhankelijk van de indicatie), neurochirurg,

> **◻ Tabel 7.1**    Algemene indicaties en contra-indicaties voor DBS.

**algemene indicaties:**

– de betreffende diagnose moet worden bevestigd

– onvoldoende effect van medicamenteuze en andere niet-operatieve therapieën tot dan toe en redelijkerwijs onvoldoende effect te verwachten van deze strategieën

– contra-indicaties van conservatieve behandelingen of ondraaglijke bijwerkingen van conservatieve behandelingen

**algemene contra-indicaties:**

– dementie

– ernstige psychiatrische diagnoses ten tijde van de operatie of in de voorgeschiedenis (tenzij dit de indicatie is)

– algemene gezondheidstoestand die operatie te risicovol maakt

– voor veel DBS-indicaties is een leeftijd van boven de 70 jaar een relatieve contra-indicatie[a]

– afwijkende bevindingen op MRI-hersenen die het risico van een DBS-operatie vergroten

[a] De achtergrond van de leeftijdsgrens is dat er meer risico van bijwerkingen/neveneffecten van de ingreep is en voor een aantal aandoeningen wordt ook de effectiviteit minder [3].

casemanager, (neuro)psycholoog, anesthesist en op indicatie andere medisch specialisten of paramedici.

De volgende zaken worden in kaart gebracht:

- waar nodig wordt de ernst van de ziekte aanvullend in kaart gebracht. Indien van toepassing op de aandoening wordt dit met en zonder inname van medicatie gedaan;
- MRI-hersenen;
- oriënterend algemeen onderzoek, bloedonderzoek, ECG en op indicatie X-thorax;
- neuropsychologisch onderzoek;
- psychiater of neuropsycholoog brengt op indicatie stemming, gedrag en eventueel de persoonlijkheid in kaart. Een heteroanamnese met de partner/mantelzorger kan deel uitmaken van het neuropsychologisch of psychiatrisch consult;
- preoperatieve beoordeling door een anesthesist.

Omdat hypertensie een ongeveer 10 % verhoogd risico op een hersenbloeding geeft als complicatie van de operatie, is het van belang de bloeddruk te beoordelen [4].

## Multidisciplinaire bespreking en besluitvorming

Na de preoperatieve screening vindt een multidisciplinair overleg plaats. Hierbij zijn bij voorkeur de volgende zorgverleners aanwezig: neuroloog, psychiater, neurochirurg en (neuro)psycholoog. Tijdens het multidisciplinair overleg worden de uitslagen van de screening besproken en wordt de (eventuele) video van het lichamelijk onderzoek van de patiënt bekeken. Het team besluit gezamenlijk op een gestructureerde manier over de geschiktheid van de patiënt voor DBS en het al dan niet aanwezig zijn van een verhoogd risico op bijwerkingen en/of complicaties. Tijdens het overleg wordt ook aandacht besteed aan de inschatting of patiënt en mantelzorger reële verwachtingen hebben van de ingreep. Als het verwachtingspatroon van de

patiënt na goede voorlichting niet overeenkomt met de realiteit, rijst de vraag of een dergelijke operatie wel het te verwachten effect voor de patiënt geeft. Na het multidisciplinair overleg wordt de patiënt geïnformeerd over de beslissing van het team. Vanzelfsprekend kunnen aanvullende vragen worden beantwoord of kan besloten worden tot een vervolgafspraak.

## De operatie

De technische aspecten van de operatie zijn in ▶H. 4 aan de orde gekomen. De operatie wordt uitgevoerd door de neurochirurg. Bij een aantal indicaties vindt het plaatsen van de elektrodes plaats onder lokale anesthesie. Voor de plaatsbepaling van de DBS-elektroden worden elektrische recordings en proefstimulatie gebruikt. Een goede begeleiding van en communicatie met de patiënt tijdens de ingreep moeten geborgd worden om enerzijds efficiënt goede gegevens te verzamelen voor het optimaal plaatsen van de elektrodes en anderzijds zo goed mogelijk comfort te bieden aan de wakkere patiënt op de operatietafel. In samenspraak tussen neurochirurg en neuroloog/neurofysioloog wordt de exacte lokalisatie van de definitieve elektrode bepaald. Na het plaatsen van de elektrodes wordt de neurostimulator meestal in dezelfde sessie geplaatst. Dit gebeurt altijd onder algehele narcose (zie hiervoor ▶H. 6). Indien de hele operatie onder narcose plaatsvindt, zijn de casemanager en neuroloog/psychiater niet aanwezig tijdens de ingreep.

## Postoperatieve fase

De eerste 24 uur na de operatie worden de vitale parameters en de neurologische toestand intensief bewaakt. Men dient waakzaam te zijn op operatiegerelateerde bijwerkingen, zoals een bloeding of een infectie. Na een initieel intensieve periode van programmeren van de DBS blijft de patiënt verder laagfrequent onder controle van de neuroloog of psychiater en de casemanager in het DBS-expertisecentrum. De reguliere controles kunnen dan weer worden overgenomen door de neuroloog dan wel de psychiater en huisarts in de eigen regio van de patiënt. Gemiddeld wordt de neurostimulator één keer in de drie tot vijf jaar vervangen. Dit dient plaats te vinden in een DBS-expertisecentrum. Op indicatie kunnen DBS-parameters en medicatie langere tijd na de operatie worden aangepast. Bij ongewenste effecten moet geëvalueerd worden of het betreffende probleem DBS-gerelateerd is en zo ja, wat de aanpak is. Daarnaast moet voor patiënten altijd laagdrempelig contact mogelijk zijn voor vragen betreffende DBS, leefstijl, eventueel medische behandelingen die kunnen interfereren met het DBS-systeem, etc. Bespreek bij ontslag na de operatie nogmaals de periode van rijontzegging.

## Programmeren van DBS

Het instellen van de stimulatieparameters duurt weken tot maanden. Hiermee wordt vaak twee tot vier weken na de operatie begonnen, omdat de ziekteverschijnselen in de dagen na de operatie nog verminderd zijn ten gevolge van het laesie-effect door de operatie zelf. Het instellen gebeurt meestal door een casemanager onder supervisie van een gespecialiseerde neuroloog of psychiater. Instellen begint met een contactpuntevaluatie. Per contactpunt wordt met een vaste waarde voor pulsduur en pulsfrequentie en opklimmend voltage onderzocht wat de drempels zijn voor effect en bijwerkingen. Aan de hand hiervan wordt het optimale contactpunt (lage drempel voor effect en hoge drempel voor bijwerkingen) gekozen voor continue stimulatie. Bij dystonie, epilepsie en psychiatrische indicaties wordt vooral gekeken naar drempels voor bijwerkingen, daar het gewenste effect niet direct objectiveerbaar is. De spanning of stroom wordt afhankelijk van doelgebied en indicatie in de loop van de tijd geleidelijk opgevoerd (zoals bij de ZvP) of wordt gedurende een bepaalde periode op een vaste instelling gezet om vervolgens over een bepaalde periode het effect te kunnen beoordelen (epilepsie, dystonie). Eventueel kan de medicatie naargelang de indicatie geleidelijk worden verlaagd, afhankelijk van het effect van de DBS.

## Onvoldoende effect of afname van effect

Er is een aantal mogelijkheden die nagelopen kunnen worden als er onvoldoende effect of afname van effect is:
- testen of de hardware intact is;
- nagaan of de instelling optimaal is;
- nagaan of de indicatie voor operatie juist was;
- nagaan of de elektrode zich (nog) op de gewenste positie bevindt.

Bij neurodegeneratieve aandoeningen kan ook ziekteprogressie de oorzaak zijn van klinische verslechtering.

## Controleren van hardware

Allereerst wordt gekeken of de batterij nog voldoende capaciteit heeft. Als de batterij (vrijwel) leeg is, dient deze te worden vervangen. De impedantie in het stimulatiesysteem wordt gemeten. Als deze boven een bepaalde grenswaarde komt, is het waarschijnlijk dat er een breuk in de elektrode of verlengkabel zit of dat sprake is van een disconnectie ergens in het systeem. Vaak wordt dit zichtbaar op een conventionele röntgenopname van hoofd, hals, thorax en als de batterij in de buik geplaatst is van het abdomen. Als de oorzaak hierop zichtbaar is, dient dit onderdeel of de disconnectie hersteld te worden. Soms is de verhoogde impedantie maar op één contactpunt aanwezig, dan kan gekeken worden of wellicht een ander contactpunt voldoende klinisch effect geeft. Als de opnames geen verklaring laten zien, kan contact worden opgenomen met de fabrikant. Hardwaregerelateerde problemen komen voor in circa 9 % van de gevallen [5]. Om te evalueren of de elektrode (nog) op de oorspronkelijk bedoelde positie ligt, kan een nieuwe MRI (met speciale head coil) of een CT-hersenen gemaakt worden en vervolgens gefuseerd worden met de preoperatieve plannings MRI/CT. Indien de elektrode niet op de juiste plek ligt, kan deze herplaatst worden. Misplaatsing of verplaatsing van de elektrode komt voor in ongeveer 2 % van de operaties [5].

## Bijwerkingen en complicaties

Infecties komen voor bij circa 5 % van de patiënten die een DBS-operatie hebben ondergaan of neurostimulatorvervanging krijgen. Bij verdenking op een infectie of problemen met de wondgenezing van het DBS-systeem dient de patiënt contact op te nemen met het DBS-centrum en op korte termijn beoordeeld te worden door de neurochirurg. Een infectie kan zich uiten als roodheid, zwelling en/of huiderosie rond pacemaker, verlengkabel of elektrode. Er is meestal geen temperatuursverhoging. Bij een infectie zijn er meestal twee behandelmogelijkheden. De eerste is langdurig behandelen met antibiotica, door middel van een tablet of infuus, afhankelijk van de verwekker. Gemiddeld dient er zes tot twaalf weken behandeld te worden. Hiermee kan een deel van de infecties opgelost worden. Het alternatief is het direct verwijderen van de geïnfecteerde hardware, en vervolgens een periode voor wondgenezing en antibiotische behandeling inlassen. Het nadeel hiervan is dat de patiënt geen DBS heeft, totdat de nieuwe hardware geïmplanteerd wordt. Deze periode kan vier tot zes weken bedragen [5, 6].

Als een bijwerking mogelijk stimulatiegeïnduceerd is, wordt onderzocht of de bijwerking verdwijnt als de stimulatie wordt uitgeschakeld en weer verschijnt als de stimulatie wordt ingeschakeld. Als dit het geval is, kan een andere instelling worden gekozen. Als dit niet lukt, kan geëvalueerd worden of de elektrode (nog) op de juiste positie ligt. Zo nodig kan worden verwezen naar paramedische zorg. Indien de bijwerking problemen met cognitie, stemming of gedrag betreft, dient daarnaast te worden overwogen een psycholoog, psychiater en/of maatschappelijk werker te consulteren.

## Restricties en leefregels

De patiënt dient voor de ingreep en ook achteraf geïnformeerd te worden over de volgende restricties en leefregels bij een geïmplanteerd DBS-systeem. Als deze restricties niet nageleefd worden, kan schade aan het DBS-systeem en/of de hersenen ontstaan.

- De patiënt dient altijd te melden aan artsen, fysiotherapeut, tandarts en andere zorgverleners dat een DBS-systeem geïmplanteerd is.
- Het maken van een MRI-scan is niet altijd meer mogelijk. Hierbij bestaat een risico op: verhitting van de elektrodetip; verhitting ter hoogte van een kabelbreuk en/of disconnectie; verplaatsing van de hardware; en herprogrammering van de batterij. Slechts onder speciale voorwaarden kan een MRI gemaakt worden. Dit kan alleen in overleg met de behandelend neuroloog/neurochirurg en radioloog uit het DBS-centrum. Vooraf dienen de instellingen gedocumenteerd te worden, de impedantie moet binnen de grenswaardes vallen, de batterij moet worden uitgeschakeld en ingesteld op 0 V in bipolaire instelling. Bij verhoogde impedantie kan de MRI niet plaatsvinden, daar dit waarschijnlijk berust op kabelbreuk of een losse connectie [7, 8].
- Warmteapplicatie bij fysiotherapeutische behandelingen, korte-golftherapie en behandeling met een niersteenvergruizer zijn niet meer mogelijk, vanwege het risico op verhitting en schade aan weefsel ter plaatse van het geïmplanteerde materiaal.
- Bij een eventuele ingreep moet gebruikgemaakt worden van bipolaire coagulatie (absoluut geen monopolaire coagulatie of diathermie, vanwege het risico op het ontstaan van een stroomcircuit in het DBS-systeem met potentieel gevolg van verhitting en schade aan weefsel ter plaatse van het geïmplanteerde materiaal).
- De DBS dient altijd te worden uitgezet voor een operatieve ingreep [9].
- Bij het maken van een ECG kan de stimulator kortdurend worden uitgezet met het patiënt programmeerapparaat, zodat de uitslag van dit ECG niet wordt verstoord door het DBS-systeem [10].
- De patiënt dient een DBS-identificatiekaart bij zich te dragen, waarop staat dat bij hem/haar een DBS-systeem is geïmplanteerd en dat desgewenst contact kan worden opgenomen met het DBS-expertisecentrum.
- Screening door een metaaldetector, bijvoorbeeld op luchthavens, dient bij voorkeur vermeden te worden. De patiënt kan zijn DBS-identificatiekaart laten zien samen met een Engelstalige verklaring over het DBS-systeem en het niet mogen passeren van dergelijke poortjes.
- Hoewel de kans klein is, zou de neurostimulator kunnen uitgaan onder invloed van een sterk magnetisch veld zoals bij elektriciteitscentrales en radiozendinstallaties.
- Activiteiten en sporten waarbij het DBS-systeem kan beschadigen dienen te worden vermeden (bijvoorbeeld vechtsporten, bungyjumpen en parachuutspringen).

Het verdient aanbeveling deze restricties en leefregels ook schriftelijk aan de patiënt mee te geven.

## Begeleiding op psychosociaal en maatschappelijk vlak

Naast aandacht voor de directe effecten en bijwerkingen van de ingreep en het optimaal instellen van DBS en medicatie dient er aandacht te zijn voor de impact van de ingreep op het psychosociale en maatschappelijke vlak voor zowel de patiënt zelf als voor de eventuele partner en het gezin. Zowel wanneer de operatie zeer goed geslaagd is, als wanneer er bijwerkingen zijn opgetreden, moet de patiënt ervaren wat de mogelijkheden en onmogelijkheden van de nieuwe situatie zijn. Vaak heeft dit ook invloed op het leven van de eventuele partner en andere gezinsleden. Daarnaast kan dit invloed hebben op de mogelijkheden ten aanzien van werk en vrijetijdsbesteding. Derhalve dient in het postoperatieve traject ook hiervoor aandacht te zijn en zo nodig hulp van andere zorgverleners te worden ingeschakeld. Te denken valt aan paramedici, psycholoog, psychiater, maatschappelijk werk, bedrijfsarts, revalidatiearts of specialist ouderengeneeskunde.

## Patiëntinformatie

Het verdient aanbeveling de patiënt na de operatie een aantal zaken schriftelijk mee te geven en deze ook mondeling toe te lichten:

- Een DBS-identificatiekaart, waarop vermeld staat dat er een DBS-systeem in de hersenen geïmplanteerd is, personalia van de patiënt en contactgegevens van het DBS-centrum.
- Een brief waarin vermeld staat welke behandelingen de patiënt niet meer kan ondergaan, of alleen met bepaalde voorzorgsmaatregelen en welke apparaten hinderlijke storing kunnen geven (zie eerder bij restricties en leefregels).
- Een patiënteninformatiefolder met daarin de telefoonnummers en e-mailadressen, waarmee in geval van problemen contact kan worden opgenomen, zowel tijdens als buiten kantooruren.
- Een informatiefolder met uitleg over het bedienen van de 'patient programmer' (het patiënt programmeerapparaat).
- Periode van rijontzegging.
- Hoe te handelen na overlijden: in geval van crematie dient de neurostimulator te worden verwijderd. In geval van begraven is verwijderen van de neurostimulator wel mogelijk, maar niet noodzakelijk. Nabestaanden dienen steeds toestemming te verlenen voor het uitnemen van de neurostimulator.

## Chronische zorg voor patiënten met DBS

De chronische zorg voor de patiënt kan vaak weer worden overgenomen door de neuroloog/psychiater in de eigen regio. De batterijvervanging dient steeds te gebeuren in een van de in DBS gespecialiseerde centra. De planning en logistiek rond batterijvervanging dienen goed te zijn geregeld. Ook moet het DBS-centrum bereikbaar blijven voor vragen en problemen rond het DBS-systeem. Als de indicatie voor de operatie een progressieve aandoening betreft, kunnen ziekteverschijnselen optreden waarop de DBS geen effect heeft. Dit dient steeds helder met patiënt en mantelzorger te worden besproken.

## Organisatie van het multidisciplinaire team

Binnen het multidisciplinair team in de DBS-expertisecentra dienen de teamleden over expertise op DBS-gebied te beschikken en onderling goed samen te werken. De taken van alle teamleden dienen duidelijk te zijn voor de patiënt, de mantelzorger en alle teamleden. Per betrokken discipline dienen in ieder centrum bij voorkeur twee personen met expertise op het gebied van DBS aanwezig te zijn, zodat deze elkaar kunnen vervangen bij afwezigheid. Er dient een goede ketenlogistiek te zijn voor acute problemen rond DBS, zoals batterijvervanging, infectie of plots ontstane hinderlijke bijwerkingen. Naast de contactmomenten met patiënten dienen de planning en logistiek goed georganiseerd en voor alle teamleden duidelijk te zijn. Het verdient aanbeveling een werkwijzedocument te maken, waarin ieders taken en verantwoordelijkheden beschreven staan ten aanzien van patiëntencontacten, logistiek en planning. Daarnaast wordt aanbevolen een richtlijn op te stellen voor de indicatiestelling. Er dient aandacht te zijn voor scholing en bijscholing van de teamleden. Het verdient aanbeveling de operatieresultaten van iedere patiënt binnen het team te evalueren. Bij tegenvallend effect of bijwerkingen dient te worden nagegaan wat hiervan de oorzaak is. Waar nodig, dienen beleid en werkwijzen te worden aangepast op basis van deze evaluaties of op basis van nieuw wetenschappelijk onderzoek. Hierdoor wordt een optimale kwaliteit van zorg geborgd voor patiënten met een ziekte in een complexe fase. Tot slot is een goede medisch inhoudelijke en logistieke samenwerking met de verwijzende neurologen en psychiaters relevant voor zowel het initiëren van het DBS-traject als voor de follow-up op de lange termijn.

## De DBS-verpleegkundige

De functie van parkinsonverpleegkundige bestaat in Nederland sinds 1996. Er zijn in Nederland ongeveer 100 parkinsonverpleegkundigen, van hen zijn er twaalf betrokken bij DBS-zorg in de zes DBS-centra in Nederland. De DBS-verpleegkundige heeft een coördinerende taak en is voor de patiënt en zijn naasten een deskundig begeleider en eerste aanspreekpunt bij problemen of vragen. De DBS-verpleegkundigen hebben kennis van de ZvP en de behandeling. Er bestaat geen geregistreerde opleiding voor DBS-verpleegkundige. Omdat patiënten met de ZvP verreweg de grootste groep vormen, hebben de DBS-verpleegkundigen wel de geregistreerde opleiding parkinsonverpleegkundige doorlopen. Inmiddels hebben enkele verpleegkundigen ook de opleiding tot verpleegkundig specialist of physician assistant afgerond.

## Conclusie

DBS is een complexe behandeling die plaatsvindt in DBS-expertisecentra en bij de uitvoering waarvan verschillende vaste professionals betrokken zijn. In deze centra dient een op dit gebied goed geschoold en goed georganiseerd multidisciplinair team werkzaam te zijn. Voor het goed functioneren van een dergelijk team zijn een duidelijke rolverdeling, vaste overlegmomenten, transparante procedures, en een goede sfeer essentieel. Dit team draagt preoperatief zorg voor de indicatiestelling voor en voorlichting van de patiënt en zijn naasten, zodat de verwachtingen ten aanzien van de operatie reëel zijn. In het postoperatieve traject draagt dit team zorg voor zowel medische, paramedische, als psychosociale begeleiding en kan het adequaat inspelen op eventuele complicaties of neveneffecten van de ingreep. Tussen de DBS-centra en de verwijzende specialisten dienen idealiter goede samenwerkingsafspraken te bestaan.

## Literatuur

1  Okun MS, Tagliati M, Pourfar M, et al. Management of referred deep brain stimulation failures: a retrospective analysis from 2 movement disorders centers. Arch Neurol. 2005;62:1250–5.

2  Machado AG, Deogaonkar M, Cooper S. Deep brain stimulation for movement disorders: patient selection and technical options. Clev Clin J Med. 2012;79(Suppl 2):S19–24.

3  Russmann H, Ghika J, Velemure JG, et al. Subthalamic nucleus deep brain stimulation in Parkinson's disease patients over age 70 years. Neurology. 2004;63:1952–4.

4  Corgulho A, Salles AA de, Frighetto L, Behnke E. Incidence of hemorrhage associated with electrophysiological studies performed using macroelectrodes and microelectrodes in functional neurosurgery. J Neurosurg. 2005;102:888–96.

5  Baizabal Carvallo JF. Mostile G, Almaguer M, Davidson A, Simpson R, Jankovic J. Deep brain stimulation hardware complications in patients with movement disorders: risk factors and clinical correlations. Stereotact Funct Neurosurg. 2012;90:300–6.

6  Fenoy AJ, Simpson RK. Management of device-related wound complications in deep brain stimulation surgery. J Neurosurg. 2012;116:1324–32.

7  Sharan A, Rezai AR, Nyenhuis JA, et al. MR safety in patients with implanted deep brain stimulation systems (DBS). Acta Neurochir Suppl. 2003;87:141–5.

8  Zrinzo L, Yoshida F, Hariz MI, et al. Clinical safety of brain magnetic resonance imaging with implanted deep brain stimulation hardware: large case series and review of the literature. World Neurosurg. 2011;76:164–72.

9  Nutt JG, Anderson VC, Peacock JH, Hammerstad JP, Burchiel KJ. DBS and diathermy interaction induces severe CNS damage. Neurology. 2001;22(56):1384–6.

10  Constantoyannis C, Heilbron B, Honey CR. Electrocardiogram artifacts caused by deep brain stimulation. Can J Neurol Sci. 2004;31:343–6.

# Psychologische aspecten van DBS

*Annelien Duits en Harriët Smeding*

**Samenvatting**

Diepe hersenstimulatie ('deep brain stimulation', DBS) bij bewegingsstoornissen en psychiatrische aandoeningen kan bij een deel van de patiënten gepaard gaan met veranderingen in de cognitie, de stemming en het gedrag. Deze veranderingen worden door meerdere factoren bepaald, waaronder de persoonlijkheid van de patiënt. Vooralsnog is er geen wetenschappelijke onderbouwing voor een bepaald risicoprofiel. Om het succes van DBS te optimaliseren, is het nodig bij de individuele patiënt de oorzaak van de veranderingen te achterhalen en aan de hand hiervan de behandeling aan te passen. Ook is het belangrijk aandacht te hebben voor het aanpassingsproces dat patiënten na hun operatie doormaken en de veranderingen in rolpatronen binnen het systeem van de patiënt. Ten slotte is het van belang vóór de operatie de verwachte verbetering en de risico's op bijwerkingen goed in kaart te brengen en deze samen met de patiënt af te wegen, opdat teleurstellingen na de operatie voorkomen kunnen worden. Een goede pre- en postoperatieve inventarisatie van de cognitie, stemming en het gedrag, en preoperatief ook van de persoonlijkheid, is een taak voor de klinisch neuropsycholoog en een voorwaarde voor zorg op maat.

© Bohn Stafleu van Loghum, onderdeel van Springer Media BV 2016
Y. Temel, A.F.G. Leentjens, R.M.A. de Bie (Red.), *Handboek diepe hersenstimulatie bij neurologische en psychiatrische aandoeningen*, DOI 10.1007/978-90-368-0959-7_8

## Inleiding

Diepe hersenstimulatie ('deep brain stimulation', DBS) wordt steeds frequenter toegepast bij neurologische en psychiatrische aandoeningen, maar is net als andere behandelingen niet zonder risico. Behalve operatiegerelateerde complicaties, als bloedingen en infecties, zijn er diverse andere bijwerkingen gerapporteerd, waaronder cognitieve stoornissen en veranderingen in stemming en gedrag [1]. Ondanks soms spectaculaire verbetering van de motorische functies (in het geval van bewegingsstoornissen) hebben deze bijwerkingen soms grote invloed op de kwaliteit van leven. Voor de meeste psychiatrische indicaties bevindt DBS zich nog in het experimentele stadium, en worden wisselende effecten in kleine populaties beschreven. In vergelijking met bewegingsstoornissen is er minder bekend over de cognitieve gevolgen en zijn er in de uitgangssituatie al psychiatrische symptomen en vaak ook comorbide psychologische problemen [2].

Veranderingen in cognitie, stemming en gedrag na een operatie voor DBS kunnen te maken hebben met de operatieve procedure zelf, de stimulatie, de medicatie en veranderingen hierin na de operatie, de progressie van de te behandelen ziekte, maar ook met de situatie van vóór de operatie en ten slotte ook met het effect van de operatie als 'life event' op het leven van de patiënt en zijn systeem. Gegeven deze verschillende factoren kunnen de veranderingen eerder of later in het postoperatieve beloop optreden.

De operatieve procedure is ingrijpend, vooral omdat patiënten doorgaans wakker blijven tijdens de operatie en alles bewust meemaken. Daarnaast moeten ze leren omgaan met een geïmplanteerd systeem, waarover ze minder controle hebben dan bijvoorbeeld over medicatie (zie ►H. 9). Verder moeten ze leren omgaan met veranderingen, zowel met positieve effecten van de DBS als eventuele bijwerkingen, en dit alles in relatie tot de partner en het systeem met zijn verwachtingen, patronen en behoeften. Veranderingen in het zelfbeeld en het bijstellen van de persoonlijke identiteit worden in ►H. 9 beschreven. In dit hoofdstuk wordt ingegaan op de gevolgen van DBS voor cognitie, stemming en gedrag en op hoe DBS het leven van patiënten en hun systeem kan beïnvloeden. In de literatuur wordt vaak gesproken van veranderingen in de persoonlijkheid, maar dit zijn in feite de veranderingen in het gedrag, al dan niet samen met veranderingen in stemming en cognitie. De (preoperatieve) persoonlijkheid kan anderzijds wel invloed hebben op deze veranderingen en staat als zodanig wel op zichzelf. De meeste DBS-gerelateerde studies en ervaringen zijn afkomstig van patiënten met de ziekte van Parkinson (ZvP) die behandeld werden met DBS van de nucleus subthalamicus ('subthalamic nucleus', STN). In dit hoofdstuk ligt de nadruk dan ook op deze groep patiënten.

## Cognitieve prestaties

DBS van de STN bij patiënten met de ZvP wordt geassocieerd met een achteruitgang in het cognitieve functioneren. De beschreven cognitieve gevolgen betreffen naast een afgenomen geheugen vooral het domein van de executieve functies. Hierbij wordt consistent een achteruitgang in woordvloeiendheid (woordvlotheid, 'fluency') gevonden, voor zowel semantische als fonologische categorieën [3, 4]. Op testniveau gaat het om een achteruitgang bij het onder tijdsdruk genereren van woorddreeksen binnen specifieke categorieën. In het dagelijks leven merkt de patiënt vooral dat hij minder goed op woorden kan komen en moeite heeft om op het juiste moment in het gesprek zijn boodschap te formuleren. De gevonden postoperatieve achteruitgang kan worden veroorzaakt door een woordvindingsstoornis, maar kan ook samenhangen met algehele mentale traagheid, het minder goed kunnen switchen tussen subcategorieën en het moeilijk op gang kunnen komen [5]. Bij patiënten met de ZvP weten we dat ook andere factoren de prestatie in fluency kunnen beïnvloeden zoals een langere ziekteduur, hogere leeftijd, lager opleidingsniveau, rechtszijdige aanvang van symptomen (d.w.z. pathologie in de linkerhemisfeer) en een depressief toestandsbeeld. Daarnaast wordt een verband verondersteld met responsselectie en -inhibitie van concurrerende alternatieven [5] gerelateerd aan de functie van de STN [6]. Dit laatste komt overeen met de afgenomen postoperatieve prestaties op bijvoorbeeld de Stroop Kleur-Woord Test, waarbij een automatische (lees)respons moet worden onderdrukt.

Er zijn vier mogelijke oorzaken geformuleerd die het negatieve effect van DBS op de executieve functies op de *korte termijn* kunnen verklaren [3]. De eerste refereert aan een door de operatie versnelde progressie van de ZvP met ook versnelde progressie van cognitieve symptomen. Een tweede hypothese refereert aan de reductie van antiparkinsonmedicatie, die ook gepaard kan gaan met kenmerken van initiatiefverlies (apathie). Een derde mogelijke verklaring is een al dan niet tijdelijk laesie-effect door beschadigingen in het elektrodetraject als gevolg van de operatieve ingreep. Recent is een relatie gevonden tussen elektroden die door de nucleus caudatus lopen en een achteruitgang in het cognitieve functioneren, en met name het werkgeheugen [7]. Een laatste mogelijke verklaring is een stimulatiegerelateerd effect. Hierbij moet gedacht worden aan suboptimale plaatsing van de elektrode en/of suboptimale stimulatieparameters met spreiding van de stroom naar het cognitieve circuit, waardoor er meer invloed is op de dorsolaterale prefrontale cortex, die betrokken is bij de hogere corticale functies en met name de executieve functies.

Indien cognitieve stoornissen pas jaren na de operatie ontstaan, zijn ze waarschijnlijk het gevolg van het voortschrijden van de ZvP [8]. Hogere leeftijd, een hogere preoperatieve dosis antiparkinsonmedicatie, en axiale symptomen geven een 23 % verhoogd risico op achteruitgang van de executieve functies na een DBS-operatie [3]. Ook in het predictiemodel beschreven door Smeding et al. blijken hogere leeftijd, een lage levodoparespons en lage preoperatieve aandachtsscores voorspellend te zijn voor cognitieve achteruitgang één jaar na operatie (zie ◘fig. 8.1) [4].

De eerdere veronderstelling dat STN DBS tot meer cognitieve bijwerkingen zou leiden dan DBS van de globus pallidus internus (GPi) is inmiddels achterhaald [9, 10]. Cognitieve veranderingen hebben zowel bij DBS van de STN als van de GPi een negatieve invloed op de kwaliteit van leven na de

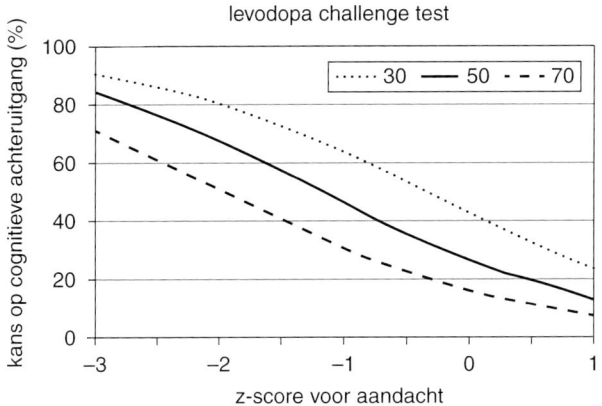

levodopa challenge test

**☐ Figuur 8.1** De kans op cognitieve achteruitgang binnen één jaar na STN DBS op grond van de preoperatieve reactie op een levodopa challenge test (respectievelijk 30 %, 50 % en 70 % verbetering op de motorische sectie van de Unified Parkinson's Disease Rating Scale tussen 'off' en 'on' fase). Aandacht is weergegeven als gemiddelde z-score van deel B van de Trail Making test en interferentieconditie van de Stroop Kleur-Woord test, gecorrigeerd voor leeftijd en opleidingsniveau. Cognitieve achteruitgang werd vastgesteld met neuropsychologisch onderzoek (naar Smeding et al. 2011 [4]).

operatie, ondanks verbetering van de motoriek [10]. Voorals- nog wordt DBS bij de ZvP echter niet als een cognitief risico beschouwd. Onderzoek dat specifiek gericht is op functionele uitkomsten zou deze veronderstelling kunnen nuanceren. Een preoperatief vastgestelde dementie is wel een contra-indicatie voor DBS [11]. Hier weegt het risico van verdere cognitieve achteruitgang niet op tegen de motorische winst. Patiënten met dementie zijn bovendien in een verder gevorderd stadium van de ZvP dan patiënten zonder dementie en hebben een gro- tere kans op 'late-fase'-symptomen, zoals balansstoornissen en spraakstoornissen, die niet reageren op DBS.

Ook voor de overige DBS-indicaties, waaronder essentiële tremor (ET) en dystonie, wordt verondersteld dat DBS cogni- tief veilig is, ondanks het feit dat er nog maar weinig onderzoek is verricht [12, 13]. Ook voor patiënten met epilepsie zijn geen nadelige gevolgen van DBS beschreven op gedrag en cognitie [14]. Evenmin zijn er aanwijzingen voor een cognitieve achter- uitgang bij patiënten met DBS voor psychiatrische aandoenin- gen [2]. De meeste onderzoeken zijn echter gebaseerd op kleine groepen met dientengevolge een grotere kans op fout-negatieve resultaten [15]. Op individueel niveau zijn namelijk wel lagere prestaties op executieve functietesten beschreven, zoals op de ver- bale fluency en responsinhibitie bij patiënten met het syndroom van Gilles de la Tourette ('Gilles de la Tourette Syndrome', GTS) bij thalamische stimulatie, en geheugenklachten en woordvin- dingsproblemen bij patiënten met nucleus accumbens (NAc) DBS bij obsessieve compulsieve stoornis (OCS)[16, 17].

## Stemming en gedrag

### Hypomanie

In het geval van STN DBS voor de ZvP worden kort na de operatie vaak euforie met hyperactiviteit en meer onderne- mingslust beschreven. Deze reactie schreven patiënten en hun

omgeving initieel vaak toe aan het succes van de operatie en aan de opluchting dat de ingreep achter de rug is. Deze euforie neemt na een aantal weken meestal spontaan af, mede omdat het laesie-effect van de operatie en het langetermijneffect van de inmiddels afgebouwde dopaminerge medicatie verdwe- nen zijn [18]. Acute euforie, (hypo)manie of ontremming zijn veelal stimulatiegebonden en nemen pas af na het aanpassen van de stimulatieparameters. Cognitieve en emotionele veran- deringen kunnen optreden als de elektrode is geplaatst in of nabij de meer associatieve of limbische subregio van de STN, of door spreiding van de stroom naar nabijgelegen structuren. Het kiezen voor een ander, doorgaans meer dorsaal, contact- punt van elektroden kan het gedrag en/of de stemming dan normaliseren.

## Impulscontrolestoornissen

Ook bij patiënten met OCS worden (hypo)manie en ontrem- ming gerapporteerd bij zowel STN DBS als NA DBS [17, 19]. Het gaat in alle gevallen om gedrag met een afgenomen inhi- berende controle oftewel toegenomen impulsiviteit met in een enkel geval (hypo)manie en in extreme gevallen impulscontro- lestoornissen ('impulse control disorders', ICD's). Impulsiviteit is een persoonlijkheidseigenschap in het normale functioneren, maar kan net als compulsief gedrag een symptoom zijn van psychiatrische aandoeningen zoals depressie of dwang- en drangstoornissen. Bij impulsiviteit gaat het om gedrag met een verminderde inhiberende controle, zoals een verminderde rem op eten en kopen. Ook kunnen er problemen zijn met het uitstellen van een beloning, zoals het onvermogen om te kie- zen voor een relatief grote beloning op de langere termijn bij gelijktijdig aanbod van een kleinere direct beschikbare belo- ning. Compulsiviteit refereert aan het repetitief uitvoeren van doelbewuste gedragingen, vaak op een stereotiepe wijze. Een compulsie wordt meestal voorafgegaan door het gevoel dat de handeling *moet* worden uitgevoerd en kan een reactie zijn op een dwanggedachte (obsessie). Zowel impulsiviteit als compul- siviteit berust op stoornissen in de impulscontrole. ICD's wor- den gekenmerkt door het niet kunnen weerstaan van een actie op basis van een impuls, behoefte of verleiding die schadelijk is voor de persoon en anderen. ICD's zijn feitelijk gedrags- verslavingen en betreffen pathologisch gokken, dwangmatig koopgedrag, dwangmatig eten en dwangmatig seksueel gedrag (hyperseksualiteit). Ook bij parkinsonpatiënten die niet met DBS behandeld worden komen ICD's voor, net als bij patiën- ten die dopamineagonisten gebruiken, namelijk bij 17,1 % van de patiënten die dopamineagonisten gebruiken versus 6,9 % van de patiënten die andere dopaminerge medicatie krijgen [20]. Dit impulsief en compulsief gedrag wordt niet altijd her- kend, zeker niet wanneer het geleidelijk optreedt. De gevolgen kunnen desastreus zijn, zowel in relationeel, sociaal als finan- cieel opzicht. Het betreft in het algemeen vaak mannen met een debuut van de ziekte op jonge leeftijd en die premorbide al bekend waren met impulsiviteit en/of verslavingen [21]. Daar- naast is een relatie gevonden tussen alexithymie en postope- ratieve ICD's [22]. Met alexithymie wordt hier bedoeld dat personen niet goed in staat zijn tot het analyseren, beschrijven en identificeren van emoties. Ze ervaren wel een emotionele arousal, maar beschikken niet over de cognitieve vermogens deze correct te interpreteren. Alexithymie komt tweemaal zo vaak voor bij patiënten met de ZvP als in de algemene populatie [22]. Dit zou weer kunnen passen bij de veronderstelling dat patiënten met de ZvP problemen kunnen hebben bij het vormen van een beeld van het perspectief van een ander en indirect ook van zichzelf, de zogeheten 'Theory of Mind' (ToM) [23]. De onderliggende verklaring voor de relatie tussen alexithymie en ICD's zou zijn, dat ICD's als compensatie voor stress dienen, die voortkomt uit negatieve gevoelens [24]. Naast het voorkomen van een verminderde impulscontrole kan DBS samengaan met initiatiefverlies en in het extreme geval apathie. Het afbouwen van medicatie en met name dopamineagonisten is een mogelijke verklaring hiervoor [25], maar stimulatiegebonden bijwerkingen door veranderingen in het limbisch circuit zijn ook een mogelijke verklaring. Chronische postoperatieve apathie, of apathie die pas later na de operatie ontstaat, zal voornamelijk samenhangen met cognitieve achteruitgang in het kader van progressie van de ziekte en doorgaans niet verbeteren door het starten van dopamineagonisten [8].

## Depressie en apathie

In een recent onderzoek met een follow-up duur van één jaar had 17 % van de patiënten depressieve klachten na de DBS-operatie [9]. Depressieve episoden, zowel tijdelijk als chronisch, komen vaker voor bij ZvP-patiënten met DBS dan bij patiënten die alleen medicatie gebruiken, maar de symptomen bij geopereerde patiënten zijn doorgaans minder ernstig [18]. Depressie, maar ook angst, kunnen net als apathie beschouwd worden als hypodopaminerge symptomen van de ZvP. Ook postoperatieve stemmingsklachten kunnen het gevolg zijn van de postoperatieve reductie van dopaminerge medicatie. Verder is een relatie gevonden met preoperatieve depressieve klachten en zijn er studies die wijzen op stimulatiegerelateerde effecten [26]. Dit blijkt onder andere uit dierexperimenteel onderzoek waarbij hoogfrequente stimulatie van de STN de vuurfrequentie van de dorsale raphe nuclei inhibeerde, met (acuut) depressief gedrag als gevolg [27]. Uit eveneens dierexperimenteel onderzoek blijkt ook dat de serotonineafgifte in de prefrontale cortex en de hippocampus verminderd is ten tijde van stimulatie van de STN [28]. Een postoperatieve depressieve stemming kan dus ook het gevolg zijn van veranderingen in het serotonerge systeem, die het directe gevolg zijn van STN DBS. Ten slotte kan er net zoals de eerder beschreven invoelbare opluchting en euforie ook invoelbare teleurstelling zijn na de operatie, omdat verwachte of gehoopte effecten uitblijven.

Patiënten met de ZvP rapporteren relatief veel suïcidale gedachten, maar suïcideplannen en feitelijke suïcide zijn zeldzaam. Recent onderzoek laat geen verhoogd risico zien in geopereerde populaties, zowel voor DBS van de STN als van de GPi. Wel dient opgepast te worden voor plotselinge en forse afname van dopaminerge medicatie, omdat dit kan bijdragen aan het ontstaan van depressieve gevoelens en suïcidaal gedrag [29].

Voor patiënten met ET, dystonie en epilepsie zijn vooralsnog geen bijwerkingen beschreven op het gebied van stemming en gedrag.

Voor de psychiatrische aandoeningen, en OCS in het bijzonder, zijn wel gevallen met (voorbijgaande) hypomanie bekend [17, 19]. Bij GTS zijn er vooral aanwijzingen voor het optreden van apathie [16]. Hierbij dient opgemerkt dat het vaak lastig is om postoperatieve veranderingen te onderscheiden van de symptomen van al langer bestaande comorbide aandoeningen bij de psychiatrische stoornissen, die soms wel, maar vaak ook niet verbeteren door de DBS. Daarbij kan er premorbide psychiatrische problematiek spelen, die gemaskeerd wordt door de ernst van de aandoening waarvoor DBS geïndiceerd werd. Na de operatie kan deze problematiek vervolgens op de voorgrond komen te staan en mogelijk ten onrechte als bijwerking worden beschouwd. Een voorbeeld betreft een jonge vrouw met een ernstige vorm van GTS, die postoperatief onverklaarbare hypertonie in de extremiteiten liet zien. Achteraf beschouwd waren er ook voor de operatie al somatoforme symptomen, maar deze werden door de ernst van de tics niet (tijdig) herkend [30].

## Kwaliteit van leven en sociaal functioneren

Cognitieve, affectieve en gedragseffecten kunnen grote gevolgen hebben voor de ervaren kwaliteit van leven, maar ook de preoperatieve situatie kan bijdragen aan een lagere kwaliteit van leven na de operatie. Al langer bestaande apathie en depressie, die voor de operatie niet zo opvielen omdat de motorische symptomen zo invaliderend waren, kunnen postoperatief meer op de voorgrond komen te staan [26]. Op vergelijkbare wijze dragen preoperatieve cognitieve stoornissen bij aan een lagere kwaliteit van leven na de operatie [11]. Cognitieve stoornissen en in het bijzonder executieve functiestoornissen zoals problemen met planning, flexibiliteit, en initiatie, bepalen of iemand zelfstandig kan leven, maar ook of iemand kan omgaan met beperkingen en veranderingen. De beschreven vooruitgang in termen van kwaliteit van leven of welbevinden voor patiënten met de ZvP is niet groter dan 24–38 %, ondanks grotere motorische winst [4]. Het percentage ligt wellicht zo laag omdat patiënten de kwaliteit van hun leven een jaar na de operatie opnieuw definiëren. Vóór de operatie werd de levenskwaliteit vooral bepaald door de (motorische) symptomen. Na de operatie kunnen ze zich met minder lichamelijke beperkingen weer richten op andere zaken en nieuwe uitdagingen en wordt de lat als het ware hoger gelegd. Verder wennen patiënten snel aan de motorische winst en ervaren pas bij wisseling van de batterij wat het effect van DBS is. Dit kan zeer confronterend zijn, vooral wanneer er progressie blijkt van de motorische symptomen. Naast deze zogeheten 'response shift' kan het lage verbeterpercentage ook verklaard worden door de problemen die zowel de patiënt als zijn of haar partner/verzorger heeft met het aanpassen aan de nieuwe situatie. Behalve individuele problemen gerelateerd aan eigen verwachtingen en die van anderen, worden relatief veel relatieproblemen gerapporteerd. Daarbij is het aantal patiënten dat hun werk hervat laag [31]. Patiënten voelen zich soms pas na de DBS-operatie in staat om een reeds moeizame relatie te beëindigen of raken gefrustreerd door een partner die de rol van mantelzorger niet kan loslaten. Hierdoor blijven ze ongewild in een afhankelijke positie. Andersom kan het ook zo zijn dat partners verwachten dat alles weer wordt als voor de ziekte en de lat daarmee veel te hoog leggen met frustratie en spanningen als gevolg. Ook kan het verworven herstel helpen om een patiënt los te laten. Met betrekking tot werkhervatting spelen vaak ook te hoge verwachtingen en valt het ondanks goed herstel erg tegen om de werkzaamheden weer op te pakken. Toegenomen cognitieve beperkingen kunnen hier een rol spelen.

Opvallend, maar vooral ingewikkeld, zijn verschillen tussen patiënten en partners in de wijze waarop ze postoperatieve veranderingen beleven. Een door een patiënt ervaren vooruitgang kan door een partner als lastig en negatief ervaren worden. Patiënten leggen het accent meestal op de motorische veranderingen en toegenomen mogelijkheden en hebben vaak onvoldoende besef van en inzicht in psychologische veranderingen die door partners als storend worden ervaren. Dergelijke discrepanties leiden tot spanningen in de relatie. Partners voelen zich bezwaard om te klagen over veranderingen in de persoonlijkheid, zeker bij subtiele veranderingen en wanneer het effect op de motorische symptomen groot is. Aanpassen van de stimulatie en/of medicatie zou namelijk ten koste kunnen gaan van het motorisch effect en dat willen ze de patiënt niet aandoen.

Vooralsnog zijn er weinig data beschikbaar over de hiervoor genoemde aanpassingsproblemen, rolveranderingen en de gevolgen van DBS voor partners. Terwijl het accent van de traditionele revalidatie ligt op het omgaan met verworven beperkingen, moeten de geopereerde patiënten leren omgaan met verworven mogelijkheden. Voor patiënten die lang bekend zijn met symptomen of ermee opgegroeid zijn, zoals patiënten met GTS, geldt dat ze moeten kunnen omgaan met de verandering van chronisch ziek-zijn naar acute beterschap, de zogenoemde 'burden of normality'. Voorafgaand aan de operatie dienden tics als copingmechanisme. Na de operatie kunnen patiënten decompenseren, omdat ze niet kunnen omgaan met de 'normale' dagelijkse eisen. Ook voor OCS-patiënten kan het moeilijk zijn de vrijgekomen tijd na de operatie te besteden aan 'normale' activiteiten in plaats van aan hun dwanghandelingen. Passende nazorg met aandacht voor nieuwe of verloren mogelijkheden is daarom essentieel om verbeteringen te behouden en hiermee het rendement van de operatie te vergroten. Anderzijds is het voor bijvoorbeeld parkinsonpatiënten moeilijk om te accepteren dat ze ondanks de motorische vooruitgang nog steeds een ziekte hebben met bovendien een progressief beloop. Ook al realiseren ze zich voor de operatie dat de ingreep geen genezing brengt, toch is de confrontatie met het feit dat ze nog steeds de ZvP hebben soms groot, zeker bij postoperatieve progressie van de ziekte. Daarbij komt dat er in dergelijke gevallen geen vooruitzichten meer zijn op nieuwe mogelijkheden voor behandeling. Voor de operatie hadden patiënten nog oplossingen in het verschiet, maar deze zijn er na de operatie niet meer en ze worden geconfronteerd met de late en min of meer laatste fase van de ziekte. Het ontkennen van de ziekte is voor sommige patiënten vrij goed vol te houden zolang er oplossingen worden geboden, waardoor ze pas na de operatie daadwerkelijk toekomen aan het acceptatieproces. Het mag duidelijk zijn dat ook in deze gevallen passende nazorg nodig is met aandacht voor acceptatie en bij progressie van de ziekte voor compensatie van verlies en hulp bij het zoeken naar alternatieve mogelijkheden zoals in de traditionele revalidatie.

## Discussie

Afhankelijk van de te behandelen aandoening kan DBS gewenste en ongewenste gevolgen hebben op het gebied van motoriek, cognitie, stemming en gedrag. Het is belangrijk de operatie zo goed mogelijk voor te bereiden en de resultaten te blijven evalueren en zo nodig stimulatieparameters bij te stellen. Dit vergt multidisciplinaire zorg van een team met expertise in DBS. De klinisch (neuro)psycholoog heeft een rol in zowel deze voorbereidingen als de nazorg. Hoewel er nog geen wetenschappelijke onderbouwing is voor een omschreven risicoprofiel voor postoperatieve cognitieve en gedragsstoornissen, is het wel duidelijk dat preoperatieve cognitieve stoornissen, depressieve symptomen, apathie en een instabiele persoonlijkheid een verhoogd risico vormen voor bijwerkingen. Deze kunnen op hun beurt interfereren met het aanpassen aan de postoperatieve situatie. Preoperatieve inventarisatie van cognitie, stemming, gedrag en persoonlijkheid is dan ook noodzakelijk voor het afwegen van de potentiële effecten en mogelijke bijwerkingen. Een uitgebreide neuropsychologische evaluatie kan ook aanknopingspunten geven voor interventiestrategieën om te anticiperen op postoperatieve bijwerkingen of problemen in de aanpassing. Multidisciplinaire nazorg met protocollaire herevaluatie van de cognitie, stemming en het gedrag op korte en langere termijn is nodig om de oorzaken van ongewenste veranderingen te achterhalen en deze vervolgens te kunnen behandelen. Het is belangrijk de partner hierbij te betrekken en zo nodig ook te ondersteunen. Vooralsnog zijn er geen nationale en internationale richtlijnen voor de perioperatieve psychologische zorg. Inmiddels is neuropsychologische diagnostiek in de meeste DBS-centra, ongeacht de aandoening, vast onderdeel van de preoperatieve selectie, maar (neuro)psychologische nazorg ontbreekt vaak nog. Hierbij kunnen we denken aan zorg op vaste momenten en/of zorg op indicatie. Voor het neuropsychologisch onderzoek zouden vaste momenten kunnen worden ingepland, bijvoorbeeld één, vijf en tien jaar na operatie, met de mogelijkheid van tussentijdse evaluaties bij klachten. Gesprekken met patiënten en/of partners kunnen vaker plaatsvinden, al dan niet in combinatie met een bezoek aan de behandelend specialist. De ervaring heeft geleerd dat een gesprek op de korte termijn (tussen 6 weken en 3 maanden) na de operatie zinvol kan zijn om subtiele veranderingen in het gedrag te identificeren en de invloed hiervan op het systeem te exploreren. Het onderkennen van de veranderingen zonder ingrijpen kan vaak al voldoende zijn voor partners van patiënten met goed motorisch effect die zich in hun eigen omgeving niet gehoord voelen. Standaard multidisciplinaire nazorg op korte en lange termijn is essentieel voor het optimaliseren van het succes van DBS. Ook patiënten die een goed effect ondervinden op hun invaliderende symptomen en geen bijwerkingen ervaren kunnen toch onverwacht reageren en vastlopen. Het is te overwegen dergelijke zorg op groepsniveau te organiseren, vergelijkbaar met bijvoorbeeld multidisciplinaire revalidatie na een hartoperatie. Voor het onderdeel psychologie kan gedacht worden aan psycho-educatie voor patiënten en partners, al dan niet, of gedeeltelijk, in aparte groepen, en zo nodig uit te breiden met een individueel traject. Patiënten en partners voelen zich na de operatie vaak onzeker en een dergelijk programma kan hen in de eerste periode houvast geven met bovendien de voordelen van lotgenotencontact.

## Literatuur

1   Volkmann J, Daniels C, Witt K. Neuropsychiatric effects of subthalamic neurostimulationin Parkinson's disease. Nat Rev Neurol. 2010;6:487–98.
2   Duits A, Temel Y, Ackermans L, Visser-Vandewalle V. The cognitive safety of deep brainstimulation in refractory psychiatric disorders. Behav Neurol. 2013;26:195–7.
3   Daniels C, Krack P, Volkmann J, Pinsker MO, Krause M, Tronnier V, et al. Risk factors for executive dysfunction after subthalamic nucleus stimulation in Parkinson's disease. Mov Disord. 2010;25:1583–9.
4   Smeding HM, Speelman JD, Huizenga HM, Schuurman PR, Schmand B. Predictors of cognitive and psychosocial outcome after STN DBS in Parkinson's Disease. J Neurol Neurosurg Psychiatry. 2011;82:754–60.
5   Obeso I, Casabona E, Bringas ML, Alvarez L, Jahanshahi M. Semantic and phonemic verbal fluency in Parkinson's disease: Influence of clinical and demographic variables. Behav Neurol. 2012;25:111–8.
6   Frank MJ. Hold your horses: a dynamic computational role for the subthalamic nucleus in decision making. Neural Netw. 2006;19:1120–36.
7   Witt K, Granert O, Daniels C, Volkmann J, Falk D, Eimeren T van, et al. Relation of lead trajectory and electrode position to neuropsychological outcomes of subthalamic neurostimulation in Parkinson's disease: results from a randomized trial. Brain. 2013;136:2109–19.
8   Janssen MLF, Duits AA, Turaihi AM, Ackermans L, Leentjens AFG, Kranen-Mastenbroek V van, et al. Subthalamic nucleus high frequency stimulation for advanced Parkinson's disease: motor and neuropsychological outcome after 10 years. Stereot Funct Neurosurg. 2014;92(6):381–7.
9   Odekerken VJ, Laar T van, Staal MJ, Mosch A, Hoffmann CF, Nijssen PC, et al. Subthalamic nucleus versus globus pallidus bilateral deep brain stimulation for advanced Parkinson's disease (NSTAPS study): a randomised controlled trial. Lancet Neurol. 2013;12:37–44.
10  Rothlind JC, York MK, Carlson K, Luo P, Marks WJ, Weaver FM, et al. Neuropsychological changes following deep brain stimulation surgery for Parkinson's disease: comparisons of treatment at pallidal and subthalamic targets versus best medical therapy. J Neurol Neurosurg Psychiatry. 2015;86(6):622–9.
11  Witt K, Daniels C, Krack P, Volkmann J, Pinsker O, Kloss M, et al. Negative impact of borderline global cognitive scores on quality of life after subthalamic nuclues stimulation in Parkinson's disease. J Neurol Sci. 2011;310:261–6.
12  Ehlen F, Schoenecker T, Kuhn A, Klostermann F. Differential effects of deep brain stimulation on verbal fluency. Brain Lang. 2014;134:23–33.
13  Jahanshahi M, Torkamani M, Beigi M, Wilkinson L, Page D, Madeley L. Pallidal stimulation for primary generalised dystonia: effect on cognition, mood and quality of life. J Neurol. 2014;261:164–73.
14  Oh Y-S, Kim HJ, Lee KL, Kim YI, Lim S-C, Shon Y-M. Cognitive improvement after long term electrical stimulation of bilateral anterior thalamic nucleus in refractory epilepsy patients. Seizure. 2012;21:183–7.

15  Bergfeld IO, Mantione M, Hoogendoorn MIC, Denys D. Cognitive functioning in psychiatric disorders following deep brain stimulation. Brain Stimul. 2013;6:532–7.
16  Ackermans L, Duits A, Linden C van der, Tijssen M, Schruers K, Temel Y, et al. Double-blind clinical trial of thalamic stimulation in six patients with Tourette Syndrome. Brain. 2011;134:832–44.
17  Denys D, Mantione M, Figee M, Munckhof P van den, Koerselman F, Westenberg H, et al. Deep brain stimulation of the nucleus accumbens for treatment-refractory obsessive compulsive disorder. Arch Gen Psychiatry. 2010;67:1061–8.
18  Castrioto A, Lhommee E, Moro E, Krack P. Mood and behavioural effects of subthalamic stimulation in Parkinson's disease. Lancet Neurol. 2014;13:287–305.
19  Mallet L, Polosan M, Jaafari N, Baup N, Welter ML, Fontaine D, et al. Subthalamic nucleus stimulation in severe obsessive compulsive disorder. N Eng J Med. 2008;359:2121–34.
20  Weintraub D, Koester J, Potenza MN, Siderowf AD, Stacy M, Voon V, et al. Impulse control disorders in Parkinson disease: a cross-sectional study of 3090 patients. Arch Neurol. 2010;67(5):589–95.
21  Weintraub D. Impulse control disorders in Parkinson's disease: prevalence and possible risk factors. Parkinsonism Relat Disord. 2009;15:S110–3.
22  Goerlich-Dobre KS, Probst C, Winter L, Witt K, Deuschl G, Moller B, et al. Alexithymia – an independent risk factor for impulsive-compulsive disorders in Parkinson's disease. Mov Disord. 2014;29:214–20.
23  Bodden ME, Dodel R, Kalbe E. Theory of Mind in Parkinson's disease and related basal ganglia disorders: a systematic review. Mov Disord. 2010;25:13–27.
24  Shishido H, Gaher RM, Simons JS. I don't know how I feel, therefore I act: alexithymia, urgency, and alcohol problems. Addict Behav. 2013;38:2014–7.
25  Knobel D, Aybek S, Pollo C, Vingerhoets FJ, Berney A. Rapid resolution of dopamine dysregulation syndrome (DDS) after subthalamic DBS for Parkinson disease (PD): a case report. Cogn Behav Neurol. 2008;21:187–9.
26  Maier F, Lewis CJ, Horstkoetter N, Eggers C, Kalbe E, Maarouf M, et al. Patients' expectations of deep brain stimulation, and subjective perceived outcome related to clinical measures in Parkinson's disease: a mixed-method approach. J Neurol Neurosurg Psychiatry. 2013;84:1273–81.
27  Temel Y, Boothman LJ, Blokland A, Magill PJ, Steinbusch HW, Visser-Vandewalle V, et al. Inhibition of 5-HT neuron activity and induction of depressive-like behavior by high-frequency stimulation of the subthalamic nucleus. Proc Nat Acad Sci. 2007;104:17087–92.
28  Tan SK, Hartung H, Visser-Vandewalle V, Steinbusch HW, Temel Y, Sharp T. A combined in vivo neurochemical and electrophysiological analysis of the effect of high-frequency stimulation of the subthalamic nucleus on 5-HT transmission. Exp Neurol. 2012;233:145–53.
29  Weintraub D, Duda JE, Carlson K, Luo P, Sagher O, et al. Suicide ideation and behaviours after STN and GPi DBS surgery for Parkinson's disease: results from a randomised, controlled trial. J Neurol Neurosurg Psychiatry. 2013;84:1113–8.
30  Duits A, Ackermans L, Cath D, Visser-Vandewalle V. Unfavourable outcome of deep brain timulation in a Tourette patient with severe comorbidity. Eur Child Adolesc Psychiatry. 2012;21:529–31.
31  Schupbach M, Gargiulo M, Welter ML, Mallet L, Behar C, Houeto JL, et al. Neurosurgery in Parkinson disease: a distressed mind in a repaired body? Neurology. 2006;66:1811–6.

# Ethische overwegingen bij behandeling met diepe hersenstimulatie

*Albert Leentjens, Dorothee Horstkötter en Guido de Wert*

**Samenvatting**

Diepe hersenstimulatie ('deep brain stimulation', DBS) is een behandeling die bij uitbehandelde patiënten met specifieke neurologische of psychiatrische aandoeningen effectief kan zijn en tot verbetering van de kwaliteit van leven kan leiden. De ethische problemen die zich rondom deze behandeling voordoen zijn niet wezenlijk anders dan die welke zich voordoen bij andere medische behandelingen. De ethische basisprincipes, 'niet schaden', 'weldoen', 'respect voor autonomie' en 'rechtvaardigheid' geven in het algemeen voldoende houvast om richting te geven aan de klinische beslissingen die in het kader van DBS genomen moeten worden. Gezien de meer ingrijpende en invasieve aard van de behandeling met DBS is wel extra zorgvuldigheid vereist bij de indicatiestelling en bij beslissingen met betrekking tot het staken van deze therapie. Deze beslissingen worden bij voorkeur multidisciplinair en in overleg met de patiënt genomen.

© Bohn Stafleu van Loghum, onderdeel van Springer Media BV 2016
Y. Temel, A.F.G. Leentjens, R.M.A. de Bie (Red.), *Handboek diepe hersenstimulatie bij neurologische en psychiatrische aandoeningen*, DOI 10.1007/978-90-368-0959-7_9

## Inleiding

Diepe hersenstimulatie ('Deep brain stimulation', DBS) is inmiddels een geaccepteerde behandelmethode voor een aantal bewegingsstoornissen, waaronder de primaire dystonie, essentiële tremor en de ZvP, alsook voor de obsessief-compulsieve stoornis ('obsessive compulsive disorder', OCD) en het syndroom van Gilles de la Tourette ('Gilles de la Tourette Syndrome', GTS). Voor een reeks andere neurologische en neuropsychiatrische aandoeningen wordt onderzocht of DBS een zinvolle bijdrage aan de bestaande behandelmogelijkheden levert. Tot deze indicaties behoren onder andere epilepsie, secundaire dystonie, depressieve stoornissen, verslavingsstoornissen, de ziekte van Alzheimer, anorexia nervosa en schizofrenie [1, 2]. Aan de ethische aspecten van deze behandeling is in de afgelopen jaren veelvuldig aandacht besteed, niet alleen door clinici maar ook door ethici en filosofen. Enerzijds werden zorgen geuit over de ethische aanvaardbaarheid van deze technologie, anderzijds vroegen filosofen zich af of DBS conceptuele en relevante veranderingen in de persoonlijke identiteit teweeg kan brengen, en hoe deze beoordeeld moeten worden. Vooral de recente uitbreiding van neurologische naar psychiatrische behandelindicaties, experimentele behandelingen met DBS, de toepassing van DBS bij kinderen, en het perspectief van gebruik van DBS met het oog op 'enhancement' van psychische functies heeft bijgedragen aan het heropleven en intensiveren van ethische discussies rondom DBS [3, 4, 6].

In dit hoofdstuk wordt DBS als behandelmogelijkheid besproken tegen de achtergrond van de algemene ethische uitgangspunten van de geneeskunde en wordt bediscussieerd hoe deze uitgangspunten zich vertalen in de klinische praktijk. Ook is er specifiek aandacht voor kwetsbare patiëntengroepen en komen belangrijke ethische kwesties aan bod waar het gaat om onderzoek en het verkennen van mogelijk nieuwe toepassingsgebieden. Om de discussie perspectief te geven, wordt echter eerst aandacht besteed aan de vraag waarin DBS nu precies verschilt van meer reguliere farmacotherapeutische behandeling van dezelfde aandoeningen. Dit kan tevens bijdragen aan de discussie of aan deze behandeling meer of wellicht andere ethische normen gesteld moeten worden dan aan de meer reguliere medische behandelingen.

## Waarin verschilt DBS van farmacologische behandeling?

Op pathofysiologisch werkingsniveau zijn er belangrijke overeenkomsten tussen DBS en farmacotherapie. Toch is er een aantal aspecten die voor de patiënt wel een duidelijk verschil inhouden. DBS doet een groter beroep op aanpassingsvermogen, coping, en motivatie van patiënten. Patiënten moeten een ingrijpende neurochirurgische ingreep ondergaan en krijgen vervolgens een behandeling waar zij minder direct grip op hebben dan op medicamenteuze behandelingen. Ten slotte vergt DBS vaak een omvangrijke aanpassing van het zelfbeeld. Om die redenen kunnen aan artsen en andere behandelaars hoge eisen gesteld worden met betrekking tot informatieverstrekking

aan patiënten en beslissingsprocedures, die in goed overleg met de patiënt moeten plaatsvinden. Dit alles betekent dat er mogelijk nog intensiever dan bij farmacotherapie geïnvesteerd moet worden in het bereiken en onderhouden van een goede en open arts-patiëntrelatie.

## Aard van werking en bijwerkingen van de behandeling

Neurologische aandoeningen worden doorgaans farmacotherapeutisch behandeld. Bij psychiatrische aandoeningen staan behalve farmacotherapeutische behandelmethoden ook nog psychotherapie en elektroconvulsietherapie (ECT) ter beschikking.

Van de meeste farmacotherapeutische behandelingen is het werkingsmechanisme op neuraal niveau bekend. Bij neurologische en psychiatrische medicatie gaat het doorgaans om medicijnen die de synthese, synaptische vrijstelling of inactivatie (i.c. afbraak of heropname) van neurotransmitters beïnvloeden of om medicijnen die de activiteit van pre- of postsynaptische receptoren of transportereiwitten beïnvloeden. Met deze kennis zijn zowel de werking als bijwerkingen van medicamenten te verklaren. Zo is pramipexol een D2-receptoragonist (met een preferentie voor de D3-subreceptor), die effectief is bij de ZvP, omdat hij postsynaptische dopaminereceptoren in het striatum stimuleert. Dit heft het functionele tekort van dopamine ter plaatse op en is verantwoordelijk voor de verbetering van motorische symptomen. Medicamenten werken echter nooit selectief binnen een bepaald hersengebied. Door stimulatie van dezelfde D2/D3-receptoren in andere hersengebieden kunnen bijwerkingen optreden. Zo kan pramipexol bij parkinsonpatiënten hallucinaties en ontremming veroorzaken door gelijktijdige stimulatie van postsynaptische D2-receptoren in het mesolimbische systeem. Omgekeerd is haloperidol een D2-receptorantagonist die gebruikt wordt bij de behandeling van psychose, omdat dit middel de dopaminerge activiteit in het mesolimbische circuit juist vermindert. Bijwerkingen worden verklaard door antagonisme in andere dopaminerge systemen: parkinsonisme door antagonisme in het striatum, hyperprolactinemie door remming van de inhibitie van de vrijstelling van prolactine door antagonisme in het tubero-infundibulaire dopaminerge systeem en cognitieve klachten door antagonisme in het mesocorticale systeem. Bijwerkingen van medicatie worden dus begrijpelijk door de farmacologische werking van het medicament.

Bij DBS is dit anders. Feitelijk krijgt bij DBS het extracellulaire milieu ter plaatse van het gestimuleerde contactpunt een extra negatieve elektrische lading en op afstand een positieve lading. Dit maakt de prikkeldrempel voor het ontstaan of voortgeleiden van actiepotentialen in de nabijgelegen neuronen hoger, en in neuronen op afstand lager (zie ook ▸ H. 3). Op die manier wordt de activiteit binnen bepaalde neuronale banen geremd, en in andere geactiveerd, hetgeen tot het therapeutisch effect leidt. Het netto pathofysiologische effect van DBS is dus hetzelfde als bij behandeling met medicijnen: beïnvloeding van de activiteit in een bepaald neuronaal systeem. Met DBS wordt het desbetreffende circuit of gebied echter gerichter bereikt.

In het geval van DBS worden bijwerkingen niet verklaard door farmacologische werking, maar door uitbreiden van de stroom naar nabijgelegen hersengebieden die andere functies hebben. Zo kunnen bij stimulatie van de nucleus subthalamicus ('subthalamic nucleus', STN) depressieve klachten en apathie ontstaan door uitbreiding van de stimulatie naar het mediale, limbische, deel van de STN en de hieronder gelegen subtantia nigra [5, 6]. Bij stimulatie van de nucleus accumbens/ventrale capsula/het ventrale striatum kan verlies van reuk- en smaakvermogen optreden door uitbreiding van de stimulatie naar het nabijgelegen tuberculum olfactorius. Voor de ethische beoordeling van de bijwerkingen maakt het echter geen verschil of deze worden veroorzaakt door de farmacologische werking van een medicament of door het uitbreiden van het stimulatie-effect naar naburige hersengebieden. Voor de vraag of de bijwerkingen ethisch te rechtvaardigen of onethisch zijn, is het veel belangrijker te onderzoeken hoe deze zich verhouden tot de gewenste therapeutische effecten en of de voordelen opwegen tegen de nadelen. We zullen op dit punt later nader ingaan.

## Neurochirurgische ingreep

Het meest evidente verschil met farmacotherapeutische behandeling, psychotherapie of ECT is het feit dat DSB niet kan plaatsvinden zonder neurochirurgische ingreep. Behandeling met medicatie, psychotherapie en ECT kan zonder invasieve diagnostiek gestart worden en in geval van problemen ook zonder meer gestaakt worden. De lichamelijke integriteit van de patiënt wordt niet geschonden. Om DBS te kunnen uitvoeren is uitgebreid voorbereidend onderzoek nodig, het plaatsen van elektroden via boorgaten in de schedel tijdens een langdurige operatie, waarbij de patiënt vaak bij bewustzijn is, het subclaviculair of in de buikholte implanteren van een pacemaker, en het onderhuids doortrekken van bedrading. Afhankelijk van het voltage waarmee gestimuleerd wordt, moet de batterij binnen enkele maanden tot jaren vervangen worden, hetgeen steeds weer een kleine chirurgische ingreep vergt. De plaatsing van elektroden gaat gepaard met risico's van lokale bloeding en infectie, die moeten opwegen tegen de mogelijke voordelen van de ingreep. Daarnaast bestaat de mogelijkheid dat het therapeutisch effect tegenvalt of afwezig is. In dat laatste geval moet de DBS weer uitgezet worden. De elektroden met bedrading en pacemaker moeten verwijderd worden, of blijven als niet-functionerend corpus alienum zitten. Een dergelijk intensieve neurochirurgische behandeling moet opwegen tegen potentiële verbetering van kwaliteit van leven van de patiënt. Dat wil zeggen, om de individuele toepassing van DBS te rechtvaardigen is het nodig dat de te verwachten effecten bij de patiënt significant beter zijn dan de effecten die bereikt kunnen worden, of in het verleden bereikt werden, met reguliere farmacotherapie of psychotherapie. Daarom is het niet alleen nodig uitgebreid uitleg te geven aan mogelijke operatiekandidaten, maar is het tevens van essentieel belang DBS alleen dan te indiceren als andere minder invasieve en minder belastende therapievormen niet het gewenste effect hebben laten zien en patiënten dus, op

DBS na, als uitbehandeld gelden. Daarmee kan de toepassing van DBS als behandelvorm, overigens net als de duodopapomp of apomorfine-infusie, recht doen aan het ethische vereiste van subsidiariteit. Dit houdt in dat een intensievere behandeling pas dan gerechtvaardigd is als een minder ingrijpende behandeling met hetzelfde doel onvoldoende effectief is gebleken. Overigens wordt DBS nu ook onderzocht als behandeling vroeg in het ziektebeloop van de ZvP, zoals in de EARLYSTIM-studie [7]. Uitkomsten van dergelijk onderzoek leiden in de toekomst mogelijk tot andere ethische opvattingen over dit subsidiariteitsprincipe.

## Controle over therapietrouw

Een ander duidelijk verschil tussen DBS en medicamenteuze behandeling is de mate waarin de patiënt zelf controle heeft over de behandeling. Bij medicamenteuze behandeling heeft de patiënt altijd en onmiddellijk de mogelijkheid om af te wijken van het medisch advies. Als de patiënt het eigenlijk niet eens is met de medicamenteuze behandeling, maar dit in de spreekkamer niet heeft durven zeggen, of als er geen consensus bereikt is met de arts, kan de patiënt altijd besluiten het voorgeschreven medicijn niet te gaan innemen of het zelf zonder overleg te staken. Ook in geval van bijwerkingen of onvoldoende werkzaamheid kan de patiënt zonder overleg besluiten de dosis te minderen of het gebruik te staken. Daarnaast bestaat voor de patiënt eveneens de mogelijkheid om meer medicatie in te nemen dan voorgeschreven. Patiënten zouden hiertoe soms kunnen willen overgaan, bijvoorbeeld bij benzodiazepinen in het geval van afhankelijkheid, of bij gebruik van dopamineagonisten, vanwege de hedonistische effecten in geval van een dopaminedysregulatiesyndroom. Voor al deze beslissingen is geen interventie van of bezoek aan een arts nodig.

Anders dan bij medicamenteuze behandeling is de patiënt voor instelling van de stimulator altijd afhankelijk van de arts. Zelf heeft hij geen of, in het geval dat hij een patiëntprogrammeerapparaat heeft, doorgaans slechts beperkte, mogelijkheden om de instellingen aan te passen of de stimulator uit te zetten. Sommige patiënten zullen dit als een beperking ervaren, terwijl andere het wellicht prettig vinden dat de arts de controle overneemt. Hoe dan ook maakt dit dat er hogere eisen aan zowel patiënt als behandelaar gesteld worden. Van de patiënt wordt verwacht dat hij openheid biedt en eerlijk rapporteert over de ervaren werking en bijwerkingen van de DBS-instellingen. Ook de arts komt bijzondere verantwoordelijkheid toe om zich van het welbevinden van zijn of haar patiënt te vergewissen. Behandelaren moeten veiligstellen dat de patiënt zich in de spreekkamer niet sociaal wenselijk uitlaat. Bij bewegingsstoornissen is het behandeleffect van DBS vaak – maar niet altijd – direct en objectief waarneembaar, maar vooral bij psychiatrische indicaties kan de patiënt zich beter presenteren dan hij zich werkelijk voelt, om de arts, die zoveel in hem of haar geïnvesteerd heeft, of zichzelf, niet teleur te stellen. Om die reden moet de behandelaar wellicht meer dan gebruikelijk investeren in een goede behandelrelatie met de patiënt en het bereiken van consensus over de instellingen. De grotere afhankelijkheid van de patiënt van de arts kan ethisch problematisch zijn in zoverre dat de patiënt minder zelfstandig beslissingen kan nemen. Onder de voorwaarde dat deze grotere afhankelijkheid samengaat met een groter verantwoordelijkheidsbesef van zowel de arts als de patiënt, is het vanuit ethisch perspectief wel mogelijk dit eventuele bezwaar op te vangen. Wellicht dat hier zelfs ethische winst te behalen valt: een goede arts-patiënt behandelrelatie kan op zichzelf immers, vooral voor chronische patiënten, van ethische waarde zijn.

## Bijstellen van de persoonlijke identiteit

Nog een verschil tussen DBS en farmacotherapie heeft betrekking op de manier waarmee de hersenen worden veranderd en het tempo waarmee patiënten een verandering van de symptomen van hun aandoening ervaren. Enerzijds spreekt DBS tot de verbeelding, omdat elektroden geïmplanteerd worden in de hersenen, die doorgaans als de zetel van ons bewustzijn en onze identiteit beschouwd worden. Een directe ingreep hier zou dan ook een directe invloed op de persoonlijke identiteit van betrokkene kunnen hebben. Anderzijds heeft het aan- en uitschakelen van de stimulatie in de meeste gevallen een peracuut effect op symptomen en welbevinden van de patiënten. Dit kan het gevoel van afhankelijkheid van een apparaat benadrukken, waarbij de afhankelijkheid niet alleen geldt met betrekking tot bepaalde ziektesymptomen, maar vooral met betrekking tot vragen naar iemands identiteit. Blijkbaar heeft DBS invloed op de ervaring wie iemand is als persoon, en dat is meer, en ook iets anders dan de behandeling van de eigenlijke stoornis. Het veranderde lichaamsbeeld heeft vaak ook te maken met moeite om het geïmplanteerde apparaat te accepteren. Dit is eveneens beschreven in de beginjaren van pacemakers en implanteerbare cardioversiedefibrillatoren (ICD's) [8]. Ook met betrekking tot farmacotherapie werd in de afgelopen jaren de vraag gesteld of, en zo ja in hoeverre, bepaalde psychofarmaca de persoonlijke identiteit van patiënten kunnen veranderen en of dat ethisch gezien problematisch is. Als voorbeeld kunnen de discussies genoemd worden over fluoxetine (Prozac®) voor de behandeling van depressie, of metylfenidaat (Ritalin®) voor de behandeling van de aandachtstekortstoornis met hyperactiviteit (ADHD) bij kinderen [9, 10]. Vooral het feit dat DBS gepaard gaat met een technologisch apparaat en dat de veranderingen meestal onmiddellijk optreden, lijkt de discussie op de spits te drijven. Daarbij lijkt het zinvol een verschil te maken tussen psychosociale effecten, die het gevolg zijn van een medisch gezien succesvolle behandeling, en stimulatiegebonden psychiatrische bijwerkingen, die als pathologisch beschouwd moeten worden. Op deze tweede groep van effecten komen wij later terug. Eerst focussen wij op de algemene vraag of DBS de persoonlijke identiteit verandert en hoe een dergelijke verandering ethisch gezien te beoordelen is. Deze vraag werd in eerste instantie vooral door filosofen gesteld [11–15] en gevoed door ervaringsberichten van patiënten die een gevoel van vervreemding en een veranderd lichaamsbeeld ervoeren [8]. In de literatuur wordt gefocust op ziektegeschiedenissen van patiënten van wie het gedrag in sterke mate veranderd was en die door henzelf of door hun naasten niet meer als *dezelfde* persoon herkend werden. In een onderzoek van Schüpbach et al. [8] wordt beschreven dat 19 van de 29 patiënten die met DBS behandeld werden zichzelf niet meer als dezelfde persoon herkenden. Door zes van deze patiënten werd deze verandering als zeer ongewenst en problematisch ervaren. Vaak heeft de oorspronkelijke ziekte grote invloed gehad op de patiënt. Patiënten en hun families hebben een groot gedeelte van hun leven ingericht op het omgaan met de ziekte, en zodra dit wegvalt, ervaren patiënten moeite om met deze nieuwe situatie om te gaan. Dit effect staat bekend als de 'burden of normality'. Mogelijke veranderingen van de persoonlijke identiteit door DBS roepen zonder meer interessante conceptuele vragen op met betrekking tot de betekenis van begrippen als persoonlijkheid, zelf, identiteit en authenticiteit [16]. Vanuit ethisch perspectief is het echter vooral belangrijk om te onderzoeken of deze veranderingen problematisch zijn en een gevaar vormen, of dat zij processen behelzen die vergelijkbaar zijn met andere ingrijpende gebeurtenissen en waarmee betrokkenen moeten leren leven en, indien nodig, geholpen moeten worden. Om deze vraag te beantwoorden, is het zinvol een verschil te maken tussen de zogenoemde numerieke en de narratieve identiteit [14, 16]. Numerieke identiteit heeft betrekking op de continuïteit van een persoon in zowel fysiologische als psychologische zin door de tijd heen. Een verandering van de numerieke identiteit zou betekenen dat een persoon totaal iemand anders wordt en bijvoorbeeld ook geen biografisch geheugen meer heeft over zijn voormalig zelf. Dit is ethisch gezien zeker problematisch. Zelfs in de meer ernstige gevallen van patiënten die aangaven zichzelf niet meer te herkennen na DBS, was dit echter niet het geval. Veeleer kunnen veranderingen van de narratieve identiteit optreden. Deze heeft betrekking op de vraag: 'wie ben ik?'. Dat wil zeggen, het gaat hierbij om iemands zelfbegrip, biografie, waarden en sociale rollen alsmede om zijn of haar psychologische kenmerken of gewoonten. Veranderingen in de narratieve identiteit zijn niet per se ethisch problematisch of onproblematisch. Vrijwel iedereen moet in de loop van het leven zijn persoonlijke identiteit één of meerdere keren bijstellen door gebeurtenissen en 'life events'. Het zelfbeeld moet bijvoorbeeld worden bijgesteld wanneer iemand na een echtscheiding weer als ongehuwd door het leven gaat, wanneer iemand na overlijden van de partner als weduwe of weduwnaar door het leven moet, of na een pensionering als iemand geen arbeidsverplichtingen meer heeft. Ook chronische ziekte of handicap noopt tot bijstellen van het zelfbeeld. Dit geldt des te meer voor neurologische en psychiatrische ziekten. Niet alleen ziekte maakt bijstelling van het zelfbeeld noodzakelijk, maar ook behandeling van deze aandoeningen kan daartoe leiden, zeker wanneer de behandeling ingrijpender is. Een dergelijke aanpassing van het zelfbeeld kan ook vereist zijn na behandeling met DBS. Enerzijds door de nieuwe afhankelijkheid van deze technologische behandeling en anderzijds door het ervaren van de gewenste effecten zoals een verbetering van de bewegingsmogelijkheden, de stemming of het gedrag. De ethisch relevante vraag is dus niet zozeer óf veranderingen van de narratieve identiteit optreden en of betrokkenen hun zelfbeeld moeten bijstellen, maar of patiënten deze veranderingen als verstorend of ontwrichtend ervaren.

## Ethische principes toegepast op DBS

Discussies over de ethiek van medische behandelmethoden worden doorgaans gebaseerd op de vier ethische basisprincipes, zoals die door Beauchamps en Childress beschreven zijn [17]. Deze principes behelzen 'niet-schaden', 'weldoen', 'respect voor autonomie' en 'rechtvaardigheid'. Door velen wordt 'niet-schaden', oftewel 'primum non nocere', als belangrijkste principe gezien. Het houdt in dat een behandeling de patiënt niet mag schaden. 'Weldoen' houdt in dat de arts het welbevinden van zijn patiënten zal bevorderen. Veel behandelingen hebben zowel een positieve werking op de klachten van patiënt als bijwerkingen. In de praktijk betekent dit dat 'weldoen' en 'niet-schaden' principes zijn die tegen elkaar afgewogen moeten worden. Met 'respect voor autonomie' wordt bedoeld dat de patiënt recht heeft op zelfbeschikking. Dit principe heeft de afgelopen decennia aan belang gewonnen. Geïnformeerde toestemming, oftewel 'informed consent' staat centraal in elke behandelovereenkomst tussen arts en patiënt. Ook heeft de patiënt te allen tijde het recht een behandeling te weigeren of te stoppen, ook als dit indruist tegen de opvattingen van de behandelaar. 'Rechtvaardigheid' heeft betrekking op sociale en maatschappelijk aspecten: het feit dat criteria voor indicatiestelling voor alle patiënten dezelfde moeten zijn en dat er verantwoord met economische middelen wordt omgegaan. Naast deze vier basisprincipes worden nog andere ethische waarden onderkend, zoals respectvolle bejegening van de patiënt, en vertrouwelijkheid van persoonlijke informatie (privacy).

## Weldoen en niet-schaden

Elke behandeling heeft gewenste en ongewenste effecten die tegen elkaar afgewogen moeten worden. 'Weldoen en niet-schaden' betekent dat de werking van een behandeling opweegt tegen de potentiële risico's en bijwerkingen. Dit vereist niet alleen dat de effectiviteit van de behandeling bekend moet zijn, maar ook dat die afgewogen wordt tegen de individuele omstandigheden en situatie van de patiënt. DBS moet alleen voorgesteld worden aan de patiënt als alternatieve en minder belastende behandelmogelijkheden niet effectief of gecontra-indiceerd zijn en als verwacht wordt dat er een redelijke kans is dat de patiënt baat heeft bij de behandeling. Een behandeling moet dus bewezen effectief zijn en tevens moeten de risico's en bijwerkingen bekend zijn. Daarnaast moeten de eventuele risico's en bijwerkingen opwegen tegen het therapeutisch effect. De effectiviteit van DBS is voldoende bewezen voor bijvoorbeeld primaire dystonie, essentiële tremor, de ZvP en OCS. Voor andere aandoeningen wordt de effectiviteit nog onderzocht en kan DBS alleen plaatsvinden in het kader van wetenschappelijk onderzoek, en in instellingen die de zorgvuldigheid van dergelijk onderzoek kunnen waarborgen. Relevante onderzoeksethische overwegingen worden later besproken.

Van stimulatie van de meeste targets zijn de bijwerkingen tegenwoordig bekend. Zo kan STN stimulatie gepaard gaan met enerzijds ontremd gedrag en anderzijds met apathie. Door verbeterde kennis van anatomische circuits en elektrodeplaatsing lijken dergelijke complicaties de laatste jaren minder voor te komen. Voor nadere informatie over de effectiviteit, de risico's en bijwerkingen van de verschillende vormen van DBS wordt verwezen naar de respectievelijke hoofdstukken.

Om veilig te stellen dat de therapeutische voordelen opwegen tegen de potentiële nadelen, is een zorgvuldige indicatiestelling en patiëntenselectie geboden. Deze vindt bij voorkeur plaats binnen een multidisciplinair behandelteam en in overleg met de patiënt. Een multidisciplinair behandelteam heeft het voordeel dat vele expertises gecombineerd worden en de verschillende gezichtspunten aan de orde komen (zie ook ►H. 7). Daarenboven lijkt het van belang voor het welzijn van patiënten, dat zij ook na een succesvolle implantatie en stimulatie begeleid worden en leren omgaan met de mogelijk uiteenlopende effecten die zowel betrekking kunnen hebben op het oorspronkelijke behandeldoel als op andere aspecten die het fysieke en psychische welbevinden raken. Een van de potentiele bijwerkingen die in de literatuur veel aandacht heeft gekregen en geleid heeft tot ethische discussies is de reeds besproken verandering van persoonlijke identiteit of persoonlijkheid ten gevolge van DBS. Voor zover deze verandering vergelijkbaar is met andere veranderingen in de (narratieve) identiteit van een patiënt door het leven heen, hoeft dit niet te worden beschouwd als ethisch problematisch. In de aangehaalde casuïstiek worden echter ook gevallen beschreven waarbij de bijwerkingen in psychiatrische termen gezien worden als stimulatiegebonden gedragsstoornissen en niet als een verandering van persoonlijkheid of persoonlijke identiteit. Hierbij kan het gaan om hypomane ontremming, depressieve klachten, apathie of depersonalisatie. Dergelijke gedragsstoornissen zijn vaker beschreven, met name bij patiënten die met STN-DBS behandeld werden [18]. Ook deze psychiatrische symptomen werden aanvankelijk ten onrechte als 'burden of normality' beschouwd (zie eerder), een gevolg van de herwonnen levenskwaliteit [16]. Inmiddels is echter duidelijk dat dergelijke bijwerkingen zijn gerelateerd aan de locatie en intensiteit van de stimulatie en ook omkeerbaar zijn wanneer de stimulatieparameters aangepast worden of de stimulatie wordt gestaakt. In psychiatrische zin is hier dus geen sprake van persisterende persoonlijkheidsverandering, of anders gezegd van een verandering van de numerieke identiteit, maar van stimulatiegebonden bijwerkingen [19]. Dan blijft echter de vraag hoe deze nadelige bijwerkingen moeten worden afgewogen tegen de voordelen van de stimulatie. Een dergelijke afweging kan voor verschillende patiënten verschillend uitvallen. Dit hangt af van hun persoonlijke situatie, maar ook van hun voorkeuren voor de manier waarop zij hun leven willen vormgeven. Een complicerende uitzondering zou wellicht wel moeten worden gemaakt voor patiënten die bijwerkingen vertonen die niet zozeer, of niet uitsluitend, voor henzelf als wel voor derden schadelijk kunnen zijn, zoals een verhoogde agressie of een verhoogd libido. Vanuit ethisch perspectief is het daarom geboden in dergelijke gevallen ook rekening te houden met de belangen van dergelijke derde partijen [20].

Hoe moeilijk het kan zijn een ethisch verantwoorde beslissing te nemen en te bepalen wat in het leven van een specifieke patiënt moet gaan gelden als 'weldoen' en wat als 'niet-schaden' laat de volgende casus, beschreven door Leentjens et al. [21], goed zien. Een 62-jarige man, bekend met de ZvP, werd drie jaar na de start van STN-DBS opgenomen op de afdeling Psychiatrie in verband met een stimulatiegerelateerd maniform beeld dat niet bleek te reageren op behandeling met een stemmingsstabilisator en dat leidde tot chaotisch gedrag, megalomanie, ernstige financiële schulden en wilsonbekwaamheid. Aanpassing van de stimulatieparameters en staken van de stimulatie leidden wel tot verdwijnen van het ontremde beeld en herstel van het zelfinzicht en oordeelsvermogen, maar ging gepaard met een ernstige toename van de motorische verschijnselen en bedlegerigheid. Uiteindelijk bleek geen therapeutische marge meer aanwezig tussen beide toestanden en waren er slechts twee beleidsalternatieven. Patiënt zou ofwel opgenomen worden in een somatisch verpleeghuis in verband met ernstige invalidering, maar in goede geestelijke conditie, ofwel patiënt zou opgenomen worden op een verblijfsafdeling in een psychiatrisch ziekenhuis, in motorisch redelijke conditie en ADL-zelfstandigheid, maar met euforie en manische ontremming. Uitgebreide ethische afweging volgde in een multidisciplinaire discussie met de Commissie Medisch Ethische Aangelegenheden van het ziekenhuis. Beoordeeld moest worden welke toestand meer recht deed aan het welzijn van deze patiënt, en welke toestand hem minder schaadde. Tijdens het staken van de stimulatie, in een toestand waarin de patiënt wilsbekwaam werd geacht, koos hij voor het tweede alternatief: opname in een psychiatrisch ziekenhuis. Afgesproken werd zijn stimulatie ieder half jaar uit te zetten om zijn keuze opnieuw te toetsen en te bespreken. Uiteindelijk werd hij, conform zijn wil, met een rechterlijke machtiging overgeplaatst naar het regionale psychiatrische ziekenhuis.

Gedegen kwalitatief onderzoek naar de wijze waarop patiënten behandeling met DBS ervaren is dringend nodig om beter te kunnen beoordelen wanneer en om welke redenen DBS als een belangrijke bijdrage aan het eigen welbevinden ervaren wordt en ook wat de grenzen zijn die bij het aanbieden, doorvoeren en voortzetten van deze behandeling gerespecteerd moeten worden [22].

## Autonomie

Elk individu heeft recht op 'onaantastbaarheid van het lichaam' (artikel 11 Grondwet voor het Koninkrijk der Nederlanden) en 'lichamelijke en geestelijke integriteit' (artikel II-63 van de Europese Grondwet). De patiënt heeft dus recht op zelfbeschikking, en het recht van de arts om een behandeling uit te voeren is gebaseerd op geïnformeerde toestemming van de patiënt. Dit houdt in dat net als bij iedere andere vorm van behandeling de patiënt door de arts, of, indien van toepassing, een multidisciplinair behandelteam, adequaat en voldoende moet worden voorgelicht over de effectiviteit, risico's en bijwerkingen van de voorgestelde behandeling. Uiteindelijk beslist de patiënt echter zelf of hij of zij wel of niet met DBS behandeld wil worden,

indien dit geïndiceerd is. De arts dient in principe de wil van de patiënt te volgen, ook als deze niet overeenkomt met zijn eigen advies [23]. Dit principe geldt niet alleen bij de indicatiestelling van DBS, maar ook bij problemen of complicaties die zich in de loop van de behandeling voordoen. Hierbij kan gedacht worden aan vragen die zich voordoen wanneer de DBS niet of onvoldoende effectief is: moet de stimulator uitgezet worden? Moeten de elektroden verwijderd worden? Moet heroperatie met repositie van de elektroden in een ander stimulatietarget overwogen worden? Ook in het geval van bijwerkingen of complicaties, zoals het ontremde gedrag in de hiervoor beschreven casus, heeft de patiënt uiteindelijk het laatste woord over hoe de behandeling verder moet. De arts moet daarbij ook controleren, of de patiënt de gegeven informatie heeft begrepen. Er moet vooral worden voorkomen dat patiënten irreële of te optimistische verwachtingen van de ingreep hebben. Dergelijke verwachtingen kunnen geïnduceerd worden door te enthousiaste behandelaars, maar ook door te rooskleurige berichtgeving in de media [24]. Een ander punt betreft de verplichting van de arts om een inschatting te maken van de wilsbekwaamheid van de patiënt ten aanzien van deze beslissing. Dit was bijvoorbeeld relevant in de beschreven casus van de man die manisch en wilsonbekwaam gedrag vertoonde, zodra hij met DBS behandeld werd. Dit kan in de toekomst nog nadrukkelijker relevant worden als mogelijk ook neuropsychiatrische en neurogerontologische aandoeningen met DBS worden behandeld. Het waarborgen van de autonomie van de patiënt vereist dan óf dat de arts de patiënt eerst in een wilsbekwame toestand brengt, alvorens verdergaande beslissingen over de behandeling te nemen, óf dat een wettelijke vertegenwoordiger gezocht wordt die in het belang van de patiënt optreedt.

## Rechtvaardigheid

Rechtvaardigheid houdt in dat de arts voor alle patiënten dezelfde criteria hanteert bij de indicatiestelling van de behandeling en dat hij bewust met schaarse economische middelen omgaat. Dit kan vereisen dat bepaalde (groepen van) patiënten worden geprioriteerd bij het aanbieden van DBS. Het meest rechtvaardig lijkt het daarbij te zijn patiënten voorrang te geven die de meest ernstige symptomen laten zien en bij wie de kans op genezing of verbetering het grootst is. Het moge duidelijk zijn dat deze twee vereisten niet altijd hoeven samen te gaan. Ook dan geldt echter dat ervan moet worden afgezien om patiënten om andere dan behandeltechnisch relevante redenen te prioriteren of achter te stellen.

Rechtvaardigheid houdt ook in dat de continuïteit van de behandeling van de patiënt, indien eenmaal overgegaan is tot DBS, gewaarborgd is. Patiënten zijn, met name voor de minder gangbare indicaties, afhankelijk van een heel beperkt aantal behandelcentra en behandelaars. In deze centra moet de zorg zo geregeld zijn dat er altijd behandelaars met expertise aanwezig zijn en de patiënt er altijd terechtkan, ook met acute problemen. Behandeling moet niet afhangen van de expertise van één enkele behandelaar, maar binnen het team moet de behandeling overgenomen kunnen worden in geval van ziekte, afwezigheid of pensionering.

## Ethiek in wetenschappelijk onderzoek met DBS

Een ander belangrijk onderwerp dat vanuit ethisch perspectief aandacht verdient is medisch wetenschappelijk onderzoek met DBS bij nieuwe en nog niet bewezen indicaties. Hiertoe behoren onder andere de depressieve stoornis, verslavingsstoornissen, de ziekte van Alzheimer en anorexia nervosa. Voor die indicaties kan DBS alleen plaatsvinden in het kader van wetenschappelijk onderzoek en in instellingen die de zorgvuldigheid van dergelijk onderzoek kunnen waarborgen. Onderzoek met DBS moet uiteraard voldoen aan de criteria vastgelegd in de Verklaring van Helsinki en aan de gangbare standaarden van 'Good Clinical Practice' [25, 26]. De ethische principes die aan deze richtlijnen ten grondslag liggen komen voor een belangrijk deel overeen met de ethische principes van de medische behandelcontext en omvatten zowel het vereiste van het recht op autonomie en geïnformeerde toestemming als een afweging van de mogelijke voor- en nadelen. Onderzoeksdeelnemers moeten beschermd worden tegen onnodige gevaren, maar tegelijkertijd moet het onderzoek ook nieuwe inzichten opleveren en ten goede kunnen komen aan toekomstige patiënten. De kwaliteit en transparantie van het onderzoek moeten daartoe eveneens gewaarborgd worden.

Een probleem in de ontwikkeling van DBS is dat bij nieuwe indicaties de klinische toepassing steeds vaker vooruit lijkt te lopen op het beschikbare wetenschappelijk bewijs voor de effectiviteit. Klinische toepassing lijkt steeds meer gebaseerd op ziektegeschiedenissen of kleine 'case series', die als onderzoek gepubliceerd worden. Een dergelijke praktijk verdoezelt echter dat het hierbij niet gaat om bewezen effectieve behandelingen waarvan tevens de risico's en bijwerkingen bekend zijn. Bovendien bestaat het risico van publicatiebias, wat de risico's voor patiënten in feitelijk experimentele behandelsettings vergroot. Een voorbeeld van een dergelijke publicatiebias is de effectiviteit van DBS als behandeling van therapieresistente depressies: terwijl gevalsbeschrijvingen en 'case series' grote effectiviteit rapporteerden, werd dit in gecontroleerde dubbelblinde gerandomiseerde klinische onderzoeken niet bevestigd (zie ▶ H. 18). Om die reden zijn er voorstanders om voor niet-erkende indicaties centrale case registers op te stellen, waarin alle patiënten geregistreerd worden [23].

Dat neemt niet weg, dat ook het onderzoek zelf aan een aantal ethische vereisten moet voldoen. Bij onderzoek met DBS moet speciale aandacht geschonken worden aan de selectie van onderzoeksdeelnemers, informatieverstrekking en de informed consent procedure [27]. Gezien de invasiviteit van de bij DBS-onderzoek gebruikte procedure en omdat de risico's en bijwerkingen verhoudingsgewijs groot kunnen zijn, is het doorgaans belangrijk alleen die deelnemers toe te laten tot het onderzoek bij wie de te behandelen aandoening zeer ernstig is en voor wie alternatieve behandelingen niet effectief bleken [16]. Alleen indien er reeds ruime ervaring met DBS bij de betreffende behandelindicatie is, en er sterke wetenschappelijke argumenten zijn, zoals bij de eerdergenoemde EARLYSTIM-studie, kan van dit principe worden afgeweken. Bij het verstrekken van informatie moet men er zeker van zijn dat de potentiële deelnemer de informatie goed begrijpt en

reële verwachtingen heeft over de mogelijkheden en beperkingen van een experimentele behandeling. Met name de 'therapeutische misconceptie' moet zoveel mogelijk voorkomen of ontkracht worden. Deze 'therapeutische misconceptie' houdt in dat patiënten er intrinsiek van uitgaan dat deelname aan wetenschappelijk onderzoek therapeutische voordelen voor hen heeft, terwijl het meest belangrijke doel van het onderzoek verdere kennisverwerving en mogelijke voordelen voor toekomstige patiënten inhoudt. Vooral therapieresistente psychiatrische patiënten die voor neurochirurgische beoordeling verwezen worden kunnen irreëel hoge verwachtingen hebben van de nieuwe therapiemogelijkheid [28]. Daarnaast kan de te behandelen psychiatrische stoornis het vermogen om geïnformeerde toestemming te geven aantasten, bijvoorbeeld in het geval van een chronische depressie of de ziekte van Alzheimer [28]. Ten slotte moet het duidelijk zijn dat de motivatie van patiënt om aan onderzoek deel te nemen van hemzelf komt en er geen sprake is van externe motivatie door druk van partner, familie of mantelzorgers [28]. Om deze gevaren te beperken, is het belangrijk dat experimentele behandelingen met DBS, dat wil zeggen voor aandoeningen waarbij de effecten nog niet bewezen effectief zijn, alleen wordt uitgevoerd in onderzoekscentra die ingebed zijn in een onderzoekssetting en gebaseerd zijn op een onderzoeksprotocol dat tevens door een onafhankelijke Medisch Ethische Toetsingscommissie is getoetst. Een klinische praktijk die op onderzoeksresultaten vooruitloopt is vanuit onderzoeksethisch oogpunt zeer problematisch. Het verschil tussen behandeling en onderzoek vervaagt, waardoor de bescherming van onderzoeksdeelnemers gevaar loopt. Bovendien werkt een dergelijke setting het probleem van de therapeutische misconceptie in de hand. Grootschaliger gerandomiseerd onderzoek, gebaseerd op adequate powerberekingen is nodig om DBS bij nieuwe indicaties dezelfde wetenschappelijke basis te geven als bij medicatieresistente bewegingsstoornissen. Daarnaast is er nog te weinig kwalitatief onderzoek voorhanden dat op een betrouwbare, niet anekdotische manier het patiëntperspectief onderzoekt [3, 8, 22]. Alleen wanneer dergelijke informatie beschikbaar komt, kan voldoende wetenschappelijke onderbouwing verzameld worden om DBS blijvend deel te laten uitmaken van het behandelarsenaal van specifieke neurologische of psychiatrische aandoeningen.

## Een bijzondere groep patiënten: DBS bij kinderen

DBS wordt tegenwoordig niet alleen toegepast bij volwassenen. Ook kinderen met bepaalde aandoeningen worden met DBS behandeld, zoals in het geval van de primaire of secundaire dystonie. Ook de medicatieresistente epilepsie is in de toekomst een mogelijke behandelindicatie. Vanuit ethisch oogpunt wordt hierbij extra zorgvuldigheid gevraagd, als het gaat om het afwegen van mogelijke voor- en nadelen van deze behandelvorm [29, 30]. Kinderen zijn wilsonbekwaam en zijn als zodanig een bijzonder kwetsbare groep patiënten. Dat alleen is uiteraard geen reden om hen bij voorbaat van een mogelijk effectieve behandeling uit te sluiten. Ouders spelen hierin een belangrijke rol en het is in principe aan hen om een besluit te nemen over de behandeling van hun kind, en dat bij voorkeur in overleg met en na instemming van hun kind. Dit laatste kan uiteraard lastig zijn als het kind mentaal geretardeerd is. Hierbij kan gedacht worden aan een ernstige secundaire dystonie bij een cerebrale parese. In het algemeen moet in acht worden genomen dat onderzoek bij kinderen tot nog toe schaars is en de behandeling van kinderen dus altijd in een onderzoekscontext plaatsvindt. Dat impliceert dat men bij DBS-behandelingen bij kinderen de eerdergenoemde onderzoeksethische vereisten in acht moet nemen. Verder moet er bij kinderen overwogen worden of de ernst van de aandoening met het ouder worden van het kind minder wordt of zelfs spontaan geneest, zoals bij het syndroom van GTS, of dat de aandoening alleen vroeg en op jonge leeftijd behandeld kan worden, bijvoorbeeld de primaire dystonie op kinderleeftijd, die onbehandeld irreversibele schade kan veroorzaken. In het eerste geval kan het geboden zijn met het aanbieden van de behandeling te wachten tot het kind volwassen is, terwijl het in het tweede geval gerechtvaardigd kan zijn, zo niet vereist is, om tot behandeling over te gaan. Ten slotte moet in overweging genomen worden, dat het brein bij kinderen nog niet volgroeid is en de elektrodepositie bij groei van het brein suboptimaal kan zijn of heroperatie voor repositionering van elektroden nodig kan zijn. De ethische beoordeling van DBS-behandelingen bij kinderen is dus een complexe aangelegenheid, waarbij niet alleen de leeftijd en de groeiende competentie van het kind een rol moeten spelen, maar ook de aard van de aandoening en de daarmee gepaard gaande vooruitzichten op hetzij potentiële remissie hetzij irreversibele schade.

## Conclusies

Diepe hersenstimulatie is een behandeling die bij uitbehandelde patiënten met specifieke neurologische of psychiatrische aandoeningen effectief kan zijn en tot verbetering van de kwaliteit van leven kan leiden. Ethische problemen die zich rondom deze behandeling voordoen zijn over het algemeen niet wezenlijk anders dan de problemen die zich voordoen bij andere medische behandelingen. Gezien de meer ingrijpende en invasieve aard van de behandeling is wel extra zorgvuldigheid vereist bij de indicatiestelling en bij beslissingen over het staken van de therapie. Beslissingen dienaangaande worden bij voorkeur multidisciplinair en in overleg met de patiënt genomen. Wanneer deze aanbevelingen, evenals de richtlijnen opgesteld door de beroepsverenigingen, gevolgd worden dan is DBS een waardevolle aanvulling op het reguliere behandelarsenaal voor een beperkt aantal neurologische en psychiatrische indicaties.

## Literatuur

1 Temel Y, Hescham SA, Jahanshahi A, Janssen MLF, Tan SKH, Overbeeke JJ van, et al. Neuromodulation in psychiatric disorders. Int Rev Neurobiol. 2012;107:283–314.

2 Smit JV, Plantinga BR, Janssen MLF, Ackermans L, Oosterloo M, Duits AA, et al. Diepe hersenstimulatie: de stand van zaken. Tijdschrift voor Neurologie en Neurochirurgie. 2014;115:120–5.

3 Bell E, Mathieu G, Racine E. Preparing the ethical future of deep brain stimulation. Surg Neurol. 2009;72:577–86.

4 Synofzik M, Schlaepfer TE. Stimulating personality: ethical criteria for deep brain stimulation in psychiatric patients and for enhancement purposes. Biotechnol J. 2008;3:1511–20.

5 Bejjani BP, Arnulf I, Thivard L, Bonnet AM, Dormont D, Cornu P, et al. Transient acute depression by high-frequency deep-brain stimulation. New Engl J Med. 1999;340(19):1476–80.

6 Daniels C, Volkman J. Neuropsychiatric side effects of deep brain stimulation in Parkinson's disease. In: Denys D, Feenstra M, Schuurman R, editors. Deep brain stimulation: a new frontier in psychiatry. Heidelberg: Springer; 2012. p. 159–73.

7 Deuschl G, Schüpbach M, Knudsen K, Pinsker MO, Cornu P, Rau J, et al. Stimulation of the subthalamic nucleus at an earlier disease stage of Parkinson's disease: concept and standards of the EARLYSTIM-study. Parkinsonism Relat Disord. 2013;19(1):56–61.

8 Schüpbach M, Gargiulo M, Welter ML, Mallet L, Béhar C, Houeto JL, et al. Neurosurgery in parkinson's disease: a distressed mind in a repaired body? Neurology. 2006;66:1811–6.

9 Kramer P. Listening to Prozac. A psychiatrist explores antidepressant drugs and the remaking of the self. New York: Penguin Books; 1993.

10 Singh I. Not robots: children's perspectives on authenticity, moral agency and stimulant drug treatments. J Med Ethics. 2013;39(6):359–66.

11 Baylis F. 'I am who I am': on the perceived threats to personal identity from deep brain stimulation. Neuroethics. 2013;6:513–26.

12 Kraemer F. Authenticity or autonomy? When deep brain stimulation causes a dilemma. J Med Ethics. 2013;39(12):757–60.

13 Kraemer F. Me, myself and my brain implant. Deep brain stimulation raises questions of personal authenticity and alienation. Neuroethics. 2013;6:483–97.

14 Schechtman M. Philosophical reflections on narrative and deep brain stimulation. J Clin Ethics. 2010;21:133–6.

15 Witt K, Kuhn J, Timmermann L, Zurowski M, Woopen C. Deep brain stimulation and search for identity. Neuroethics. 2013;6:499–511.

16 Schermer M. Ethical issues in deep brain stimulation. Front Integr Neurosci. 2011;5(1–5):17.

17 Beauchamps T, Childress J. Principles of biomedical ethics. Oxford: Oxford University Press; 1979.

18 Deuschl G, Herzog J, Kleiner-Fisman G, Kubu C, Lozano AM, Lyons KE, et al. Deep brain stimulation: postoperative issues. Mov Disord. 2006;21(suppl 14):S219–37.

19 Voon V, Kubu C, Krack P, Houeto JL, Tröster AI. Deep brain stimulation: neuropsychological and neuropsychiatric issues. Mov Disord. 2006;21(suppl 14):S305–27.

20 Müller S, Walter H, Christen M. When benefitting a patient increases the risk for harm for third persons – the case of treating pedophilic Parkinsonian patients with deep brain stimulation. Int J Law Psychiatry. 2014;37(3):295–303.

21 Leentjens AFG, Visser-Vandewalle V, Temel Y, Verhey FRJ. Manipuleerbare wilsbekwaamheid: een ethisch probleem bij electrostimulatie van de nucleus subthalamicus voor ernstige ziekte van Parkinson. Ned Tijdschr Geneeskd. 2004;148(28):1394–8.

22 Haan S de, Rietveld E, Stokhof M, Denys D. The phenomenology of deep brain stimulation-induced changes in OCD: an enactive affordance-based model. Front Hum Neurosci. 2013;7(1–14):653.

23 Synofzik M. Neue Indikationen fuer die tiefe Hirnstimulation. Nervenartzt. 2013;84:1175–82.

24 Gilbert F, Ovadia D. Deep brain stimulation in the media: over-optimistic portrayals call for a new strategy involving journalists and scientists in ethical debates. Front Integr Neurosci. 2011;5(article 16):1–6.

25 World Medical Association (WMA). WMA declaration of Helsinki – Ethical priciples for medical research involving human subjects. Helsinki 1964 (last updated 2008) [cited 9 januari 2012]. Geraadpleegd via ► http://www.wma.net/en/30publications/10policies/b3/.

26  International Conference on Harmonisation of Technical Requirements for Registration of Pharmaceuticals for Human Use [cited 15 Sept 2014]. Geraadpleegd via: ► http://www.ich.org/products/guidelines.html.

27  Bell E, Maxwell B, McAndrews M, Sadikot A, Racine E. Deep brain stimulation and ethics: perspectives from a multisite quality study of Canadian neurosurgical centers. World Neurosurg. 2011;76:537–47.

28  Lipsman N, Giacobbe PMB, Lozano AM. Informed consent for clinical trials of deep brain stimulation in psychiatric disease: challenges and implications for trial design. J Med Ethics. 2012;38:107–11.

29  Focquaert F. Pediatric deep brain stimulation, a cautionary approach. Front Integr Neurosci. 2011;5(1–2):9.

30  Focquaert F. Deep brain stimulation in children; Parental authority versus shared decision making. Neuroethics. 2013;6:447–55.

# Diepe hersenstimulatie bij de ziekte van Parkinson

*Teus van Laar, Vincent Odekerken en Rob de Bie*

**Samenvatting**

Diepe hersenstimulatie ('deep brain stimulation', DBS) voor de ziekte van Parkinson kan worden overwogen bij patiënten met responsfluctuaties, als aanpassingen in het medicatieschema onvoldoende helpen. DBS verbetert vooral de motorische symptomen, zoals tremor, bradykinesie en rigiditeit. Daarnaast is de tijd die patiënten in de off-fase doorbrengen na DBS korter. Verder kan de medicatie vaak worden verminderd en nemen de dyskinesieën af. De belangrijkste risico's van DBS zijn een (zelden voorkomend) intracerebraal hematoom, infectie, apparatuurgerelateerde complicaties en cognitieve en/of gedragsstoornissen. Er zijn verschillende doelgebieden voor diepe hersenstimulatie onderzocht. De nucleus subthalamicus ('subthalamic nucleus', STN) lijkt de meest effectieve keuze. Recent onderzoek heeft aangetoond, dat ook in een vroegere fase van de ziekte, als responsfluctuaties beginnen op te treden, DBS beter werkt dan alleen medicatie voor het verminderen van de motorische symptomen en verbeteren van de kwaliteit van leven. Hierdoor neemt het aantal patiënten dat in aanmerking komt voor DBS toe.

© Bohn Stafleu van Loghum, onderdeel van Springer Media BV 2016
Y. Temel, A.F.G. Leentjens, R.M.A. de Bie (Red.), *Handboek diepe hersenstimulatie bij neurologische en psychiatrische aandoeningen*, DOI 10.1007/978-90-368-0959-7_10

## Inleiding

De ziekte van Parkinson (ZvP) is een neurodegeneratieve ziekte die wordt gekenmerkt door bradykinesie, tremor en rigiditeit [1, 2]. Deze symptomen worden veroorzaakt door een tekort aan dopamine als gevolg van degeneratie van de substantia nigra. Behalve de hiervoor genoemde symptomen van de motoriek kunnen patiënten last krijgen van pijn, gestoorde houdingsreflexen, autonome functiestoornissen (zoals speekselvloed, obstipatie en orthostatische hypotensie), slaapstoornissen, cognitieve stoornissen en psychiatrische symptomen [1, 2]. Patiënten met vergevorderde ZvP worden veelal gehinderd door medicatiegeïnduceerde motorische responsfluctuaties (verder 'responsfluctuaties' genoemd) [1, 2]. Ze ervaren plotselinge en onvoorspelbare overgangen tussen veel parkinsonisme (de 'off-fase') en weinig parkinsonisme (de zogenoemde 'on-fase'). Tijdens de on-fase kunnen patiënten hinderlijke dyskinesieën ervaren. Veel patiënten hebben op een bepaald moment onvoldoende baat bij een aanpassing van het medicatieschema. In dat geval kan diepe hersenstimulatie ('Deep brain stimulation', DBS) als behandeloptie worden overwogen [2].

DBS is een techniek die sinds begin jaren negentig gebruikt wordt voor de behandeling van ZvP [3] en inmiddels zijn er wereldwijd meer dan 100.000 patiënten met ZvP behandeld met DBS. In Nederland zijn er momenteel ongeveer 45.000 patiënten met ZvP. Van hen zijn de afgelopen jaren ongeveer 100 ZvP-patiënten per jaar behandeld met DBS, vooral van de nucleus subthalamicus ('subthalamic nucleus', STN). De afgelopen twee jaar zijn deze aantallen verder toegenomen naar ongeveer 150 patiënten per jaar, wat vooral toegeschreven kan worden aan de resultaten van onderzoek. Dit liet zien dat in een eerder stadium toepassen van STN DBS betere resultaten geeft dan doorgaan met de standaardbehandeling met medicijnen [4].

## Indicatiestelling

Een goede selectie van geschikte patiënten voor DBS is cruciaal voor het uiteindelijke effect.

De schatting is dat ongeveer 30 % van de niet-geslaagde DBS-procedures is te wijten aan suboptimale patiëntenselectie [5]. Elke potentieel geschikte patiënt voor behandeling met 'advanced therapy' dient goed geïnformeerd te worden over de mogelijkheden. Deze behandelmogelijkheden zijn DBS, levodopa/carbidopa intestinale gelinfusie en subcutane apomorfine-infusie. Als de keuze is gevallen op DBS, zal een beoordeling voor de indicatie plaatsvinden door een multidisciplinair team. Dit team dient ten minste te bestaan uit een neuroloog, neurochirurg, neuropsycholoog en bij voorkeur ook een psychiater. In bijna alle DBS-teams is een specialistisch parkinsonverpleegkundige aanwezig, die onder andere een coördinerende taak heeft. Desgewenst kunnen andere specialisten op indicatie aan het team worden toegevoegd.

Het traject naar DBS toe begint met een poliklinische evaluatie door een neuroloog, waarna bijvoorbeeld een tweedaagse screeningsopname volgt indien er een indicatie lijkt te zijn voor DBS. Tijdens de opname worden de parkinsonsymptomen en eventueel dyskinesieën gestandaardiseerd beoordeeld tijdens een off- en on-fase. Verder vindt beoordeling plaats van cognitie, een psychiatrische evaluatie, een MRI- of CT-hersenen en aanvullend onderzoek zoals bepaling van stollingsparameters en ECG.

## Medicatiegeïnduceerde motorische responsfluctuaties en tremor

De belangrijkste indicaties voor DBS bij de ZvP zijn beperkingen in het dagelijks leven als gevolg van responsfluctuaties en medicatieresistente tremor [6–10]. De indicaties en contra-indicaties voor DBS zijn samengevat in ◘tab. 10.1. DBS van de STN imiteert het effect van dopaminerge medicatie en heeft een gunstig effect op bradykinesie, tremor, rigiditeit en pijn [6–10]. Als één van deze symptomen tot beperkingen in het dagelijks leven leidt, ondanks medicamenteuze behandeling, is DBS te overwegen. Omdat het maximale effect van STN DBS nagenoeg gelijk is aan het maximale effect van dopaminerge medicatie, functioneren patiënten in principe na de operatie niet beter dan ze voor de operatie op hun best functioneerden (beste on-fase). Alleen voor tremor is DBS effectiever dan medicatie. Tremor wordt ook in de volgende paragraaf besproken en in ▸H. 12. Het verschil met orale medicatie is dat STN DBS continu effectief is, met als gevolg minder schommelingen gedurende de dag. Praktisch betekent dit dat de symptomen in de off-fase (medicatie werkt niet) kunnen verbeteren en in de on-fase (medicatie werkt heel goed) niet tot zeer weinig. Bij patiënten met een groot verschil in functioneren tussen off- en on-fase is daarom veel ruimte voor verbetering met DBS [6–11]. Patiënten met weinig klachten in de off-fase (en die dan ADL-zelfstandig zijn) hebben weinig te verwachten van DBS en dit geldt ook voor patiënten die tijdens de beste on-fase zeer invalide zijn.

## Tremor

Het effect van DBS op tremor is niet gecorreleerd aan het effect van dopaminerge medicatie op de tremor [12]. Patiënten met de ZvP en een invaliderende tremor, ondanks een maximale dosis medicatie, kunnen dus zeker baat hebben bij DBS. DBS in de nucleus ventralis intermedius (VIM) heeft een gunstig effect op tremor. Bij tremor als gevolg van ZvP worden de elektrodes echter meestal in de STN geplaatst. Dit vermindert de tremor en heeft daarnaast een gunstig effect op de bradykinesie die patiënten vaak ook hebben of in de nabije toekomst krijgen. Als STN-chirurgie niet mogelijk is, bijvoorbeeld bij een oudere patiënt met cognitieve stoornissen, en de patiënt een hinderlijke tremor heeft met weinig bradykinesie, kunnen de elektrodes in de VIM gelegd worden [13]. Als er een contra-indicatie is voor behandeling met DBS, kan een unilaterale thalamotomie overwogen worden.

**Tabel 10.1**    Indicaties en contra-indicaties voor behandeling van de ziekte van Parkinson met DBS.

**indicaties**

– medicatiegeïnduceerde motorische responsfluctuaties en beperkingen door bradykinesie, pijn, dystonie en/of dyskinesieën

– invaliderende tremor ondanks medicamenteuze behandeling

**contra-indicaties**

– ernstige beperkingen tijdens on-fase (bijvoorbeeld door balansstoornissen)

– ernstige cognitieve stoornissen (bijvoorbeeld Mattis Dementia Rating Scale score lager dan 120)

– actieve psychose of depressie

– contra-indicatie voor een neurochirurgische ingreep, zoals gebruik van antistolling die niet tijdelijk onderbroken kan worden, ernstige hypertensie, en dysfagie

## Dyskinesieën

DBS kan een onderdrukkend effect uitoefenen op dyskinesieën [6–10, 14]. In de eerste periode na de operatie kan STN DBS dyskinesieën echter juist doen toenemen. In het algemeen wordt dit gezien als een positief fenomeen, omdat dit betekent dat het contactpunt goed geplaatst is in het motorische deel van de STN. Met STN DBS kan de dopaminerge medicatie met gemiddeld 30 % worden verlaagd. De medicatiegeïnduceerde dyskinesieën nemen dan vaak ook aanzienlijk af [6–10, 14].

## Psychiatrische symptomen

Een actieve depressie en psychose zijn contra-indicaties voor behandeling met DBS. Een vervelende bijwerking van dopaminerge medicatie, en dan vooral van de dopamineagonisten, zijn impulscontrolestoornissen [15]. Impulscontrolestoornissen ('impulse control disorder', ICD) zijn bijvoorbeeld hyperseksualiteit, pathologisch gokken, compulsief kopen en eetbuistoornissen. Deze kunnen een grote relationele, financiële en/of sociale impact hebben. Er zijn diverse onderzoeken die een toename van impulscontrolestoornissen na DBS laten zien [16]. Meer recente data suggereren echter een significant positief effect van STN DBS op bestaande ICD-symptomen [17]. Patiënten met impulscontrolestoornissen als gevolg van een dopamineagonist die niet zelfstandig kunnen functioneren zonder de betreffende dopamineagonist, kunnen met STN DBS worden behandeld [18]. Als men na de operatie kan stoppen met de dopamineagonist, nemen de impulscontrolestoornissen in het algemeen af of verdwijnen. Het risico van te snel afbouwen of abrupt stoppen van dopamineagonisten is het ontstaan van het dopamineagonist onttrekkingssyndroom (in het Engels: 'dopamine agonist withdrawal syndrome'). Daarom moet dit zeer geleidelijk worden afgebouwd.

## Wat wordt niet/weinig beter met DBS

Het effect van DBS op symptomen van de ZvP die mede het gevolg zijn van degeneratie van andere hersenkernen dan de substantie nigra, is onzeker. Balansstoornissen en niet-levodoparesponsieve freezing verbeteren bijvoorbeeld niet. Bij cognitieve stoornissen, vooral traagheid en gestoorde aandacht, is er kans dat de stoornissen toenemen bij behandeling met DBS [19]. Voor symptomen als dysartrie, hypofonie en freezing geldt ook dat de respons op dopaminerge medicatie enigszins voorspelt of DBS deze symptomen doet afnemen [20]. Als deze symptomen de beperkingen van de patiënt grotendeels bepalen, is DBS niet geïndiceerd.

## Wanneer DBS overwegen: leeftijd?

Wat betreft leeftijd is er geen bovengrens voor DBS bij de ZvP. Bij patiënten die ouder zijn dan 70 jaar is DBS in principe ook een effectieve behandeling [7–9]. Belangrijk is echter wel dat bij oudere patiënten de progressie van niet-levodoparesponsieve symptomen en cognitieve stoornissen sneller verloopt [21]. Zelden worden patiënten ouder dan 75 jaar geopereerd, omdat levensverwachting en progressie van de ziekte dan het te verwachten voordeel veelal tenietdoen.

## Wanneer DBS overwegen: vroeg of laat?

DBS werd tot voor kort relatief laat in het ziektebeloop toegepast. In een recent gepubliceerde studie is onderzocht of STN DBS in een vroeger stadium van de ziekte tot gezondheidswinst leidt [4]. 251 patiënten met de ZvP en vroege medicijngeïnduceerde motorische complicaties (gemiddelde leeftijd 52 jaar en ziekteduur 7,5 jaar) werden gerandomiseerd voor behandeling met DBS en medicijnen of voor behandeling met alleen medicijnen. De belangrijkste uitkomstmaat was de verandering op een ziektespecifieke kwaliteit van leven-schaal na twee jaar de 39-item (Parkinson's Disease Questionnaire, afgekort PDQ-39). De patiënten in de DBS-groep verbeterden gemiddeld 7,8 punten op de PDQ-39, terwijl de patiënten die alleen met medicijnen werden behandeld gemiddeld 0,2 punten verslechterden. Ernstige bijwerkingen traden op bij 54,8 % van de patiënten met DBS en bij 44,1 % van de patiënten met alleen medicamenteuze behandeling. Bij 17,7 % van de patiënten traden ernstige bijwerkingen op die direct gerelateerd waren aan de operatie of het geïmplanteerde materiaal. De resultaten van het onderzoek geven aan dat men DBS eerder in het ziektebeloop kan toepassen. Eerder is in deze studie echter niet vroeg in de ziekte. De minimale ziekteduur om te kunnen deelnemen aan het onderzoek was vier jaar en de gemiddelde ziekteduur van de deelnemers was 7,5 jaar. De deelnemers hadden gemiddeld 1,8 jaar last van responsfluctuaties op het moment van inclusie. Van de patiënten gebruikte 90 % levodopa en een dopamineagonist [4].

De belangrijkste indicator om een operatie te overwegen blijft het ervaren van beperkingen in het dagelijks leven, ondanks optimale behandeling met medicatie. Dit kunnen ook beperkingen in de sociale sfeer of werkgerelateerde beperkingen zijn. Alvorens DBS te overwegen, hoeven ook niet alle medicamenteuze opties geprobeerd te zijn, maar zeker wel levodopa en een dopamineagonist. Ook patiënten met invaliderende eenzijdige klachten kunnen in aanmerking komen voor DBS die dan unilateraal kan worden toegepast.

## Effectiviteit

Er is uitgebreid onderzoek gedaan naar de effectiviteit van DBS bij de ZvP. In ◘ tab. 10.2 zijn de belangrijkste onderzoeken betreffende DBS van de STN samengevat. De gemiddelde ziekteduur van de geopereerde patiënten in deze studies bedroeg zeven tot dertien jaar [4, 6, 7, 9, 10, 22–24]. Bilaterale STN DBS verbeterde het parkinsonisme gemeten met de Unified Parkinson's Disease Rating Scale (UPDRS) motor score met gemiddeld 31 tot 49 % en de gebruikte parkinsonmedicatie (levodopa equivalente dosis) nam af met gemiddeld 23 tot 65 %. Dyskinesieën verbeterden tot zelfs 71 %. Het positieve resultaat is vooral het gevolg van het verbeteren van fysieke parkinsonsymptomen in de off-fase. Dit betekent dat patiënten na DBS vaak minder schommelingen ervaren tussen de off- en on-fase. De tijd die patiënten in de off-fase doorbrengen of waarin ze dyskinesieën ervaren, neemt af [6, 10].

## Nucleus subthalamicus en globus pallidus internus

Er zijn drie gerandomiseerde gecontroleerde studies ('randomized controlled trials', RCT's) verricht waarin bilaterale STN en bilaterale globus pallidus internus (GPi) DBS werden vergeleken. De eerst hiervan, waarin het effect op motorische symptomen in de off-fase werd onderzocht, werd in 2005 gepubliceerd [24]. Twintig patiënten (10 STN, 10 GPi) werden een jaar lang gevolgd, waarbij de STN-groep 48 % verbeterde en de GPi groep 39 %. Dit verschil was echter niet significant. Een veel grotere Amerikaanse RCT uit 2010 (299 patiënten) toonde na 24 maanden een verbetering van de motoriek in de off-fase van ongeveer 26 % in zowel de STN- als de GPi-groep [7, 8, 23]. Opvallend is dat deze verbetering in beide groepen veel minder groot is dan de verbetering in eerdergenoemde onderzoeken [25]. De meest recente RCT uit 2012 had functioneren als primaire uitkomstmaat [10]. De studie gebruikte de AMC Linear disability scale (ALDS) in zowel de off- als on-fase. De ALDS werd 'gewogen' voor de periode van de dag dat patiënten off en on waren, waardoor het functioneren over de gehele dag als één getal kon worden weergegeven. Op deze gewogen ALDS werd een jaar na de operatie geen verschil tussen de beide groepen gevonden. Dit kwam deels door het feit dat de effecten in de off-fase werden verdund in de gewogen score, omdat beide groepen in de on-fase, zoals verwacht, niet verschilden. In de off-fase waren de verschillen tussen de twee behandelgroepen echter zeer groot. In de STN-groep verbeterden de motorische symptomen en het functioneren met ongeveer 50 %, terwijl in

de GPi-groep een verbetering van slechts 25 % werd gevonden. De dyskinesieën verbeterden in beide groepen in dezelfde mate. Een tweede belangrijke bevinding van deze studie was dat in de STN-groep niet méér complicaties voorkwamen op het gebied van stemming, cognitie en gedrag. Dit laatste was ook gevonden in de Amerikaanse RCT uit 2010 [8]. Ook bleek er een veel grotere reductie van medicatie mogelijk te zijn na STN DBS en gebruikten deze patiënten minder stroom, wat kan leiden tot een langere levensduur van de batterij. De auteurs concludeerden op basis van deze bevindingen dat STN DBS meer voordelen lijkt te bieden dan GPi DBS.

## Neveneffecten

DBS-ingrepen kennen een scala aan mogelijke bijwerkingen, waarvan de meeste bij minder dan 5 % van de patiënten voorkomen. De bijwerkingen kunnen verdeeld worden in ingreepgerelateerde bijwerkingen, stimulatiegerelateerde bijwerkingen en bijwerkingen door problemen met het geïmplanteerde materiaal.

## Ingreepgerelateerde bijwerkingen

Van de ingreepgerelateerde bijwerkingen zijn infecties, intracraniële bloedingen en delier de belangrijkste. Infecties zijn beschreven bij 1 tot 15 % van alle geopereerde patiënten en kunnen meestal goed behandeld worden [26]. Dit betekent vrijwel altijd dat onderdelen of het hele DBS-systeem verwijderd moeten worden. Patiënten moeten vervolgens gedurende weken met antibiotica behandeld worden, waarna beoordeling mogelijk is of ze voor een nieuwe DBS-implantatie in aanmerking komen. Intracraniële bloedingen komen in ongeveer 5 % van de DBS-ingrepen voor, waarvan 2 % symptomatisch is. Van deze 2 % leidt de helft tot definitieve uitval of overlijden [26]. Sinds 1995 is in het AMC één patiënt overleden, op ruim 550 geopereerde patiënten. Direct postoperatief heeft 4 tot 8 % van de patiënten een delier [27].

## Stimulatiegerelateerde bijwerkingen

In het traject na de operatie kunnen patiënten last krijgen van dysartrie (5 %), balansproblemen, dubbelzien en spasmen, onder andere als gevolg van prikkeling van de capsula interna. Deze bijwerkingen nemen af bij verlagen van de DBS-instellingen, maar het verlagen van de instellingen geeft dan weer minder verbetering van de parkinsonsymptomen.

Somberheid, apathie en ontremming zijn symptomen die direct door STN DBS veroorzaakt kunnen worden [28]. Meestal verbeteren deze symptomen met aanpassingen van de DBS-instellingen, zoals minder intensieve stimulatie (lagere spanning/stroom) of het gaan gebruiken van een meer dorsaal gelegen contactpunt. In het verleden werden in veel centra de dopamineagonisten systematisch gestopt voor de DBS-operatie en daarna niet herstart. Patiënten kunnen dan last krijgen van

◻ **Tabel 10.2** Samenvatting van de uitkomsten van gerandomiseerde onderzoeken naar het effect van DBS van de STN bij de ziekte van Parkinson.

| studie | aantal patiënten | follow-up (maanden) | leeftijd bij operatie (jaren) | duur medicatie voor operatie (jaren) | % afname UPDRS II[a] | % afname UPDRS III[a] | % afname medicatie in LED[b] | % afname dyskinesieën | % verbetering kwaliteit van leven |
|---|---|---|---|---|---|---|---|---|---|
| Deuschl [6] | 156 | 6 | 60,5 | 13,0 | 39 | 40,0 | 50,0 | 40,0 | 22,7 |
| Follett [8] | 147 | 24 | 61,9 | 11,1 | 15,5 | 33,0 | 31,5 | 44,0 | 10,6 |
| Weaver [23] | 70 | 36 | 60,7 | 11,3 | 6,2 | 30,5 | 35,6 | 55,4 | 8,3 |
| Williams [9] | 174 | 12 | 59,0 | 11,5 | 26,0 | 35,7 | – | 50,0 | 13,3 |
| Schupbach [4] | 124 | 24 | 52,9 | 7,3 | 41,3 | 49,3 | 65,1 | 71,4 | 26,4 |
| Okun [22] | 136 | 12 | 60,6 | 12,1 | – | 37,5 | 34,3 | 50,0 | 17,0 |
| Odekerken [10] | 63 | 12 | 60,9 | 9,5 | 32,9 | 45,7 | 43,5 | 20,8 | 19,4 |
| Anderson [24] | 12 | 12 | 61,0 | 10,3 | 25,9 | 48,0 | 38,0 | 43,5 | – |

*UPDRS*: Unified Parkinson's Disease Rating Scale.
a In off-fase, zonder parkinsonmedicatie, en DBS aan.
b LED: levodopa equivalente dosis.

het 'dopamine agonist withdrawal syndrome' met angst, paniekaanvallen, depressie, agitatie, insomnie en vermoeidheid. Dit syndroom kan men behandelen door herintroductie van de dopamineagonist, eventueel in een lagere dosering [29].

Het cognitief functioneren is een jaar na een DBS-operatie verslechterd bij een derde deel van de patiënten, maar bij de meeste van deze patiënten is dit niet merkbaar in het dagelijks leven [19, 30, 31]. In eerste instantie is de kennis over de effecten van STN DBS op cognitief functioneren gebaseerd op de resultaten van cohortonderzoeken. Recente RCT's laten zien dat ook in controlegroepen met niet-geopereerde patiënten cognitieve verslechtering optreedt [32]. Het extra risico op verslechtering van cognitief functioneren is bij de geopereerde patiënten dan gering.

Ten aanzien van het risico op suïcide lijkt DBS een iets verhoogd risico te geven op zowel pogingen daartoe als op geslaagde suïcides. In een groot retrospectief internationaal multicenter onderzoek naar suïcide bij 5.311 patiënten met STN DBS werd in totaal 0,9 % aan pogingen geregistreerd, waarvan de helft slaagde. Hierbij bleek vooral een postoperatieve depressie de belangrijkste risicofactor voor een geslaagde suïcide te zijn. Vooral eerder aanwezige impulscontrolestoornissen, eerdere suïcidepogingen, een forse verlaging van de dopaminerge medicatie na de operatie en een jonge leeftijd waren risicofactoren voor een poging tot suïcide [33].

Voor de effecten van DBS op het cognitief functioneren verwijzen we naar ▶H. 8.

## Bijwerkingen door problemen met geïmplanteerde materiaal

Patiënten kunnen enig ongemak houden van de geïmplanteerde verbindingskabel en neurostimulator [34]. Een grote meta-analyse met meer dan 6.000 ZvP-patiënten, gedurende tien jaar na DBS gevolgd, toonde bij 15 % van de patiënten een breuk van de elektroden en bij 2 % problemen met de batterij [27].

Bij het beoordelen van de literatuur over bijwerkingen is het van belang goed te kijken naar de wijze waarop de bijwerkingen zijn verzameld en geregistreerd. Het maakt uit of dit een open rapportage was of dat de gegevens verkregen zijn met gestandaardiseerde vragenlijsten. Daarbij ontbreekt in de meeste rapportages informatie over een eventuele relatie met de positionering van de elektroden en de DBS-instellingen. Omdat deze informatie meestal ontbreekt, is een goede vergelijking tussen de diverse onderzoeken vaak niet goed mogelijk.

## Traject met DBS

In de dagen tot weken nadat de apparatuur is geïmplanteerd wordt begonnen met stimuleren. Het duurt meestal tot een half jaar, incidenteel langer, voordat de optimale instelling van de DBS is bereikt. Tegelijkertijd past de behandelaar het medicatieschema aan. Als de optimale DBS-instelling is bereikt, is de verdere behandeling in principe gelijk aan die zonder DBS. Patiënten worden laagfrequent gezien voor beoordeling van

de DBS-instellingen en het batterijgebruik. Het effect van STN DBS is blijvend voor de symptomen die initieel zijn verbeterd, maar geleidelijk kunnen symptomen zoals dysartrie, balansstoornissen en cognitieve stoornissen, die het gevolg zijn van degeneratie buiten de substantia nigra, toenemen en leiden tot ernstige beperkingen in het functioneren [35, 36].

## Discussie

De afgelopen jaren zijn er in Nederland, zoals eerder al vermeld, duidelijk meer DBS-ingrepen voor ZvP verricht dan daarvoor. Dat is een verheugende ontwikkeling, waarbij patiënten ook vroeger dan voorheen worden geopereerd. Vergeleken met de andere 'advanced therapies' zoals levodopa/carbidopa intestinale gelinfusie en subcutane apomorfine-infusie is DBS de goedkoopste behandeling en tevens de best onderzochte behandeling met de langste follow-up data. Helaas zijn er tot nu toe nog geen direct vergelijkende onderzoeken verricht om de drie behandelingen ten opzichte van elkaar te kunnen positioneren.

Er zijn diverse andere belangrijke vragen die nog openstaan en beantwoord moeten worden. De belangrijkste vragen betreffen het moment van optimale timing van de DBS-ingreep, wat is de optimale wijze van instellen en welke methoden zouden gebruikt moeten worden bij welke klachten, hoe behandelen we dopamineresponsieve symptomen en kan DBS daarbij ook een rol spelen en zouden sommige patiënten niet kunnen volstaan met een eenzijdige DBS-behandeling [37].

## Conclusie

DBS geeft een grote verbetering van de motorische symptomen in de off-fase, en daarmee een verbeterd functioneren, bij patiënten met gevorderde ZvP die onvoldoende baat hebben bij medicamenteuze behandeling. Er zijn aanwijzingen dat DBS ook eerder in het ziekteverloop een rol kan spelen, wanneer patiënten door dyskinesieën of off-fase symptomen beperkt worden. DBS van de STN lijkt meer voordelen te bieden dan DBS van de GPi. De mogelijke verbetering van functioneren moet worden afgewogen tegen de kleine kans op ernstige morbiditeit. Het beste resultaat is te verwachten bij een patiënt met (1) goede respons op dopaminerge medicatie, (2) voornamelijk medicatieresponsieve symptomen, (3) geen balansproblemen en (4) met weinig tot geen cognitieve en psychiatrische problematiek. Deze factoren hoeven echter niet per se allemaal aanwezig te zijn om een bevredigend effect van DBS te kunnen verwachten.

## Literatuur

1  Schrag A, Quinn N. Dyskinesias and motor fluctuations in Parkinson's disease. A community-based study. Brain. 2000;123:2297–305.
2  Vidailhet M. Movement disorders in 2010: Parkinson disease-symptoms and treatments. Nat Rev Neurol. 2011;7:70–2.

3  Limousin P, Krack P, Pollak P, et al. Electrical stimulation of the subthalamic nucleus in advanced Parkinson's disease. New Engl J Med. 1998;339:1105–11.

4  Schuepbach WM, Rau J, Knudsen K, et al. Neurostimulation for Parkinson's disease with early motor complications. New Engl J Med. 2013;368:610–22.

5  Okun MS, Tagliati M, Pourfar M, et al. Management of referred deep brain stimulation failures; a retrospective analysis from 2 movement disorders centers. Arch Neurol. 2005;62:1250–5.

6  Deuschl G, Schade-Brittinger C, Krack P, et al. A randomized trial of deep-brain stimulation for Parkinson's disease. New Engl J Med. 2006;355:896–908.

7  Weaver FM, Follett K, Stern M, et al. Bilateral deep brain stimulation vs. best medical therapy for patients with advanced Parkinson disease: a randomized controlled trial. J Am Med Assoc. 2009;301:63–73.

8  Follett KA, Weaver FM, Stern M, et al. Pallidal versus subthalamic deep-brain stimulation for Parkinson's disease. New Engl J Med. 2010;362:2077–91.

9  Williams A, Gill S, Varma T, et al. Deep brain stimulation plus best medical therapy versus best medical therapy alone for advanced Parkinson's disease (PD SURG trial): a randomised, open-label trial. Lancet Neurol. 2010;9:581–91.

10  Odekerken VJ, Laar T van, Staal MJ, et al. Subthalamic nucleus versus globus pallidus bilateral deep brain stimulation for advanced Parkinson's disease (NSTAPS study): a randomised controlled trial. Lancet Neurol. 2013;12:37–44.

11  Kleiner-Fisman G, Fisman DN, Sime E, Saint-Cyr JA, Lozano AM, Lang AE. Long-term follow up of bilateral deep brain stimulation of the subthalamic nucleus in patients with advanced Parkinson disease. J Neurosurg. 2003;99:489–95.

12  Kim HJ, Jeon BS, Paek SH, et al. Bilateral subthalamic deep brain stimulation in Parkinson disease patients with severe tremor. Neurosurgery. 2010;67:626–32.

13  Schuurman PR, Bosch DA, Bossuyt PM, et al. A comparison of continuous thalamic stimulation and thalamotomy for suppression of severe tremor. New Engl J Med. 2000;342:461–8.

14  Esselink RA, Bie RM de, Haan RJ de, et al. Unilateral pallidotomy versus bilateral subthalamic nucleus stimulation in PD: a randomized trial. Neurology. 2004;62:201–7.

15  Voon V, Fox SH. Medication-related impulse control and repetitive behaviors in Parkinson disease. Arch Neurol. 2007;64:1089–96.

16  Gee L, Smith H, La Cruz P De, et al. The influence of bilateral subthalamic nucleus deep brain stimulation on impulsivity and prepulse inhibition in Parkinson's disease patients. Stereotact Funct Neurosurg. 2015;93:265–70.

17  Jahanshahi M, Obeso J, Baunez C, Alegre M, Krack P. Parkinson's disease, the subthalamic nucleus, inhibition and impulsivity. Mov Disord. 2015;30:128–40.

18  Okun MS, Weintraub D. Should impulse control disorders and dopamine dysregulation syndrome be indications for deep brain stimulation and intestinal levodopa? Mov Disord. 2013;28(14):1915–9.

19  Smeding HM, Speelman JD, Huizenga HM, Schuurman PR, Schmand B. Predictors of cognitive and psychosocial outcome after STN DBS in Parkinson's Disease. J Neurol Neurosurg Psychiatry. 2011;82:754–60.

20  Vercruysse S, Vandenberghe W, Münks L, Nuttin B, Devos H, Nieuwboer A. Effects of deep brain stimulation of the subthalamic nucleus on freezing of gait in Parkinson's disease: a prospective controlled study. J Neurol Neurosurg Psychiatry. 2014;85:871–7.

21  Velseboer DC, Broeders M, Post B, et al. Prognostic factors of motor impairment, disability, and quality of life in newly diagnosed PD. Neurology. 2013;80(7):627–33.

22  Okun MS, Gallo BV, Mandybur G, et al. Subthalamic deep brain stimulation with a constant-current device in Parkinson's disease: an open-label randomised controlled trial. Lancet Neurol. 2012;11:140–9.

23  Weaver FM, Follett KA, Stern M, et al. Randomized trial of deep brain stimulation for Parkinson disease: thirty-six-month outcomes. Neurology. 2012;79:55–65.

24  Anderson VC, Burchiel KJ, Hogarth P, Favre J, Hammerstad JP. Pallidal vs subthalamic nucleus deep brain stimulation in Parkinson disease. Arch Neurol. 2005;62:554–60.

25  Kleiner-Fisman G, Herzog J, Fisman DN, et al. Subthalamic nucleus deep brain stimulation: summary and meta-analysis of outcomes. Mov Disord. 2006;21(Suppl 14):S290–304.

26  Okun M. Deep-brain stimulation for Parkinson's Disease. New Engl J Med. 2012;367:1529–38.

27  Appleby B, Duggan P, Regenberg A, et al. Psychiatric and neuropsychiatric adverse events associated with deep brain stimulation: a meta-analysis of ten years' experience. Mov Disord. 2007;22:1722–8.

28  Castrioto A, Lhommée E, Moro E, Krack P. Mood and behavioural effects of subthalamic stimulation in Parkinson's disease. Lancet Neurol. 2014;13(3):287–305.

29  Thobois S, Ardouin C, Lhommée E, et al. Non-motor dopamine withdrawal syndrome after surgery for Parkinson's disease: predictors and underlying mesolimbic denervation. Brain. 2010;133:1111–27.

30  Rothlind JC, York MK, Carlson K, et al. Neuropsychological changes following deep brain stimulation surgery for Parkinson's disease: comparisons of treatment at pallidal and subthalamic targets versus best medical therapy. J Neurol Neurosurg Psychiatry. 2015;86:622–9.

31  Odekerken VJJ, Boel JA, Geurtsen GJ, et al. Neuropsychological outcome after deep brain stimulation for Parkinson's disease. Neurology. 2015;84:1355–61.

32  Witt K, Daniels C, Reiff J. Neuropsychological and psychiatric changes after deep brain stimulation for Parkinson's disease: a randomised, multicentre study. Lancet Neurol. 2008;7:605–14.

33  Voon V, Krack P, Lang AE, et al. A multicenter study on suicide outcomes following subthalamic stimulation for Parkinson's disease. Brain. 2008;131:2720–8.

34  Laurent V, Munckhof P van den, Contarino MF, et al. Patient perception of deep brain stimulation hardware. Mov Disord. 2013;28:1754–5.

35  Krack P, Batir A, Blercom N van, et al. Five-year follow-up of bilateral stimulation of the subthalamic nucleus in advanced Parkinson's disease. New Engl J Med. 2003;349:1925–34.

36  Aviles-Olmos I, Kefalopoulou Z, Tripoliti E, et al. Long-term outcome of subthalamic nucleus deep brain stimulation for Parkinson's disease using an MRI-guided and MRI-verified approach. J Neurol Neurosurg Psychiatry. 2014;85:1419–25.

37  Strauss I, Kalia S, Lozano A. Where are we with surgical therapies for Parkinson's disease? Parkinsonism Relat Disord. 2014;20(Suppl 1):S187–91.

# Programmeren van nucleus subthalamicus diepe hersenstimulatie voor de ziekte van Parkinson

*Rob de Bie, Miranda Postma en Elien Steendam-Oldekamp*

## Samenvatting

Het succes van de behandeling met diepe hersenstimulatie ('deep brain stimulation', DBS) wordt onder andere bepaald door de DBS-programmering. De variabelen die geprogrammeerd kunnen worden zijn contactpunten, spanning, stroom, pulsduur en frequentie. Tussen twee en vier weken na implantatie van de DBS-elektroden wordt begonnen met programmeren. Dit begint met het voor elk contactpunt bepalen van de drempelwaarden van stimulatie-intensiteit voor symptoomvermindering en voor bijwerkingen. Het contactpunt met de laagste drempel voor onderdrukken van parkin- sonsymptomen en de hoogste drempel voor bijwerkingen wordt aangezet als kathode met de neurostimulator als anode. De stroom/spanning wordt in enkele maanden opge- hoogd en de medicatie aangepast. Tussen zes maanden en één jaar na de operatie is bij de meeste patiënten een stabiele fase bereikt, waarbij de instellingen in principe niet veel meer aangepast hoeven te worden. Er zijn verschillende strategieën om problemen met de stimulatie op te lossen.

© Bohn Stafleu van Loghum, onderdeel van Springer Media BV 2016
Y. Temel, A.F.G. Leentjens, R.M.A. de Bie (Red.), *Handboek diepe hersenstimulatie bij neurologische en psychiatrische aandoeningen*, DOI 10.1007/978-90-368-0959-7_11

## Inleiding

Het succes van de behandeling met diepe hersenstimulatie ('deep brain stimulation', DBS) wordt onder andere bepaald door de indicatiestelling, de plaatsing van de elektroden en uiteindelijk de DBS-programmering in combinatie met de medicamenteuze behandeling. In dit hoofdstuk worden de algemene principes van het programmeren van nucleus subthalamicus ('subthalamic nucleus', STN) DBS voor de ziekte van Parkinson (ZvP) besproken. Tevens wordt aandacht besteed aan het oplossen van problemen. STN DBS is inmiddels een gangbare behandeling van de ZvP en de meest gebruikte toepassing van DBS [1]. Voor het programmeren van DBS is kennis nodig van de ziekte, de DBS-apparatuur, de plaats van de elektrode en de anatomie.

## DBS-apparatuur

De DBS-apparatuur bestaat uit een elektrode die met een extensiekabel is aangesloten op een neurostimulator met daarin de stroombron. Bij een bilaterale operatie kan ervoor gekozen worden beide elektroden aan te sluiten op één neurostimulator of voor het gebruik van twee neurostimulatoren. Bij de huidige commercieel beschikbare DBS-systemen hebben de elektroden meestal vier circulaire contactpunten bij de tip. De contactpunten zijn meestal 1,5 mm lang met een afstand tussen de contactpunten van 0,5 mm. Tijdens de operatie wordt getracht de elektrode zo te plaatsen dat één of twee contactpunten in het doelgebied liggen. De neurostimulator bevat een batterij en software waarmee het DBS-systeem radiografisch kan worden geprogrammeerd. Voor het programmeren wordt apparatuur gebruikt die door de fabrikant van het betreffende systeem wordt geleverd. Voor de patiënten zijn er patiëntprogrammeerapparaten (Engels: *patient programmer)*. De patiënt kan hiermee de batterijspanning van de DBS controleren (dit geeft een idee van batterijverbruik en restcapaciteit van de batterij) en de DBS aan- en uitzetten. Verder kan met het patiënt programmeerapparaat gekozen worden tussen verschillende vooraf geprogrammeerde instellingen (en groepen).

## Grondbeginselen van DBS-elektronica

De variabelen die geprogrammeerd kunnen worden zijn polariteit per contactpunt (negatief/kathode, positief/anode en uit), polariteit van de neurostimulator, spanning (V), stroom (mA), pulsduur (μsec) en frequentie (Hz) (◘fig. 11.1). Stroom, spanning en weerstand zijn aan elkaar gerelateerd volgens de formule R = V/I (weerstand = spanning/stroom). Dus bij het veranderen van de spanning verandert ook de stroom als de weerstand gelijk blijft. Omdat spanning en stroom bepalend zijn voor de intensiteit van de stimulatie, zal ook de gecombineerde term spanning/stroom gebruikt worden. De weerstand wordt vooral bepaald door het hersenweefsel rondom het actieve contactpunt en kan veranderen door bijvoorbeeld een veranderende samenstelling van het weefsel (zoals fibrosering) en de stroom zelf. Omdat bij DBS de stroom pulsatiel wordt

afgegeven en de weerstand varieert, is het juister de term impedantie te gebruiken in plaats van weerstand, waarbij impedantie en weerstand gelijksoortige concepten zijn.

## Constante spanning en constante stroom

Bij de eerste DBS-systemen kon de hoogte van de spanning ingesteld worden, maar niet de stroom. De stroom varieert dan afhankelijk van de impedantie. Hiervoor wordt de term constante spanning gebruikt (in de Engelstalige literatuur 'constant voltage'). Bij de nieuwere systemen kan ook de sterkte van de stroom worden ingesteld. De spanning wordt dan door het DBS-systeem continu aangepast om dezelfde stroom te leveren. Dit heet constante stroom (Engels: 'constant current'). De hoeveelheid negatieve lading, of met andere woorden de stroom, correleert het best met het effect op het zenuwweefsel rondom het contactpunt. Een voordeel van programmeren met constante stroom zou daarom zijn dat het stimulatie-effect op het omringende weefsel steeds gelijk is bij een ingestelde waarde. Een nadeel van constante stroom is dat dit meestal meer energie-inhoud kost en dat de batterij sneller leeg is.

## Monopolaire en bipolaire stimulatie

Voor het depolariseren van neuronen is negatieve lading nodig en daarom wordt/worden het actieve contactpunt/de actieve contactpunten als kathode ingesteld. Als één of meerdere contactpunten geprogrammeerd worden als kathode en de neurostimulator als anode, wordt gesproken van monopolaire stimulatie. Van bipolaire stimulatie is sprake als aan één elektrode contactpunten als kathode en anode worden ingesteld (◘fig. 11.2). De neurostimulator is dan neutraal. De impedantie is bij bipolaire stimulatie groter dan bij monopolaire stimulatie, omdat de oppervlakte van de anode in dit geval veel kleiner is (vergelijk oppervlakte contactpunt met buitenoppervlak neurostimulator). De vorm van het elektrisch veld rondom de elektrode wordt bepaald door de DBS-instellingen en de samenstelling van weefsel rondom de elektrode en is daarom niet per se bolvormig. Over het algemeen wordt bij DBS gekozen voor een monopolaire instelling.

## Eén of multipele stroombronnen

Bij de meeste DBS-systemen worden de contactpunten op een elektrode gevoed vanuit één gemeenschappelijk stroombron. Dit betekent dat als twee of meer contactpunten op een elektrode als negatief worden ingesteld met dezelfde spanning/stroomwaarde de hoeveelheid stroom niet gelijk verdeeld is over de contactpunten (en dus het effect op het omliggende zenuwweefsel), aangezien de impedantie ook niet gelijk is voor de contactpunten. De meeste stroom zal door het contactpunt gaan met de laagste impedantie. Systemen met een eigen stroombron voor elk contactpunt hebben geen last van dit fenomeen.

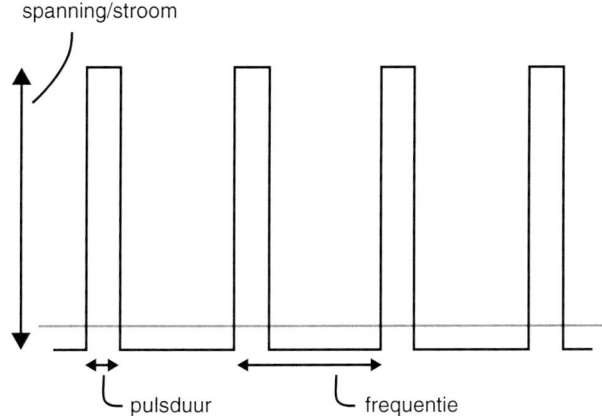

**Figuur 11.1**  Schematische parameters die kunnen worden ingesteld.

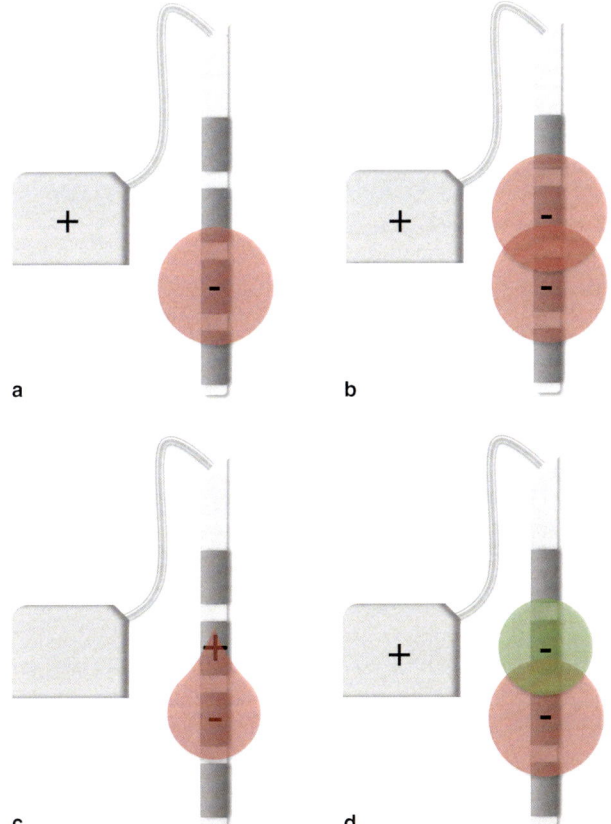

**Figuur 11.2**  Polariteit van de contactpunten. **a** en **b** zijn beide monopolaire instellingen, waarbij één (**a**) of meerdere (**b**) contactpunten als anode zijn ingesteld en de neurostimulator als kathode; (**c**) is een bipolaire instelling. Hierbij zal veel stroom dicht bij de elektrode lopen; (**d**) is een interleaving instelling, waarbij de spanning/stroom van de beide contactpunten niet gelijk is. De stroomfase wordt afwisselend gegenereerd en daarom zijn de ingestelde frequenties van beide contactpunten wel gelijk.

## Interleaving

Bij enkele DBS-systemen die gebruikmaken van één stroombron is het toch mogelijk met behulp van *interleaving* de contactpunten een onafhankelijke waarde voor spanning/stroom

toe te kennen. Hiervoor wordt de stroompuls beurtelings voor de contactpunten gegenereerd (■fig. 11.2). Dit betekent dat de frequentie-instelling wel gelijk is voor de contactpunten. Interleaving kan worden geprobeerd als bij monopolaire en bipolaire stimulatie DBS-geïnduceerde bijwerkingen optreden.

## Oplaadbaar DBS-systeem

Het instellen van een oplaadbaar DBS-systeem is in principe gelijk aan het instellen van een regulier systeem. Uiteraard moeten de patiënt en de eventuele verzorger goed geïnstrueerd worden over het gebruik hiervan. Het opladen moet steeds tijdig gebeuren en kost tijd. Dit vergt discipline. Omdat de reguliere DBS-batterijen gemiddeld vijf jaar meegaan, wordt bij de ZvP zelden gekozen voor een oplaadbaar systeem.

## Anatomie

Voor een gedetailleerde beschrijving van de anatomie wordt verwezen naar ▶H. 2. Een deel van de STN is betrokken bij de motoriek. Dit is het doelgebied bij STN DBS. Andere delen van de STN zijn onderdeel van het limbisch systeem en associatieve circuits. Het motoriek deel van de STN bevindt zich grotendeels dorsolateraal. De STN wordt lateraal en anterieur begrensd door de capsula interna, posterieur door autonome kernen, dorsaal door de zona incerta, en ventraal door de substantia nigra. We verwijzen naar ■fig. 2.3 voor de anatomie rondom de STN en de symptomen bij DBS van deze structuren.

## Drempelwaardebepalingen

In de meeste DBS-centra wordt twee tot vier weken na de operatie begonnen met het programmeren. De belangrijkste reden voor dit tijdsinterval is het zogenoemde 'laesie-effect'. Deze tijdelijke verandering in het hersenweefsel rondom de elektrodetip ontstaat tijdens de operatie en geeft een klinisch effect [2]. Het effect is grotendeels tijdelijk en neemt na gemiddeld één week af, maar kan enkele maanden aanhouden. Patiënten kunnen ongewenste effecten ervaren, zoals dysartrie of hypomanie, maar bijna altijd is sprake van een tijdelijke verbetering van het parkinsonisme. Dyskinesieën kunnen ook toenemen. De grootte van het laesie-effect is een goede voorspeller voor de mogelijk te bereiken verbetering met STN DBS [2]. Belangrijk is dat als door het laesie-effect het parkinsonisme bijna geheel afwezig is, de effecten van DBS op het parkinsonisme niet goed bepaald kunnen worden. Ook kunnen bijwerkingen bij een lagere spanning/stroom optreden.

Het programmeren van DBS wordt over het algemeen dagklinisch verricht en begint met het bepalen van de drempelwaarden voor symptoomvermindering (bijvoorbeeld rigiditeit, tremor en bradykinesie) en de drempelwaarden voor bijwerkingen (bijvoorbeeld dysartrie, diplopie en spasmen) van elk contactpunt [3]. Rigiditeit is het best te gebruiken voor

**◘ Tabel 11.1**    Mogelijke gewenning (verdwijnen) van DBS-bijwerkingen.

| bijwerking | tijd tot gewenning |
| --- | --- |
| mydriasis (ipsilateraal) | seconden tot minuten |
| blozen, transpireren (ipsilateraal) | minuten tot dagen |
| sensibele gewaarwordingen | minuten tot dagen |
| tetanische spiercontracties | bijna geen |
| ooglidapraxie | bijna geen |
| deviatie van een oog | dagen tot weken |
| dyskinesieën | dagen, weken, maanden |
| ataxie | bijna geen |
| inhibitie van levodopa-effect | geen |
| verslechtering van akinesie | geen |
| dysartrie | geen |

beoordeling van het parkinsonisme, omdat het effect van stimulatie redelijk snel optreedt (meestal 20 tot 30 seconden) en het minder beïnvloed wordt door moeheid en motivatie van de patiënt. De effecten van STN DBS op rigiditeit en bradykinesie correleren goed met elkaar. Bij DBS van de substantia nigra (ventraal ten opzichte van STN) kan rigiditeit verbeteren, terwijl bradykinesie slechter wordt. Het blijft dus belangrijk behalve rigiditeit ook tremor en bradykinesie te beoordelen. De latentie tot het klinisch effect van DBS is verschillend voor de diverse symptomen en hiervoor wordt verwezen naar ◘ tab. 11.1.

De drempelwaardebeoordeling neemt ongeveer twee tot drie uur in beslag. Om het effect op de parkinsonsymptomen te kunnen beoordelen, is het nodig dat de patiënt in off-fase is. Alle contactpunten worden systematisch langsgelopen, beginnend bij het meest ventrale punt. Het eerste te testen contactpunt wordt monopolair geprogrammeerd als kathode (negatief) met de andere contactpunten uit en de neurostimulator als anode (positief) [3]. Afhankelijk van het type DBS-systeem wordt meestal gestart met een waarde van 60 µsec en een frequentie van 130 Hz [4]. De symptomen worden beoordeeld en vervolgens wordt de spanning/stroom met stappen van 0,5 V/mA verhoogd tot bijvoorbeeld 4,5 V/mA of tot niet verder verhoogd kan worden door bijwerkingen. Bij elke stap worden symptomen en mogelijke bijwerkingen beoordeeld en vastgelegd. Deze procedure wordt herhaald voor de andere contactpunten [3].

## Programmeren van DBS

### Eerste instellingen

Als de drempelwaardebepalingen zijn afgerond, kunnen de contactpunten voor DBS geselecteerd worden. Gekozen wordt voor het contactpunt met de laagste drempel voor een antiparkinsoneffect en de hoogste drempel voor (of voor geen) bijwerkingen. Bij twijfel, omdat de drempelwaarden van enkele contactpunten bijvoorbeeld gelijk zijn, kunnen de peroperatieve bevindingen richting geven aan de keuze. Het contactpunt

wordt aangezet als negatief met de neurostimulator positief en de stroom/spanning op bijvoorbeeld 1,5 V/mA met 60 µsec en 130 Hz. Belangrijk is te realiseren dat STN DBS hevige dyskinesieën en hypomanie kan induceren met een latentie van enkele uren [5–7]. De patiënt moet dan op korte termijn gezien kunnen worden voor aanpassingen van de DBS-instellingen. Vanwege deze potentiële problemen, raden wij af patiënten de eerste keer 's middags of vlak voor het weekend in te stellen. Overigens is het een gunstig teken als de DBS-instelling dyskinesieën induceert, omdat dit impliceert dat het actieve contactpunt in het motordeel van de STN ligt. De patiënt wordt poliklinisch teruggezien met een interval van bijvoorbeeld vier tot acht weken, waarbij de spanning/stroom steeds met 0,1 tot 0,5 V/mA verhoogd kan worden en de dopaminerge medicatie kan worden aangepast. Een gemiddelde instelling is dan bijvoorbeeld 2,6 V/mA, 60 µsec en 130 Hz [8]. In het algemeen lijkt het niet zinvol de spanning/stroom verder op te hogen dan 3,5 V/mA. Bij verdere verhoging neemt de afstand tot het te stimuleren gebied steeds met minder toe per eenheid verhoging. Indien een maximale spanning/stroom is bereikt waarbij de klachten van de ZvP hinderlijk aanwezig blijven, kan worden overwogen de pulsduur te verhogen naar bijvoorbeeld 90 µsec en eventueel om de frequentie geleidelijk te verhogen naar 185 Hz [9]. Tussen zes maanden en één jaar na de operatie is bij de meeste patiënten een stabiele fase bereikt, waarbij er geen grote veranderingen meer zullen optreden in de DBS-instellingen. De medicamenteuze en overige behandeling van de ZvP is dan gelijk aan die van patiënten zonder DBS. Van belang is de patiënt en zijn mantelzorger goed te informeren over het gebruik van het patiënten programmeerapparaat en hiermee te oefenen, en leefregels met DBS te bespreken.

## Meer ingewikkelde instellingen

Als geen bevredigend resultaat geboekt kan worden met een 'eenvoudige monopolaire' instelling, moet gezocht worden naar andere instellingen. Het aantal mogelijke combinaties is enorm. Voor voorbeelden van verschillende DBS-instellingen met bijpassende modelmatige stimulatievelden verwijzen we naar ◘ fig. 11.2. Een eerste stap is het heroverwegen van de contactpuntkeuze en het zo nodig overstappen naar een contactpunt meer ventraal of dorsaal. Ook zou voor monopolaire stimulatie met twee aangrenzende contactpunten gekozen kunnen worden. Vervolgens kunnen de pulsduur en frequentie worden aangepast. Tot slot kan bipolaire stimulatie geprobeerd worden. Van alle DBS-instellingen is uiteindelijk meer dan 90 % monopolair [8, 9].

Er zijn effecten van DBS die geleidelijk afnemen na voortdurende DBS. In de Engelstalige literatuur wordt hiervoor de term *habituation* gebruikt (vertaald: gewenning). Als sprake is van een bijwerking waarvoor vaak gewenning optreedt, kan ervoor gekozen worden deze te accepteren. Zie voor een lijst van bijwerkingen en de mogelijkheden van gewenning ◘ tab. 11.1.

Bij enkele DBS-systemen bestaat de mogelijkheid verschillende instellingen te programmeren (groepen), die dan beurtelings door de patiënt aangezet kunnen worden. Dit kan bijvoorbeeld gebruikt worden om enkele instellingen in de thuisomgeving te evalueren. Zo kunnen ook in de neurostimulator patiëntenmarges geprogrammeerd worden. Een patientenmarge is een gelimiteerde mogelijkheid (marge) voor de patiënt voor verhogen of verlagen van de spanning/stroom met het patiënt programmeerapparaat.

## Enkele basisprincipes voor DBS-programmeren

Het is goed te realiseren dat er heel veel variabelen zijn die invloed kunnen hebben op het programmeerproces en de uiteindelijke effectiviteit van DBS, zoals de heterogeniteit van de symptomen bij de ZvP, de medicijngeïnduceerde motorische responsfluctuaties, de langetermijneffecten en de bijwerkingen van parkinsonmedicatie, de vele mogelijke DBS-instellingen, de ligging van de elektrode, de directe en vertraagde effecten van DBS en de verwachtingen van patiënt en eventueel partner. Om niet tijdens het programmeerproces het overzicht te verliezen, is het daarom belangrijk enkele basisprincipes aan te houden:

- Verander niet te veel variabelen in een sessie (bij voorkeur slechts één), zodat de gevolgen van een aanpassing beoordeeld kunnen worden.
- Neem de tijd voor de evaluatie van het effect. Voor veel effecten is vier tot acht weken nodig.
- Leg de instellingen (polariteit contactpunten en neurostimulator, spanning, stroom, pulsduur, frequentie, impedantie en batterijvoltage) en de effecten van DBS nauwkeurig vast. Dit dient ook te gebeuren tijdens ieder poliklinisch consult in het chronische traject met DBS. Als problemen ontstaan, kunnen deze gegevens erg nuttig zijn.
- Als het ingewikkeld wordt, bepaal een behandelstrategie en documenteer deze.

## Langetermijnzorg

De ZvP is een progressieve aandoening en in de jaren na de DBS-operatie kunnen patiënten last krijgen van velerlei verschijnselen, zoals autonome functiestoornissen en cognitieve stoornissen [10]. De behandeling van deze symptomen is niet anders dan bij patiënten zonder DBS. Fysieke symptomen die als gevolg van ziekteprogressie kunnen verslechteren zijn onder andere dysartrie en balansstoornissen. Deze symptomen verbeteren vaak niet met aanpassingen van de DBS-instellingen, zoals verhoging van spanning/stroom. Omdat deze symptomen ernstige beperkingen van het fysiek functioneren kunnen geven en andere behandelingen geen grote verbetering geven, bestaat er vaak wel een druk om te proberen met DBS-aanpassingen de situatie te verbeteren. Dysartrie en balansstoornissen kunnen ook verslechteren als gevolg van DBS [11]. Een bekende valkuil is bijvoorbeeld het steeds bij ieder polikliniekbezoek met kleine stappen verhogen van de spanning/stroom en het zo geleidelijk verslechteren van dysartrie, terwijl dit dan steeds aan ziekteprogressie wordt geweten.

Een dramatische gebeurtenis voor patiënten kan het plots uitvallen van DBS zijn als gevolg van bijvoorbeeld een lege batterij. Patiënten vergeten soms hoe ernstig de klachten waren voor het starten van de behandeling met DBS en worden dan plots weer geconfronteerd met ernstige invaliditeit. Met de nieuwere DBS-systemen is het mogelijk op het tijdstip van leeg raken van de batterij te anticiperen en het vervangen van de neurostimulator eerder in te plannen. De DBS-instellingen met de nieuwe neurostimulator zijn in principe gelijk aan de instellingen voorafgaand aan de vervanging, maar regelmatig moet de spanning/stroomintensiteit in tweede instantie iets worden bijgesteld.

Mocht onverwacht toch sprake zijn van uitval van DBS dan kan de toename van het parkinsonisme meestal worden opgevangen met verhogen van de doses levodopa. Als richtlijn voor de dosis kan het medicatieschema voorafgaand aan de DBS-behandeling gebruikt worden.

## Problemen oplossen

Als twijfel bestaat of een symptoom een gevolg is van ziekte(progressie) of van DBS, kan de DBS uitgezet worden en het betreffende symptoom geëvalueerd. Mocht het symptoom verdwijnen dan pleit dit voor een bijwerking van DBS. Het kan echter voorkomen dat het enige tijd duurt voordat het symptoom verdwijnt en twijfel over de oorzaak blijft bestaan. Dan is een andere strategie het verhogen van de DBS, met de gedachte dat als het een bijwerking betreft het symptoom in ernst zal toenemen. Bij het evalueren van bijwerkingen is het goed te realiseren dat deze veroorzaakt kunnen worden door een van de twee elektroden (links of rechts), of door het synergie-effect van beide. Het is dan ook verstandig deze opties op te nemen in de strategie van evaluatie. Zo zou de DBS eerst aan één kant veranderd of uitgezet kunnen worden, dan aan de andere kant, en als geen relatie gevonden wordt, beide tegelijk. Dat de aanwezigheid en ernst van symptomen kan variëren als onderdeel van de medicijngeïnduceerde motorische responsfluctuaties kan de interpretatie van deze testen bemoeilijken.

## Beoordeling in vier condities

Als de relatie tussen DBS en de symptomen onduidelijk blijft, of als er onduidelijkheid is over de effectiviteit van de separate DBS links en rechts, kan een evaluatie in vier condities nodig zijn. Bij de patiënt worden de parkinsonsymptomen dan op een gestandaardiseerde manier vastgelegd tijdens de volgende vier condities: (1) in medicijn off-fase met de DBS aan, (2) in off-fase met de DBS uit, (3) in on-fase met de DBS uit en (4) in on-fase met de DBS aan. Zo wordt het effect van parkinsonmedicatie, van DBS, en het samengestelde effect van beide duidelijk op parkinsonsymptomen en bijwerkingen. Ook kan op deze manier het effect van de linker en rechter DBS deels separaat worden beoordeeld. De symptomen worden vastgelegd op bijvoorbeeld de MDS-UPDRS motor examination schaal. Een dergelijke evaluatie neemt een dagdeel in beslag en kan eigenlijk alleen 's ochtends plaatsvinden, omdat de eerste twee condities in medicijn off-fase plaatsvinden. Twaalf uur voor de 4-conditie beoordeling neemt de patiënt dan de laatste gift antiparkinsonmedicatie. Overigens is weinig onderzoek verricht naar de tijdsduur waarna symptomen van de ZvP terugkeren na uitschakelen van DBS. In een studie van Temperli en collega's zag men terugkeer van tremor binnen enkele minuten na uitschakelen van DBS [12]. Klachten van bradykinesie en rigiditeit namen langzaam toe in een periode van 30–60 minuten na uitschakelen van DBS, axiale klachten kunnen na vier uur nog toenemen. Bij 90 % van de patiënten bereikten de MDS-UPDRS-scores een maximum twee uur na uitschakelen van DBS. Op basis van deze onderzoeksgegevens lijkt het zinvol minimaal 30–60 minuten te wachten met het beoordelen van de patiënt tussen conditie 1 en conditie 2.

## Plots verslechteren

Als patiënten plots verslechteren, kan dat komen door algemene en ziektespecifieke oorzaken, zoals een urineweginfectie en gastroparese, maar ook door plotse uitval van de DBS. Dit is in eerste instantie vrij eenvoudig te beoordelen met het uitlezen van de DBS: staat de DBS aan, is het batterijvoltage goed, zijn de impedanties normaal (te hoog wijst bijvoorbeeld op een kabelbreuk) en is de stroom (mA) goed (te laag wijst bijvoorbeeld op een kabelbreuk). Het is van belang deze gegevens bij elk polibezoek in het medisch dossier vast te leggen, zodat in geval van problemen vergeleken kan worden met de eerdere waarden. Omdat de beoordeling van een eventuele DBS-uitval zo eenvoudig is, hoeft hier niet mee gewacht te worden, bijvoorbeeld in verband met uitslagen van aanvullend onderzoek naar andere oorzaken.

Een zeldzame oorzaak van een veranderd effect is verplaatsing van een DBS-elektrode naar dorsaal, bijvoorbeeld na een val, doordat aan de elektrode is getrokken. De kans op een dergelijke gebeurtenis wordt onder andere bepaald door de manier waarop de elektrode is bevestigd aan de schedel [13]. Als gedacht wordt aan verplaatsing van een elektrode, kan aan de hand van beeldvorming bepaald worden of de elektrodetip nog steeds op dezelfde plek ligt, of dat deze naar dorsaal geschoven is. Alvorens herplaatsing of een nieuwe elektrode te overwegen, moet beoordeeld worden of met DBS via een meer ventraal contactpunt toch een goed effect bereikt kan worden.

## Stemmings- of gedragsproblemen

DBS kan velerlei stemmings- en gedragsstoornissen veroorzaken, zoals depressie, hypomanie, impulscontrolestoornissen, apathie en angststoornissen. De aanpak van deze bijwerkingen kan in principe volgens dezelfde strategieën als hiervoor genoemd. Belangrijk is wel te realiseren dat de effecten langer kunnen aanhouden. Daarnaast kan het stoppen van parkinsonmedicatie stemmings- en gedragsproblemen veroorzaken [14]. Dit kan dan behandeld worden met het opnieuw starten van de medicatie, eventueel in een lagere dosering [15].

## MRI

Of patiënten met DBS een MRI kunnen ondergaan, is afhankelijk van het type DBS-systeem. Dit betreft dan niet alleen de neurostimulator, maar ook de elektrode, verlengkabel en connecties tussen deze verschillende onderdelen. Dus een ouder type elektrode aangesloten op een nieuw type neurostimulator betekent niet dat dan automatisch de voorwaarden van de nieuwe neurostimulator van toepassing zijn. Gezien de complexiteit, is de aanbeveling patiënten voor een MRI te verwijzen naar een DBS-centrum. Voor de MRI moeten de DBS-instellingen aangepast worden. De nodige instellingen zijn ook DBS-systeemspecifiek.

## Conclusie

Het programmeren van DBS bij de ZvP is tijdsintensief en dient te gebeuren volgens een vast protocol. Bij een kleine groep patiënten zijn meer ingewikkelde strategieën voor DBS nodig. De technische mogelijkheden voor DBS-programmeren kunnen zeker nog verbeterd worden. Op dit moment worden DBS-elektroden ontwikkeld waarmee niet alleen circulair gestimuleerd kan worden, maar ook meer gericht, bijvoorbeeld vooral mediaal of lateraal [16]. Een andere ontwikkeling zijn systemen waarbij de elektroden tegelijkertijd de elektrische signalen van het omgevende hersenweefsel kunnen registreren. Deze informatie wordt gebruikt om de DBS-stroomdistributie te optimaliseren (in Engels closed-loop systems) [17].

### Literatuur

1　Deuschl G, Agid Y. Subthalamic neurostimulation for Parkinson's disease with early fluctuations: balancing the risks and benefits. Lancet Neurol. 2013;12:1025–34.
2　Maltete D, Derrey S, Chastan N, et al. Microsubthalamotomy: an immediate predictor of long-term subthalamic stimulation efficacy in Parkinson disease. Mov Disord. 2008;23:1047–50.
3　Volkmann J, Moro E, Pahwa R. Basic algorithms for the programming of deep brain stimulation in Parkinson's disease. Mov Disord. 2006;21(Suppl. 14):S284–9.
4　Montgomery EB. Deep brain stimulation programming: principles and practice. Birmingham: Oxford University Press; 2010.
5　Gago MF, Rosas MJ, Linhares P, Ayres-Basto M, Sousa G, Vaz R. Transient disabling dyskinesias: a predictor of good outcome in subthalamic nucleus deep brain stimulation in Parkinson's disease. Eur Neurol. 2009;61:94–9.
6　Mandat TS, Hurwitz T, Honey CR. Hypomania as an adverse effect of subthalamic nucleus stimulation: report of two cases. Acta Neurochirurgica. 2006;148:895–7.
7　Appleby BS, Duggan PS, Regenberg A, Rabins PV. Psychiatric and neuropsychiatric adverse events associated with deep brain stimulation: A meta-analysis of ten years' experience. Mov Disord. 2007;22:1722–8.
8　Odekerken VJ, Laar T van, Staal MJ, et al. Subthalamic nucleus versus globus pallidus bilateral deep brain stimulation for advanced Parkinson's disease (NSTAPS study): a randomised controlled trial. Lancet Neurol. 2013;12:37–44.
9　Krack P, Batir A, Blercom N van, et al. Five-year follow-up of bilateral stimulation of the subthalamicus nucleus in advanced Parkinson's disease. New Eng J Med. 2003;349:1925–34.

10  Hely MA, Morris JGL, Reid WGJ, Trafficante R. Sydney multicenter study of Parkinson's disease: non-L-dopa-responsive problems dominate at 15 years. Mov Disord. 2005;20:190–9.

11  Törnqvist AL, Schalén L, Rehncrona S. Effects of different electrical parameter settings on the intelligibility of speech in patients with Parkinson's disease treated with subthalamic deep brain stimulation. Mov Disord. 2005;20:416–23.

12  Temperli P, Ghika J, Villemure JG, Burkhard PR, Bogousslavsky J, Vingerhoets FJ. How do parkinsonian signs return after discontinuation of subthalamic DBS? Neurology. 2003;60:78–81.

13  Contarino MF, Bot M, Speelman JD, et al. Postoperative displacement of deep brain stimulation electrodes related to lead-anchoring technique. Neurosurgery. 2013;73:681–8.

14  Nirenberg MJ. Dopamine agonist withdrawal syndrome and non-motor symptoms after Parkinson's disease surgery. Brain. 2010;133:e155.

15  Rabinak CA, Nirenberg MJ. Dopamine agonist withdrawal syndrome in Parkinson's disease. Archives of Neurology. 2010;67:58–63.

16  Contarino MF, Bour LJ, Verhagen R, et al. Directional steering: a novel approach to deep brain stimulation. Neurology. 2014;83:1163–9.

17  Little S, Pogosyan A, Neal S, et al. Adaptive deep brain stimulation in advanced Parkinson disease. Ann Neurol. 2013;74:449–57.

# Diepe hersenstimulatie bij tremoraandoeningen

*Pepijn van den Munckhof, Fiorella Contarino en Fleur van Rootselaar*

## Samenvatting

In de afgelopen dertig jaar is diepe hersenstimulatie ('deep brain stimulation', DBS) een waardevolle en veilige behandeling gebleken voor patiënten met tremor bij wie medicamenteuze therapie onvoldoende effectief was. In de jaren tachtig en negentig van de vorige eeuw werd DBS van de nucleus ventralis intermedius (VIM) van de thalamus veelvuldig toegepast bij essentiële tremor (ET), de ziekte van Parkinson (ZvP) en multipele sclerose (MS). Aangezien bij ZvP-patiënten VIM DBS is vervangen voor DBS van de nucleus subthalamicus, en de effecten van VIM DBS bij MS-patiënten tegenvielen, wordt VIM DBS tegenwoordig met name toegepast bij ET en enkele zeldzamere vormen van tremor, zoals orthostatische tremor en holmes(rubrale)tremor. Het tremoronderdrukkend effect van VIM DBS bij ET-patiënten is de eerste jaren vaak zeer goed, maar na twee tot vijf jaar treedt dikwijls zogeheten DBS-tolerantie op, waardoor de tremor terugkeert. Het verder ophogen van de DBS is, vanwege bijwerkingen zoals paresthesieën, spiercontracties of dysartrie, niet altijd mogelijk. In recentere jaren is daarom uitgeweken naar andere regio's zoals de 'posterior subthalamic area' (PSA). Toekomstig onderzoek zal uitwijzen wat de toegevoegde waarde van deze alternatieven is.

© Bohn Stafleu van Loghum, onderdeel van Springer Media BV 2016
Y. Temel, A.F.G. Leentjens, R.M.A. de Bie (Red.), *Handboek diepe hersenstimulatie bij neurologische en psychiatrische aandoeningen*, DOI 10.1007/978-90-368-0959-7_12

# Inleiding

## Prevalentie

Tremoraandoeningen behoren tot de meest voorkomende bewegingsstoornissen. De prevalentie van essentiële tremor (ET) wordt geschat op 0,4–0,9 % voor de algemene bevolking, op 4,6–6,3 % voor de populatie van 65 jaar en ouder en op ruim 20 % voor de populatie van 95 jaar en ouder [1]. Hiernaast ontwikkelt de grote meerderheid van de patiënten met de ziekte van Parkinson (ZvP, prevalentie 0,1–0,3 %) in de loop van de ziekte (rust)tremor [2], terwijl dit geldt voor 25–60 % van patiënten met multipele sclerose (MS, prevalentie 0,08–1 %) [3] en 20–68 % van patiënten met dystonie (prevalentie 0,01–0,02 %) [4]. Tenslotte kan tremor voorkomen als bijwerking van velerlei medicamenten, als gevolg van hersenletsel, bij erfelijke of metabole ziekten en zijn er zeldzame vormen van tremor zoals taakspecifieke tremor, orthostatische tremor, holmes tremor (ofwel rubrale tremor), palatumtremor en neuropathische tremor [5].

## Behandeling

De eerste keus voor de behandeling van tremoraandoeningen is medicamenteuze therapie. Bij ET kan > 60 % tremorreductie worden bereikt met propranolol (bewezen effectief), terwijl topiramaat en gabapentine 40 % tremorreductie kunnen bewerkstelligen (beide mogelijk effectief) [6]. Primidon is ook bewezen effectief bij het verminderen van tremor, maar wordt in verband met bijwerkingen en een rijverbod in de praktijk minder vaak voorgeschreven. Indien tremor bij ZvP-patiënten niet voldoende reageert op levodopa, kan met de dopamineagonist pramipexol 35 % tremorreductie worden bereikt [7]. Voor MS-tremor zijn in kleine patiëntgroepen tremoronderdrukkende effecten beschreven van isoniazide en ondansetron [8]. Voor subcategorieën van dystoniepatiënten met tremor, zoals taakspecifieke kaaktremor en schrijftremor, zijn positieve effecten beschreven van botuline-injecties [4]. Indien de tremor is ontstaan als bijwerking van bepaalde medicatie, dan dient deze medicatie uiteraard gestopt dan wel omgezet te worden in een alternatief. Eventueel onderliggende metabole ziekten dienen eveneens behandeld te worden. Als medicamenteuze therapie uiteindelijk niet tot voldoende tremorreductie leidt, kan overwogen worden een patiënt te verwijzen naar een DBS-centrum met expertise in tremoraandoeningen.

## Pathofysiologie

De pathofysiologie van de meeste tremoraandoeningen is nog grotendeels onbekend. Wel wordt voor het ontstaan van ET een belangrijke rol toegedicht aan het cerebellothalamocorticale netwerk [9]: $H_2(15)O$ positronemissietomografie (PET) toont bilateraal cerebellaire hyperactiviteit en hyperactiviteit in de nucleus ruber [10], terwijl de neuronale vuurpatronen in de nucleus ventralis intermedius (VIM) van de thalamus sterk

samenhangen met het optreden van de tremor [11]. Tremor bij ZvP is op 18F-fluordesoxyglucose PET, functionele magnetische resonantie (fMRI) en intraoperatieve 'micro-elektrode recordings' (MER) geassocieerd met specifieke activiteit in de nucleus dentatus, het rostrale cerebellum, putamen, de globus pallidus, nucleus subthalamicus ('subthalamic nucleus', STN), VIM en de premotor/motorcortex [12–14].

## Patiëntenselectie voor DBS bij tremoraandoeningen

Patiënten met medicatieresistente tremor komen in aanmerking voor DBS als de tremor hen in het dagelijks leven invalideert. Enerzijds hangt de hinder die patiënten door hun tremor ondervinden samen met de ernst en soort van de tremor, anderzijds varieert het nogal in welke mate verschillende patiënten door tremor van vergelijkbare ernst en soort worden gehinderd. De beslissing om wel of niet te opereren dient daarom altijd op individuele basis en in goed overleg met de betreffende patiënt genomen te worden. Per jaar ondergaan in Nederland gemiddeld tien tot twintig patiënten met tremor een DBS-operatie.

Instabiele cardiale of pulmonale problematiek kan een contra-indicatie voor operatie vormen, evenals stoornissen van de bloedstolling. Ook aanwezige cognitieve functiestoornissen of psychiatrische comorbiditeit zijn soms een contra-indicatie. Op individuele basis dient de zwaarte van de contra-indicatie te worden afgewogen tegen de hinder die de betreffende patiënt van zijn/haar tremor ondervindt. Bij patiënten met MS kan het lastig zijn om in te schatten in hoeverre de onderliggende (en door de tremor gemaskeerde) cerebellaire stoornis het functioneren belemmert. Deze cerebellaire stoornis zal niet verbeteren met DBS, waardoor het uiteindelijk functionele resultaat van DBS bij MS kan tegenvallen. In specifieke gevallen waarbij de actietremor daadwerkelijk op de voorgrond staat en het dagelijks functioneren hierdoor ernstig wordt beïnvloed, kan DBS echter zinvol zijn [15].

## Neuroanatomische targets en effectiviteit

### Van thalamotomie naar thalamus DBS

Hassler en Riechert publiceerden in 1954 de eerste resultaten van thalamotomie, het aanbrengen van een thermisch letsel in de thalamus, als behandeling voor tremor bij de ZvP [16]. In 1980 beschreven Brice en McLellan de eerste tremorpatiënten met permanente elektrode-implantatie in de thalamus [17]. In de hierop volgende jaren ontwikkelde DBS van de VIM zich, naast thalamotomie van de VIM, tot een veelvuldig toegepaste behandeling voor tremoraandoeningen [18]. In 2000 publiceerden Schuurman et al. de resultaten van een gerandomiseerd onderzoek waarin de effecten van VIM thalamotomie vergeleken worden met die van VIM DBS. Beide behandelingen bleken even effectief wat betreft tremoronderdrukking, maar VIM DBS ging met minder bijwerkingen gepaard en bracht een grotere verbetering in het dagelijkse functioneren [19]. Sindsdien heeft thalamische DBS de thalamotomie min of meer verdrongen in de behandelingen van tremoraandoeningen, temeer omdat VIM DBS bilateraal kan worden toegepast en bilaterale thalamotomie niet. Het laatste gaat met ernstige, irreversibele bijwerkingen gepaard gaat, met name dysartrie.

## Thalamus DBS

De VIM is op 1,5- en 3-Tesla MRI niet te onderscheiden van de andere subkernen van de thalamus. De stereotactische lokalisatie van de VIM is dan ook 'indirect', waarbij deze kern op basis van de stereotactische atlas van Schaltenbrand en Wahren wordt bepaald [20]. Als eerste wordt op een stereotactische MRI in het midden van de derde ventrikel een lijn getrokken die de anterieure commissuur (AC) en posterieure commissuur (PC) met elkaar verbindt. Ten opzichte van deze AC-PC-lijn gaat men voor de X-coördinaat 13–15 mm naar lateraal en voor de Z-coördinaat 2 mm loodrecht omhoog, terwijl men voor de Y-coördinaat ten opzichte van de PC 6–9 mm naar voren gaat (☐ fig. 12.1).

Tijdens de wakkere DBS-operatie wordt op verschillende diepten ten opzichte van dit uitgerekende doelpunt proefstimulatie verricht. In sommige centra worden tevens zogeheten micro-elektrode recordings (MER) verricht ter identificatie van tremorgerelateerde vuurpatronen in de VIM [21]. Idealiter wordt bij proefstimulatie maximale contralaterale tremoronderdrukking verkregen, zonder dat er hinderlijke bijwerkingen optreden. De VIM bevindt zich vóór de nucleus ventralis caudalis (VC), de voornaamste sensibele thalamuskern, en mediaal van de motorische vezels in het achterste been van de capsula interna. Daarom kan het ophogen van het ampèrage gepaard gaan met contralaterale paresthesieën (meestal kortdurend) of spiercontracties.

☐ Figuur 12.2 toont belangrijke publicaties over het tremoronderdrukkend effect van VIM DBS bij patiënten met matig-ernstige tot ernstige tremor [19, 22–29]. De meeste onderzoeksgroepen rapporteerden naast het tremoronderdrukkende effect een significante verbetering van de levenskwaliteit [19, 22] en/of de activiteiten van het dagelijkse leven [19, 22–24, 26, 27]. Ook bij axiaal gelokaliseerde ET, zoals hoofd-, stem-, tong- en romptremor, is VIM DBS zeer effectief gebleken [30]. Bij tot wel 75 % van de ET-patiënten met VIM DBS treedt echter in de loop der jaren zogenoemde DBS-tolerantie op, waardoor de tremor (gedeeltelijk) terugkeert [22, 26, 27, 31].

Globaal kan geconcludeerd worden dat VIM DBS bij ZvP-tremor op zowel korte als lange termijn zeer effectief is, dat het bij ET initieel zeer effectief maar op langere termijn bij veel patiënten minder effectief is, en dat het bij MS-tremor vanaf het begin meestal weinig effectief is. Hiernaast zijn er succesvolle casus beschreven van VIM DBS voor tremor bij patiënten met dystonie [4], taakspecifieke tremor [32], orthostatische tremor [33] en holmestremor [34].

In 1998 verscheen de eerste grote studie met STN DBS bij ZvP-patiënten, die toonde dat DBS in deze hersenkern effectief is om rigiditeit, bradykinesie én tremor tegen te gaan [35]. Ook bij tremordominante ZvP bleek STN DBS vervolgens zeer effectief bij het verminderen van de tremor [36]. Tegenwoordig wordt VIM DBS daarom niet veel meer toegepast bij ZvP. Bij MS-tremor zijn de meningen verdeeld, zowel thalamotomie als DBS kan effectief zijn [22, 37]. Tegenwoordig wordt VIM DBS dus voornamelijk toegepast bij ET, de eerdergenoemde zeldzamere vormen van tremor, en bij geselecteerde patiënten met tremor als gevolg van MS. Als het DBS-effect afvlakt, dient als eerste te worden uitgesloten dat er verschuiving van de DBS-elektroden [38, 39] of een ander technisch probleem is opgetreden.

## PSA DBS

In verband met het tolerantiefenomeen bij VIM DBS is er recentelijk ook ervaring opgedaan met DBS in andere regio's, bijvoorbeeld het gebied achter de STN, ook wel de 'posterior subthalamic area' (PSA) of zona incerta (ZI) genoemd [40–42]. De PSA bevindt zich posterieur ten opzichte van de STN en lateraal ten opzichte van nucleus ruber en herbergt wittestofbanen, zoals de mediale lemniscus en de tractus dentatorubrothalamicus (TDRT). De TDRT eindigt in de VIM en speelt waarschijnlijk een belangrijke rol in de pathofysiologie van tremor [6]. De stereotactische lokalisatie van de PSA is 'direct', waarbij het doelpunt op T2-gewogen MRI achter de STN en naast de nucleus ruber wordt geplaatst (op de MRI-coupe waar de nucleus ruber de grootste diameter heeft) (☐ fig. 12.3). De coördinaten ten opzichte van de AC-PC-lijn verschillen van patiënt tot patiënt, maar bedragen over het algemeen: 10–11 mm naar lateraal voor de X-coördinaat, 3–4 mm loodrecht naar beneden voor de Z-coördinaat en 5–6 mm naar achteren ten opzichte van het midden van de AC-PC-lijn (ook wel het midcommissurale punt, MCP, genoemd).

Sinds de eerste casus van Kitagawa et al. in 2000 [40] hebben slechts enkele onderzoeksgroepen hun resultaten van PSA DBS bij series ET-patiënten gepubliceerd. Murata et al. rapporteerden gemiddeld 81 % minder tremor bij acht patiënten na (gemiddeld) 22 maanden PSA DBS [43]. Plaha et al. rapporteerden gemiddeld 88 % minder houdingstremor en 82 % minder intentietremor bij 15 patiënten na (gemiddeld) 31 maanden PSA DBS [44]. De grootste serie is van Fytagoridis et al. [45]. Zij rapporteerden voor 18 patiënten gemiddeld 96 % minder tremor na één jaar en 89 % minder tremor na 3–5 jaar PSA DBS. PSA DBS lijkt bij ET-patiënten dus een volwaardig of misschien zelfs beter alternatief voor VIM DBS. Deze laatste conclusie werd ook getrokken door Hamel et al., die VIM DBS-elektroden bij acht ET-patiënten implanteerden: de elektrodecontactpunten die de meeste tremoronderdrukking gaven bleken bij nadere analyse niet in de VIM maar juist daaronder, in de PSA, te liggen [46]. PSA DBS is inmiddels met succes toegepast bij enkele patiënten met VIM DBS bij wie het tremoronderdrukkend effect vanaf het begin tegenviel, of bij wie het tremoronderdrukkend effect in de loop der jaren was verminderd [47].

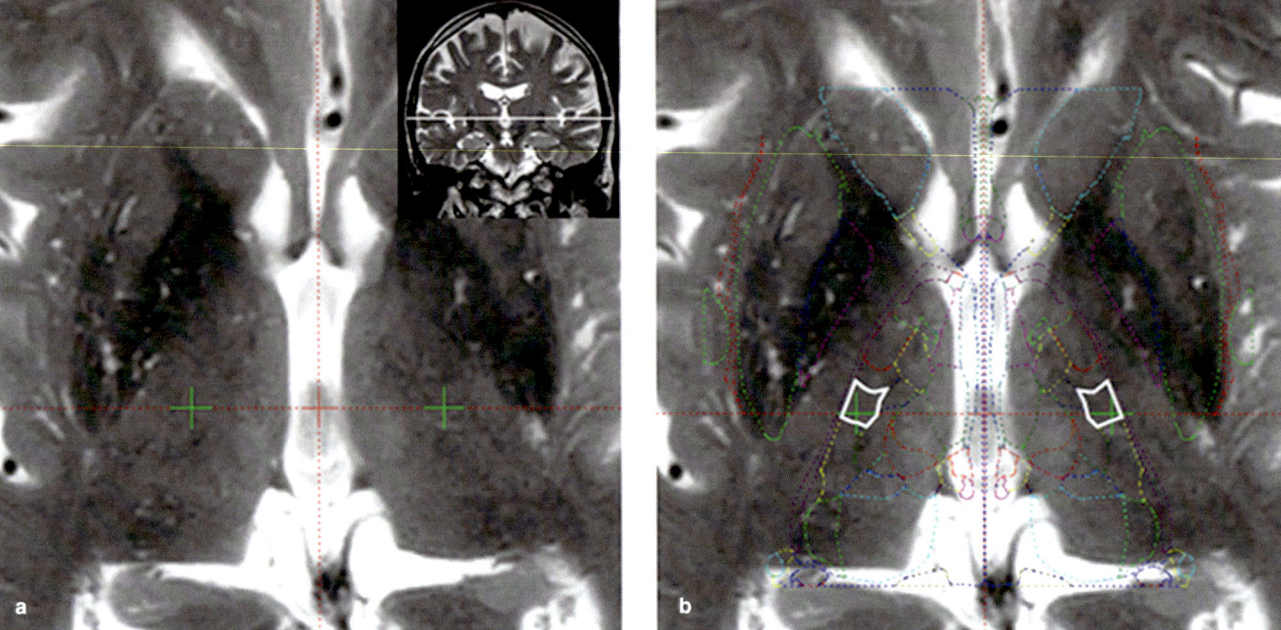

**◘ Figuur 12.1**    Axiale T2-gewogen 3-Tesla MRI-opnamen van de thalamusregio (met coronale inzet). **a**) De nucleus ventralis intermedius (VIM, groene kruis) is niet te onderscheiden van de andere subkernen van de thalamus. **b**) Fusie van de MRI met de digitale versie van de stereotactische atlas van Schaltenbrand en Wahren [20] maakt het mogelijk de VIM als afzonderlijke subkern zichtbaar te maken (wit omlijnd).

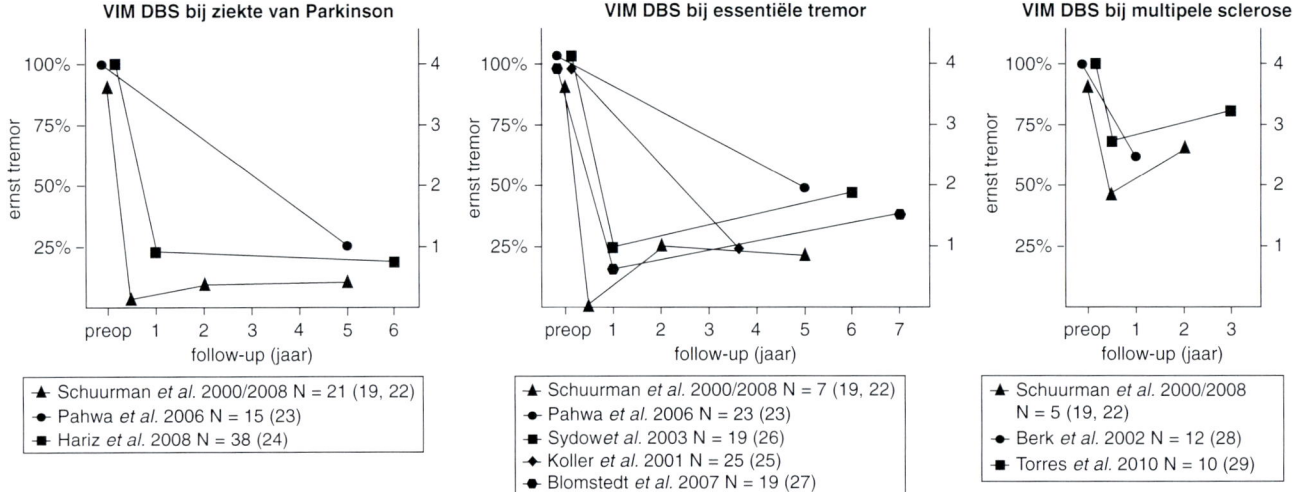

**◘ Figuur 12.2**    Overzicht van de belangrijke publicaties over het gemiddelde tremoronderdrukkend effect van VIM DBS op matig-ernstige en ernstige tremor bij patiënten met de ziekte van Parkinson (links), essentiële tremor (midden) en multipele sclerose (rechts). De ernst van de tremor werd ingedeeld in de categorieën tremorvrij (=0), minimale resttremor (=1), milde tremor (=2), matig-ernstige tremor (=3) of ernstige tremor (=4) [19, 22], op basis van items 20 en 21 van de Unified Parkinson's Disease Rating Scale (UPDRS) [23, 24], of op basis van de Fahn Tolosa Marin Tremor Rating Scale, ook bekend als de Essential Tremor Rating Scale [25–29].

## Bijwerkingen van DBS bij tremoraandoeningen

Er kunnen enerzijds bijwerkingen optreden van de operatie en anderzijds van de implantaten. Samen opgeteld kunnen deze tot bij wel een kwart van de geopereerde patiënten optreden [48]. Anderzijds kunnen er bijwerkingen optreden door de stimulatie.

## Bijwerkingen van de operatie

De meest gevreesde bijwerking van de operatie zelf betreft neurologische uitvalsverschijnselen ten gevolge van een intracerebraal hematoom. Kondziolka et al. vatten in 2002 de resultaten van vijf grote VIM DBS-studies samen en rapporteerden drie symptomatische intracerebrale hematomen bij 397 patiënten met ET, dus bij minder dan 1 % [48]. Eén patiënt kwam hierdoor te overlijden [19], de andere twee herstelden restloos [49, 50]. Postoperatieve infectie van het DBS-systeem treedt

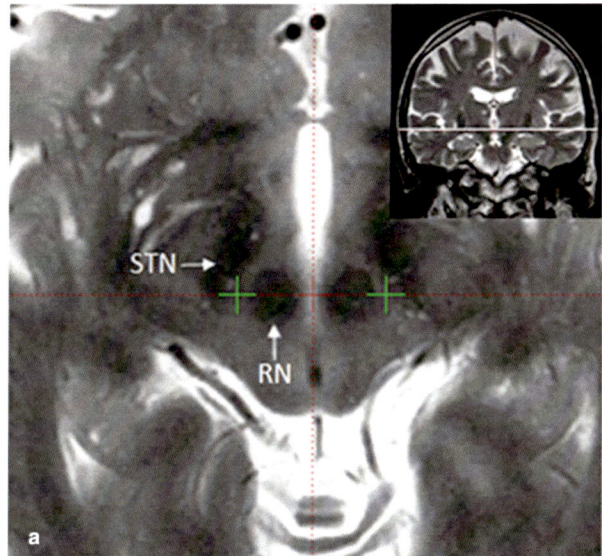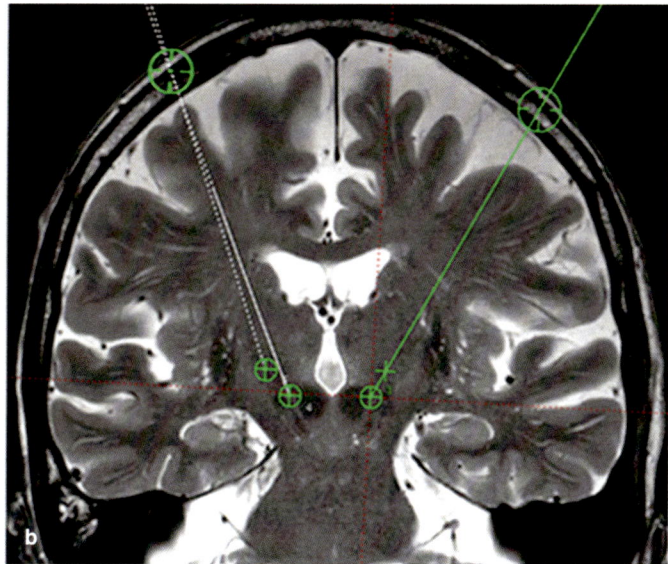

**◻ Figuur 12.3**    Axiale (**a**) en coronale (**b**) T2-gewogen 3-Tesla MRI-opnamen ten behoeve van DBS van de 'posterior subthalamic area' (PSA). **a)** De PSA (groene kruis beiderzijds) bevindt zich posterieur ten opzichte van de nucleus subthalamicus (STN) en lateraal ten opzichte van nucleus ruber (RN). **b)** Tijdens een DBS-operatie kunnen de VIM en PSA door middel van twee aparte elektrodetrajecten worden geëxploreerd (zoals weergegeven in de rechter hemisfeer), maar het is ook mogelijk beide regio's 'op te lijnen' in één elektrodetraject (zoals weergegeven in de linker hemisfeer): met de bovenste contactpunten van de elektrode kan VIM DBS worden verricht, terwijl met de onderste contactpunten de PSA kan worden gestimuleerd.

op bij 3–11 % van de patiënten [48]. Bij infectie van de op de borst geïmplanteerde neurostimulator wordt over het algemeen de neurostimulator inclusief extensiekabel verwijderd (dit laatste ter preventie van het opstijgen van de infectie richting de elektrode). Wanneer de infectie volledig tot rust is gekomen, kunnen een nieuwe neurostimulator en extensiekabel worden geïmplanteerd. Als de elektrode zelf geïnfecteerd raakt en verwijderd moet worden, dient vooraf een CT- of MRI-scan te worden gemaakt: stereotactische re-implantatie kan dan immers onder narcose plaatsvinden. Andere operatiegerelateerde bijwerkingen, zoals postoperatieve verwardheid of een subcutaan hematoom ter plaatse van de op de borst geïmplanteerde neurostimulator, verdwijnen binnen enkele dagen of behoeven een kleine hersteloperatie.

Een positieve bijwerking van de operatie die veelvuldig voorkomt betreft het zogenoemde microthalamotomie-effect, ook wel 'stunning' geheten: na de operatie is de tremor bij veel patiënten weg of veel minder ernstig, terwijl de neurostimulator nog uit staat. Het fenomeen treedt op bij tot wel 75 % van de geopereerde patiënten en ook na enkele maanden kan er nog een bepaalde mate van 'stunning' bestaan [51].

### Bijwerkingen door de implantaten

Elektroden en subcutane extensiekabels kunnen in de loop der DBS-jaren door onderhuidse frictie beschadigd raken, hetgeen gepaard kan gaan met elektrische disfunctie. Operatieve vervanging is dan aangewezen en is noodzakelijk bij ongeveer 5 % van de VIM-elektroden en 2,5 % van de extensiekabels [52]. Naast de eerdergenoemde kans op direct postoperatieve infectie, kan er na vele jaren ook decubitus, of erosie, optreden van de huid ter plaatse van de implantaten. Operatieve verwijdering

van de geërodeerde onderdelen is in de regel noodzakelijk, gevolgd door re-implantatie via een bij voorkeur andere subcutane route.

Ook patiënten bij wie zich voorgaande bijwerkingen niet voordoen rapporteren regelmatig klachten ten gevolge van het DBS-systeem: 30 % van de patiënten klaagt over een vervelend, 'strak' gevoel door de implantaten, 15 % over pijn [53].

### Stimulatiegerelateerde bijwerkingen

Bij het ophogen van het DBS-ampèrage in de VIM kunnen, zoals eerder genoemd, contralaterale paresthesieën of spiercontracties ontstaan ten gevolge van modulatie van de nabijgelegen, respectievelijk, VC en capsula interna. Ook kan, met name bij bilaterale VIM DBS, dysartrie optreden [54]. Bij tot wel de helft van de ET-patiënten kunnen reeds bestaande loopstoornissen door te hoge DBS-ampèrages verergeren [55]. Als gevolg van deze bijwerkingen kan het ampèrage daarom bij veel patiënten niet boven een bepaalde stroomwaarde worden opgevoerd, met als resultaat dat de tremor niet volledig verdwijnt. Bij het, eveneens eerdergenoemde, in de loop der jaren optreden van tolerantie voor VIM DBS kunnen deze bijwerkingen eveneens een ampèragedrempel opwerpen, waardoor een initieel goed tremoronderdrukkend effect verdwijnt en niet meer kan worden hersteld. Misschien is het verlies van initieel goede tremoronderdrukking dan ook wel de belangrijkste stimulatiegerelateerde bijwerking van VIM DBS, hoewel ziekteprogressie natuurlijk als alternatieve verklaring voor dit fenomeen kan worden beschouwd [56]. PSA DBS gaat gepaard met vergelijkbare stimulatiebijwerkingen als VIM DBS [57], maar mogelijk treedt hierbij minder DBS-tolerantie op [43–45].

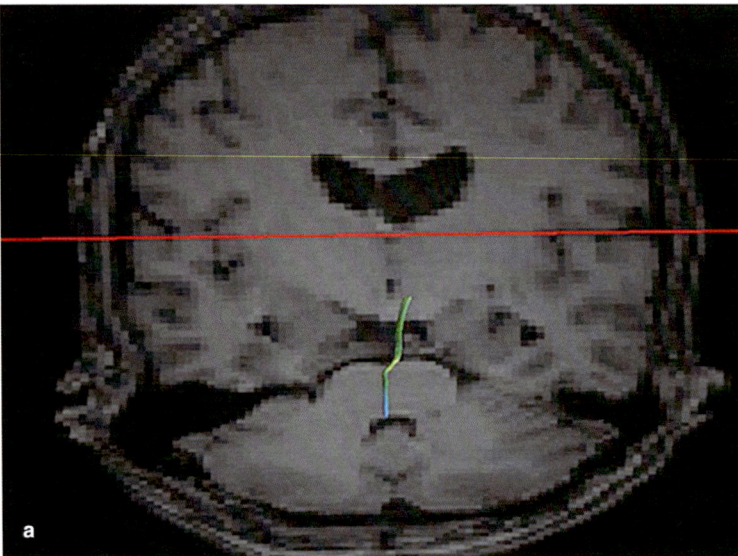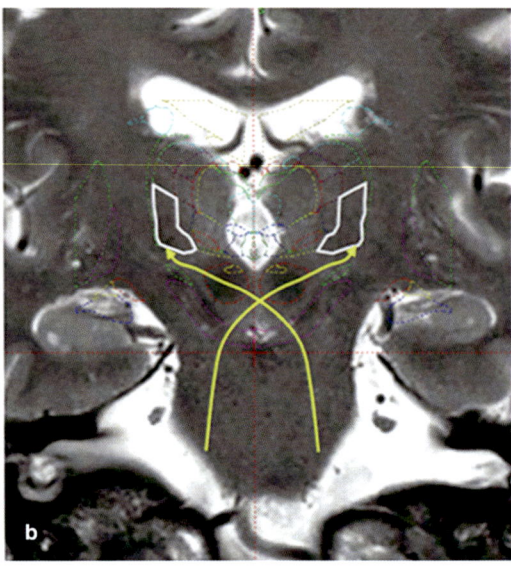

■ **Figuur 12.4**   Diffusion tensor imaging (a) en schematische weergave (b) van de tractus dentatorubrothalamicus (TDRT, gele pijllijnen in b), die van de nucleus dentatus in het cerebellum via de nucleus ruber naar de nucleus ventralis intermedius (VIM), wit omlijnd in b loopt.

## Discussie

In de afgelopen dertig jaar is VIM DBS een zeer waardevolle en veilige behandeling gebleken voor ET-patiënten bij wie medicamenteuze therapie niet tot voldoende tremorreductie leidde. Ook patiënten met zeldzamere vormen van tremor, zoals orthostatische tremor of holmes(rubrale)tremor, kunnen baat hebben van VIM DBS. Hoewel bij menige patiënt het initieel zeer goede tremoronderdrukkende effect na twee tot vijf jaar wat afvlakt, zullen de meeste patiënten ondanks de (vaak in milde vorm) teruggekeerde tremor over het algemeen zeer tevreden blijven over de behandeling. Er zullen echter ook patiënten zijn bij wie het effect initieel al niet goed was, patiënten bij wie de tremor in hevige mate terugkeert of patiënten bij wie dermate hinderlijke stimulatiegerelateerde bijwerkingen optreden, dat het DBS-ampèrage niet voldoende kan worden opgehoogd. Nadat met aanvullend onderzoek is uitgesloten dat de VIM-elektroden verschoven zijn, kan bij deze patiënten overwogen worden PSA DBS te verrichten. De mogelijkheid van PSA DBS zou zelfs bij de eerste DBS-operatie al in het operatieplan geïncorporeerd kunnen worden, door bij de stereotactische planning het traject van de DBS-elektrode zodanig te kiezen dat met één elektrode zowel de VIM als de PSA kan worden gestimuleerd (■fig. 12.3b). De komende jaren zal blijken of PSA DBS inderdaad een volwaardig of zelfs beter alternatief is voor VIM DBS.

## Tractus dentatorubrothalamicus (TDRT) DBS?

De TDRT verbindt het cerebellum, via de PSA, met de VIM en lijkt een belangrijke rol te spelen in de pathofysiologie van tremor [9]. De goede effecten van zowel VIM als PSA DBS ontstaan waarschijnlijk door modulatie van deze wittestofbaan. Met diffusion tensor imaging (DTI), een speciale MRI-techniek, is het inmiddels goed mogelijk om de TDRT af te beelden

[58]: de TDRT loopt van de nucleus dentatus verticaal omhoog richting de nucleus ruber en verloopt dan nagenoeg horizontaal richting de meer lateraal gelegen VIM (■fig. 12.4).

In plaats van de 'standaard' stereotactische VIM- of PSA-coördinaten wordt het hierdoor mogelijk om voor iedere individuele tremorpatiënt een eigen, optimaal TDRT-target te definiëren en de DBS-elektrode alhier te implanteren [59]. In 2014 publiceerden Coenen et al. en Schlaier et al. een studie over respectievelijk elf en vijf geopereerde tremorpatiënten. Ze onderzochten de relatie tussen de positie van het gebruikte elektrodecontactpunt ten opzichte van de TDRT en de mate van tremoronderdrukking [59–61]: DBS middenin de TDRT was effectiever wat betreft tremoronderdrukking dan DBS anterieur ten opzichte van de TDRT. De komende jaren moet blijken of direct op de TDRT gerichte DBS inderdaad meerwaarde biedt boven VIM of PSA DBS.

## Wat te doen als VIM DBS, PSA DBS of TDRT DBS de tremor niet voldoende onderdrukt?

De neuronale vuurpatronen in de VIM hangen sterk samen met het optreden van tremor [11], maar dit geldt ook voor de vuurpatronen in de 2–3 mm meer naar anterieur gelegen nucleus ventralis oralis posterior (VOP) [62, 63]. Er zijn dan ook meerdere casus beschreven waarbij suboptimale tremoronderdrukking door VIM DBS werd behandeld door er een tweede DBS-elektrode bij te plaatsen, in de meer naar anterieur gelegen VOP [60, 63]. Ten slotte is er goede tremoronderdrukking beschreven bij kleine series van ET-patiënten die werden behandeld met STN DBS [64]. Mogelijk zijn de VOP en STN ook effectieve alternatieve targets voor patiënten bij wie PSA DBS of (toekomstige) TDRT DBS de tremor niet voldoende vermindert.

## Alternatieven voor DBS: van thalamus DBS naar thalamotomie?

Voor de thalamotomieën zoals deze in de vorige eeuw werden verricht was het noodzakelijk een boorgat in de schedel aan te brengen en een laesie-elektrode tot in het stereotactische doelpunt in te brengen. Er zijn inmiddels echter technieken beschikbaar waarmee thalamotomieën kunnen worden verricht zonder de schedel te openen, hetgeen veel minder belastend zou zijn voor patiënten. Zo publiceerden meerdere onderzoeksgroepen goede langetermijneffecten van gamma knife thalamotomie in grote series ET-patiënten [65, 66]. Nadelen van deze behandeling zijn dat het tremoronderdrukkend effect pas na enkele maanden intreedt en dat optredende bijwerkingen onomkeerbaar kunnen zijn. Zeer recentelijk zijn de eerste ervaringen opgedaan met zogeheten 'focused ultrasound' thalamotomie [67]. Hierbij worden 1024 echobundels met behulp van een stereotactische MRI gericht op de VIM, waardoor de lokale temperatuur oploopt tot boven de 50 °Celsius, met een thermisch letsel tot gevolg. Het tremoronderdrukkend effect treedt direct op en de procedure zou als poliklinische behandeling aangeboden kunnen worden. Net als bij gamma knife thalamotomie is een potentieel nadeel van deze behandeling dat optredende bijwerkingen onomkeerbaar kunnen zijn. Verder onderzoek in de komende jaren moet uitwijzen of deze niet-chirurgische behandelingen van tremor een volwaardig alternatief blijken voor DBS.

## Conclusie

VIM DBS is een effectieve en veilige behandeling voor patiënten met tremor bij wie medicamenteuze therapie niet tot voldoende tremorreductie leidt. Tegenwoordig wordt het met name toegepast bij ET en bij patiënten met zeldzamere vormen van tremor zoals orthostatische tremor en holmes(rubrale)tremor, en bij zorgvuldig geselecteerde patiënten met MS-tremor. Het tremoronderdrukkend effect van VIM DBS is de eerste jaren vaak zeer goed, maar zwakt na twee tot vijf jaar bij menig patiënt af als gevolg van DBS-tolerantie. Het verder ophogen van het DBS-ampèrage is door bijwerkingen, zoals paresthesieën, spiercontracties of dysartrie, dan niet altijd mogelijk. Daarom wordt inmiddels ook uitgeweken naar andere regio's zoals de PSA, die net als de VIM onderdeel is van de pathofysiologisch belangrijk geachte TDRT. Toekomstig onderzoek zal uitwijzen of dit target meerwaarde biedt boven VIM en PSA DBS.

## Dankbetuiging

De auteurs bedanken de heer Arthur W.G. Buijink voor het vervaardigen van ▢ fig. 12.4.

## Literatuur

1  Louis ED, Ferreira JJ. How common is the most common adult movement disorder? Update on the worldwide prevalence of essential tremor. Mov Disord. 2010;25:534–41.

2  Baumann CR. Epidemiology, diagnosis and differential diagnosis in Parkinson's disease tremor. Parkinsonism Relat Disord. 2012;18(Suppl 1):S90–2.

3  Koch M, Mostert J, Heersema D, Keyser J de. Tremor in multiple sclerosis. J Neurol. 2007;254:133–45.

4  Fasano A, Bove F, Lang AE. The treatment of dystonic tremor: a systematic review. J Neurol Neurosurg Psychiatry. 2014;85:759–69.

5  Zeuner KE, Deuschl G. An update on tremors. Curr Opin Neurol. 2012;25:475–82.

6  Deuschl G, Raethjen J, Hellriegel H, Elbe R. Treatment of patients with essential tremor. Lancet Neurol. 2011;10:148–61.

7  Pogarell O, Gasser T, Hilten JJ van, Spieker S, Pollentier S, Meier D, Oertel WH. Pramipexole in patients with Parkinson's disease and marked drug resistant tremor: a randomised, double-blind placebo controlled multicentre study. J Neurol Neurosurg Psychiatry. 2002;72:713–20.

8  Koch M, Mostert J, Heersema D, Keyser J de. Tremor in multiple sclerosis. J Neurol. 2007;254:133–45.

9  Sharifi S, Nederveen AJ, Booij J, Rootselaar AF van. Neuroimaging essentials in essential tremor: a systematic review. Neuroimage Clin. 2014;5:217–31.

10  Wills AJ, Jenkins IH, Thompson PD, Findley LJ, Brooks DJ. Red nuclear and cerebellar but no olivary activation associated with essential tremor: a positron emission tomographic study. Ann Neurol. 1994;36:636–42.

11  Hua SE, Lenz FA. Posture-related oscillations in human cerebellar thalamus in essential tremor are enabled by voluntary motor circuits. J Neurophysiol. 2005;93:117–27.

12  Timmermann L, Gross J, Dirks M, Volkmann J, Freund HJ, Schnitzler A. The cerebral oscillatory network of parkinsonian resting tremor. Brain. 2003;126:199–212.

13  Helmich RC, Janssen MJ, Oyen WJ, Bloem BR, Toni I. Pallidal dysfunction drives a cerebellothalamic circuit into Parkinson tremor. Ann Neurol. 2011;69:269–81.

14  Contarino MF, Bour LJ, Bot M, Munckhof P van den, Speelman JD, Schuurman PR, Bie RM de. Tremor-specific neuronal oscillation pattern in dorsal subthalamic nucleus of parkinsonian patients. Brain Stimul. 2012;5:305–14.

15  Kocabicak E, Terzi M, Alptekin O, Temel Y. Targeting thalamic tremor cells in deep brain stimulation for multiple sclerosis-induced complex tremor. Surg Neurol Int. 2013;22(4):31.

16  Hassler R, Riechert T. Indikationen und Lokalisationsmethode der gezielten Hirnoperationen. Nervenarzt. 1954;25:441–7.

17  Brice J, McLellan L. Suppression of intention tremor by contingent deep-brain stimulation. Lancet. 1980;1:1221–2.

18  Benabid AL, Pollak P, Seigneuret E, Hoffmann D, Gay E, Perret J. Chronic VIM thalamic stimulation in Parkinson's disease, essential tremor and extra-pyramidal dyskinesias. Acta Neurochir Suppl. (Wien). 1993;58:39–44.

19  Schuurman PR, Bosch DA, Bossuyt PMM, Bonsel GJ, Someren EJW van, Bie RMA de, Merkus MP, Speelman JD. A comparison of continuous thalamic stimulation and thalamotoy for suppression of severe tremor. N Engl J Med. 2000;342:461–8.

20  Schaltenbrand G, Wahren W. Atlas for stereotaxy of the human brain. Stuttgart: George Thieme. 1977.

21  Garonzik IM, Hua SE, Ohara S, Lenz FA. Intraoperative microelectrode and semi-microelectrode recording during the physiological localization of the thalamic nucleus ventral intermediate. Mov Disord. 2002;17(Suppl 3):S135–44.

22  Schuurman PR, Bosch DA, Merkus MP, Speelman JD. Long-term follow-up of thalamic stimulation versus thalamotomy for tremor suppression. Mov Dis. 2008;23:1146–53.

23  Pahwa R, Lyons KE, Wilkinson SM, Simpson RK Jr, Ondo WG, Tarsy D, et al. Long-term evaluation of deep brain stimulation of the thalamus. J Neurosurg. 2006;104:506–12.

24  Hariz MI, Krack P, Alesch F, Augustinsson LE, Bosch A, Ekberg R, et al. Multicentre European study of thalamic stimulation for parkinsonian tremor: a 6 year follow-up. J Neurol Neurosurg Psychiatry. 2008;79:694–9.

25  Koller WC, Lyons KE, Wilkinson SB, Troster AI, Pahwa R. Long-term safety and efficacy of unilateral deep brain stimulation of the thalamus in essential tremor. Mov Disord. 2001;16:464–8.

26  Sydow O, Thobois S, Alesch F, Speelman JD. Multicentre European study of thalamic stimulation in essential tremor: a six year follow-up. J Neurol Neurosurg Psychiatry. 2003;74:1387–91.

27  Blomstedt P, Hariz GM, Hariz MI, Koskinen LO. Thalamic deep brain stimulation in the treatment of essential tremor: a long-term follow-up. Br J Neurosurg. 2007;21:504–9.

28  Berk C, Carr J, Sinden M, Martzke J, Honey CR. Thalamic deep brain stimulation for the treatment of tremor due to multiple sclerosis: a prospective study of tremor and quality of life. J Neurosurg. 2002;97:815–20.

29  Torres CV, Moro E, Lopes-Rios AL, Hodaie M, Chen R, Laxton AW, et al. Deep brain stimulation of the ventral intermediate nucleus of the thalamus for tremor in patients with multiple sclerosis. Neurosurgery. 2010;67:646–51.

30  Putzke JD, Uitti RJ, Obwegeser AA, Wszolek ZK, Wharen RE. Bilateral thalamic deep brain stimulation: midline tremor control. J Neurol Neurosurg Psychiatry. 2005;76:684–90.

31  Shih LC, LaFaver K, Lim C, Papavassiliou E, Tarsy D. Loss of benefit in VIM thalamic deep brain stimulation (DBS) for essential tremor (ET): how prevalent is it? Parkinsonism Relat Disord. 2013;19:676–9.

32  Minguez-Castellanos A, Carnero-Pardo C, Gómez-Camello A, Ortega-Moreno A, García-Gómez T, Arjona V, et al. Primary writing tremor treated by chronic thalamic stimulation. Mov Disord. 1999;14:1030–3.

33  Guridi J, Rodriguez-Oroz MC, Arbizu J, Alegre M, Prieto E, Landecho I, et al. Successful thalamic deep brain stimulation for orthostatic tremor. Mov Disord. 2008;23:1808–11.

34  Nikkhah G, Prokop T, Hellwig B, Lücking CH, Ostertag CB. Deep brain stimulation of the nucleus ventralis intermedius for Holmes (rubral) tremor and associated dystonia caused by upper brain lesions. Report of two cases. J Neurosurg. 2004;100:1079–83.

35  Limousin P, Krack P, Pollak P, Benazzouz A, Ardouin C, Hoffmann D, et al. Electrical stimulation of the subthalamic nucleus in advanced Parkinson's disease. New Engl J Med. 1998;339:1105–11.

36  Diamond A, Shahed J, Jankovic J. The effects of subthalamic nucleus deep brain stimulation on parkinsonian tremor. J Neurol Sci. 2007;260:199–203.

37  Bittar RG, Hyma J, Nandi D, Wang S, Liu X, Joint C, et al. Thalamotomy versus thalamic stimulation for multiple sclerosis tremor. J Clin Neurosci. 2005;12:638–42.

38  Munckhof P van den, Contarino MF, Bour LJ, Speelman JD, Bie RM de, Schuurman PR. Postoperative curving and upward displacement of deep brain stimulation electrodes caused by brain shift. Neurosurgery. 2010;67:49–53.

39  Contarino MF, Bot M, Speelman JD, Bie RM de, Tijssen MA, Denys D, et al. Postoperative displacement of deep brain electrodes related to lead-anchoring technique. Neurosurger. 2013;73:681–8.

40  Kitagawa M, Murata J, Kikuchi S, Sawamura Y, Saito H, Sasaki H, et al. Deep brain stimulation of subthalamic area for severe proximal tremor. Neurology. 2000;55:114–6.

41  Blomstedt P, Fytagoridis A, Tosch S. Deep brain stimulation of the posterior subthalamic area in the treatment of tremor. Acta Neurochir. (Wien). 2009;151:31–6.

42  Contarino MF, Speelman JD, Bie RM de, Schuurman PR, Munckhof P van den. Bilateral cerebellorubrothalamic fibers stimulation for essential tremor? Mov Disord. 2011;26:1366–7.

43  Murata J, Kitagawa M, Uesugi H, Saito H, Iwasaki Y, Kikuchi S, et al. Electrical stimulation of the posterior subthalamic area for the treatment of intractable proximal tremor. J Neurosurg. 2003;99:708–15.

44  Plaha P, Javed S, Agombar D, O'Farrell G, Khan S, Whone A, et al. Bilateral caudal zona incerta nucleus stimulation for essential tremor: outcome and quality of life. J Neurol Neurosurg Psychiatry. 2011;82:899–904.

45  Fytagoridis A, Sandvik U, Aström M, Bergenheim T, Blomstedt P. Long term follow-up of deep brain stimulation of the caudal zona incerta for essential tremor. J Neurol Neurosurg Psychiatry. 2012;83:258–62.

46  Hamel W, Herzog J, Kopper F, Pinsker M, Weinert D, Müller D, et al. Deep brain stimulation in the subthalamic area is more effective than nucleus ventralis intermedius stimulation for bilateral intention tremor. Acta Neurochir. (Wien). 2007;149:749–58.

47  Blomstedt P, Lindvall P, Linder J, Olivecrona M, Forsgen L, Hariz MI. Reoperation after failed deep brain stimulation for essential tremor. World Neurosurg. 2012;78:554.e1–554.e5.

48  Kondziolka D, Whting D, Germanwala A, Oh M. Hardware-related complications after placement of thalamic deep brain stimulator systems. Stereotact Funct Neurosurg. 2002;79:228–33.

49  Koller W, Pahwa R, Busenbark K, Hubble J, Wilkinson S, Lang A, et al. High frequency unilateral thalamic stimulation in the treatment of essential and parkinsonian tremor. Ann Neurol. 1997;42:292–9.

50  Limousin P, Speelman J, Gielen F, Janssens M. Multicentre European study of thalamic stimulation in parkinsonian and essential tremor. J Neurol Neurosurg Psychiatry. 1999;66:289–96.

51  Sitburana O, Almaguer M, Ondo WG. A pilot study: microlesion effects and tremor outcome in the ventrointermediate deep brain stimulation (VIM-DBS). Clin Neurol Neurosurg. 2010;112:106–9.

52  Falowski S, Ooi YC, Smith A. Verhagen Metman L, Bakay RA. An evaluation of hardware and surgical complications with deep brain stimulation based on diagnosis and lead location. Stereotact Funct Neurosurg. 2012;90:173–80.

53  Laurent V, Munckhof P van den, Contarino MF, Veer O van der, Velseboer DC, Scholten MN, et al. Patient perception of deep brain stimulation hardware. Mov Disord. 2013;28:1754–5.

54  Baizabal-Carvallo JF, Kagnoff MN, Jimenez-Shahed J, Fekete R, Jankovic J. The safety and efficacy of thalamic deep brain stimulation in essential tremor. 10 years and beyond. J Neurol Neurosurg Psychiatry. 2014;85:567–72.

55  Hwynn N, Hass CJ, Zeilman P, Romrell J, Dai Y, Wu SS, et al. Steady or not following thalamic deep brain stimulation for essential tremor. J Neurol. 2011;258:1643–8.

56  Favilla CG, Ullman D, Wagle Shukla A, Foote KD, Jacobsen CE 4th, Okun MS. Worsening essential tremor following deep brain stimulation: disease progression versus tolerance. Brain. 2012;135:1455–62.

57  Fytagoridis A, Aström M, Wardell K, Blomstedt P. Stimulation-induced side effects in the posterior subthalamic area: distribution, characteristics and visualization. Clin Neurol Neurosurg. 2013;115:65–71.

58  Kwon HG, Hong JH, Hong CP, Les DH, Ahn SH, Jang SH. Dentatorubrothalamic tract in human brain: diffusion tensor tractography study. Neuroradiology. 2011;53:787–91.

59  Coenen VA, Allert N, Mädler B. A role of diffusion tensor imaging fiber tracking in deep brain stimulation surgery: DBS of the denta-to-rubro-thalamic tract (drt) for the treatment of therapy-refractory tremor. Acta Neurochir. 2011;153:1579–85.

60  Coenen VA, Allert N, Paus S, Kronenbürger M, Urbach H, Mädler B. Modulation of the cerebello-thalamo-cortical network in thalamic deep brain stimulation for tremor: a diffusion tensor imaging study. Neurosurgery. 2014;75:657–69.

61  Schlaier J, Anthofer J, Steib K, Fellner C, Rothenfusser E, Brawanski A, Lange M. Deep brain stimulation for essential tremor: targeting the dentate-rubro-thalamic tract? Neuromodulation 2014 [Epub ahead of print].

62  Katayama Y, Kano T, Kobayashi K, Oshima H, Fukaya C, Yamamoto T. Difference in surgical strategies between thalamotomy and thalamic deep brain stimulation for tremor control. J Neurol. 2005;252(Suppl 4):IV17–IV22.

63  Yu H, Hedera P, Fang J, Davis TL, Konrad PE. Confined stimulation using dual thalamic deep brain stimulation leads rescues refractory essential tremor: report of three cases. Stereotact Funct Neurosurg. 2009;87:309–13.

64  Lind G, Schechtmann G, Lind C, Winter J, Meyerson BA, Linderoth
    B. Subthalamic stimulation for essential tremor. Stereotact Funct
    Neurosurg. 2008;86:253–8.

65  Young RF, Li F, Vermeulen S, Meier R. Gamma knife thalamotomy
    for treatment of essential tremor: long-term results. J Neurosurg.
    2010;112:1311–7.

66  Kooshkabadi A, Lunsford LD, Tonetti D, Flickinger JC, Kondziolka D.
    Gamma knife thalamotomy for tremor in the magnetic resonance
    imaging era. J Neurosurg. 2013;118:713–8.

67  Lipsman N, Schwartz ML, Huang Y, Lee L, Sankar T, Chapman M, et al.
    MR-guided focused ultrasound thalamotomy for essential tremor: a
    proof-of-concept study. Lancet Neurol. 2013;12:462–8.

# Diepe hersenstimulatie bij dystonie

*Wieke Eggink, Fiorella Contarino en Marina de Koning-Tijssen*

## Samenvatting

Bij dystonie leiden onwillekeurige spiercontracties tot abnormale, vaak repetitieve, bewegingen en/of houdingen in één of meerdere lichaamsdelen. Diepe hersenstimulatie ('deep brain stimulation', DBS) is geïndiceerd bij een invaliderende vorm van dystonie die onvoldoende verbetert met farmacologische behandeling. Het is de afgelopen decennia uitgegroeid tot een relatief veilige behandeling. Het meest bestudeerde target voor DBS is de globus pallidus internus. De effecten zijn in belangrijke mate afhankelijk van het type dystonie. Bij niet-verworven, geïsoleerde dystonie, myoclonus dystonie en medicatiegeïnduceerde dystonie leidt DBS tot een grote verbetering van de klachten. Deze enorme verbetering wordt meestal niet gezien bij patiënten met dystonie ten gevolge van een structurele laesie. De interventie in deze laatste groep patiënten kan wel leiden tot een verbetering van het comfort of verzorgen van de patiënt. Een ervaren multidisciplinair team en het opstellen van reële behandeldoelen lijken essentieel voor het verlenen van optimale begeleiding rondom DBS bij dystonie.

© Bohn Stafleu van Loghum, onderdeel van Springer Media BV 2016
Y. Temel, A.F.G. Leentjens, R.M.A. de Bie (Red.), *Handboek diepe hersenstimulatie bij neurologische en psychiatrische aandoeningen*, DOI 10.1007/978-90-368-0959-7_13

## Inleiding

De term dystonie werd in 1911 geïntroduceerd door de Duitse neuroloog Hermann Oppenheim. De meest recente definitie luidt: een bewegingsstoornis waarbij constante of intermitterende spiercontracties leiden tot abnormale, vaak repetitieve, bewegingen en/of houdingen. De bewegingen volgen vaak een typisch patroon, worden geïnitieerd of verergerd door gerichte acties en zijn geassocieerd met een *overflow* aan spieractiviteit [1].

## Classificatie

Dystonie omvat een heterogene groep van aandoeningen met multipele etiologieën en grote variaties in het klinische beeld. De klinische presentatie wordt geclassificeerd aan de hand van de leeftijd waarop de aandoening is ontstaan, anatomische distributie, verloop in de tijd en de aanwezigheid van andere neurologische symptomen (◘tab. 13.1). Het beeld kan variëren van een focale, taakspecifieke dystonie (bijvoorbeeld schrijfkramp) tot een gegeneraliseerde vorm leidend tot rolstoelafhankelijkheid. Daarnaast wordt wat betreft etiologie onderscheid gemaakt naar wel of geen aanwijsbare structurele pathologie en de wijze van overerving [1]. Deze classificatie biedt een handvat voor het diagnostisch plan en de behandelstrategie. Wanneer de symptomen bijvoorbeeld ontstaan op de kinderleeftijd is er een grotere kans dat ze generaliseren [2].

## Pathogenese

De precieze pathofysiologie van dystonie is niet geheel duidelijk. Al vanaf het begin was er al een belangrijke rol voor de basale kernen weggelegd, doordat laesies van de basale kernen in mensen en diermodellen (knaagdieren en primaten) geassocieerd waren met dystonie [3–5].

De ontwikkelingen op het gebied van neuro-imaging en neurofysiologie in de afgelopen decennia hebben geleid tot een netwerktheorie, waarbij niet alleen de basale kernen maar ook thalamocorticale verbindingen, hersenstam en cerebellum betrokken lijken, met een centrale rol voor de basale kernen en thalamocorticale verbindingen [3, 6, 7]. Functionele MRI's tonen een afwijkende activiteit in de zogeheten sensomotorische gebieden (basale kernen, sensomotorische cortex, premotore gebieden, pariëtale cortex en cerebellum) bij patiënten met een focale dystonie [8]. De hypothese van de netwerktheorie luidt dat een verlies aan inhibitoire en/of excitatoire controle in één of meerdere structuren kan leiden tot een afwijkende sensomotorische integratie en hierdoor abnormale bewegingen of houdingen [9]. Voorgaande bevindingen zijn echter met name gedaan in focale, geïsoleerde vormen van dystonie en worden niet altijd teruggevonden in andere vormen [10].

Al met al zijn er steeds meer aanwijzingen dat dystonie moet worden gezien als een netwerkaandoening, waarbij disfunctie of abnormale communicatie van elk deel kan leiden tot het symptoom dystonie.

## Behandelstrategie

Bij de behandeling van dystonie is de eerste stap afhankelijk van het klinische beeld en de leeftijd van ontstaan [11]. Een overzicht van de beschikbare medicamenteuze opties staat vermeld in ◘tab. 13.2 Daarnaast is fysiotherapie van groot belang voor het behoud van volledige bewegingsmogelijkheid en het minimaliseren van de kans op secundaire contracturen [12].

Bij dystonie op de kinderleeftijd dient een doparesponsieve dystonie uitgesloten te worden met een L-dopa trial [13]. Focale of segmentale dystonieën zijn een bewezen indicatie voor lokale injecties met botulinetoxine [14]. Een systemische behandeling is de eerste keuze bij gegeneraliseerde vormen. Ondanks dat deze medicijnen in de dagelijkse praktijk vaak worden voorgeschreven, berust alleen het bewijs voor anticholinergica op een dubbelblinde studie [15]. Het gebruik van de overige opties is met name gebaseerd op kleine studies en case reports. Anticholinergica (trihexyfenidyl) verbeteren de dystonie bij het merendeel van de patiënten, maar geven met name bij volwassenen nogal eens bijwerkingen (sufheid, wazig zien, blaasretentie). Baclofen, een GABA-agonist, lijkt effectief bij het reduceren van de dystonie en vooral de pijn. Hoge orale doseringen gaan echter gepaard met sedatie en misselijkheid. Een intrathecale baclofenpomp is een mogelijkheid voor dystonie secundair aan hersenschade (cerebrale parese, metabole ziekten), vooral wanneer sprake is van een mengbeeld met spasticiteit [13, 16]. Overige medicamenteuze opties zijn benzodiazepines, clozapine en tetrabenazine. Benzodiazepines zijn met name werkzaam bij myoclonus dystonie of wanneer pijnklachten op de voorgrond staan [14]. Tetrabenazine en clozapine zorgen voor dopaminedepletie of -blokkade en zijn een mogelijke indicatie bij medicatiegeïnduceerde dystonie. Tetrabenazine heeft depressie als bijwerking [11]. Clozapine is een aantal keer als trigger van deze vorm van dystonie gezien, maar momenteel overstijgen de positieve effecten de negatieve duidelijk [17].

Indien voorgaande behandelvormen niet of onvoldoende werkzaam zijn, kan patiënt in aanmerking komen voor diepe hersenstimulatie ('deep brain stimulation', DBS) [13, 14].

## DBS bij dystonie

Posteroventrale pallidotomie en later diepe hersenstimulatie ('deep brain stimulation', DBS) zijn in de loop der tijd toegepast voor de behandeling van dystonie [18, 19]. Het grote voordeel van DBS is de instelbaarheid ten opzichte van een permanente pallidotomie. Daarnaast geeft een bilaterale laesie een sterk verhoogd risico op spraak-, slik- en cognitieve problemen. Unilaterale pallidotomie wordt in geselecteerde gevallen nog wel toegepast bij een hemidystonie, bijvoorbeeld bij een niet-progressieve ziekte, in aanwezigheid van logistieke problemen.

Verreweg de meeste studies over dystonie hanteren de globus pallidus internus (GPi) als target, die later besproken zullen worden [20]. Het precieze target bevindt zich posteroventrolateraal, in het sensomotorische deel. De GPi staat via

■ **Tabel 13.1** Klinische en etiologische classificatie van dystonie.

**As I – klinische karakteristieken**

| klinische presentatie | begin leeftijd | zuigeling (0–2 jaar), kind (3–12 jaar), adolescent (13–20 jaar), jongvolwassen (21–40 jaar) of volwassen (> 40 jaar) |
| --- | --- | --- |
| | anatomische distributie | focaal, segmentaal, multifocaal, gegeneraliseerd of hemidystonie |
| | beloop in de tijd | – beloop (stationair of progressief)<br>– variabiliteit (aanhoudend, taakspecifiek, diurnaal of paroxismaal) |
| bijkomende symptomen | geïsoleerde dystonie, gecombineerd met een andere bewegingsstoornis of aanwezigheid andere neurologische symptomen | |

**As II – etiologie**

| zenuwstelsel pathologie | neurodegeneratie, structurele laesie of geen aanwijzingen hiervoor | |
| --- | --- | --- |
| erfelijk of verworven | erfelijk | autosomaal dominant, autosomaal recessief, X-gebonden of mitochondrieel |
| | verworven | perinatale hersenschade, infectie, medicamenteus, toxisch, vasculair, neoplastisch, hersenschade of psychogeen |
| | idiopathisch | sporadisch of familiair |

■ **Tabel 13.2** Behandeling van de verschillende vormen van dystonie.

| **focale dystonieën** | blefarospasme | botulinetoxine-injecties<br>benzodiazepine (clonazepam, lorazepam)<br>ptosisbril<br>chirurgische interventies (myectomie) |
| --- | --- | --- |
| | oromandibulair | botulinetoxine injecties<br>trihexyfenidyl |
| | spasmodische dysfonie | botulinetoxine-injecties<br>logopedie |
| | cervicale dystonie | botulinetoxine-injecties<br>trihexyfenidyl<br>benzodiazepine<br>tetrabenazine (tardieve dystonie)<br>baclofen |
| | taakspecifieke dystonie (schrijfkramp) | botulinetoxine-injecties<br>trihexyfenidyl |
| **segmentale of gegeneraliseerde dystonie** | levodopa (kinderen en jongvolwassenen)<br>trihexyfenidyl<br>benzodiazepine<br>baclofen<br>tetrabenazine (tardieve dystonie) | |

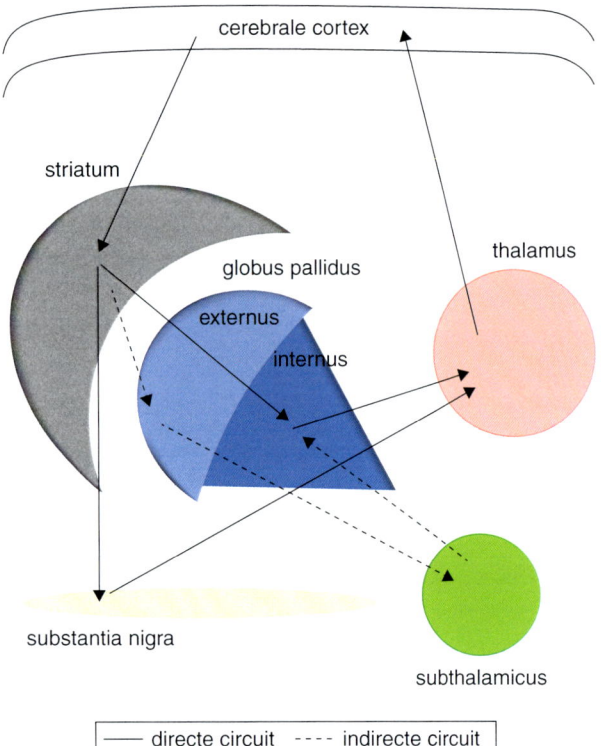

**Figuur 13.1**    Schematische weergave van het direct en indirect circuit in de basale kernen.

de thalamus in verbinding met de cortex en is hierdoor een belangrijke outputkern van de basale kernen ( fig. 13.1, zie ook ► H. 2). Met het achterliggende concept, dat uitgaat van een disfunctie in het directe en/of indirecte circuit binnen de basale kernen, lijkt de GPi een strategische keuze, omdat de circuits hier samenkomen [21]. De keuze wordt ondersteund door studies naar de oscillerende activiteit in de local field potentials (LFP). LFP-registraties van de GPi tonen coherente oscillaties met dystone spieractiviteit [20].

Tot op heden is er weinig ervaring met andere targets. Een aantal studies focust zich op de nucleus subthalamicus ('subthalamic nucleus', STN) en de thalamus. De theorie van de STN is voortgekomen uit studies bij de ziekte van Parkinson, alwaar STN-stimulatie een positief effect had op dystonie. Daarnaast is de STN een centrale kern in het indirecte en het hyperdirecte circuit van de basale kernen. In vergelijking met de GPi, treedt het effect van STN-stimulatie mogelijk ook sneller op [23, 24]. Een aantal kernen van de thalamus (nucleus ventralis intermedius (VIM), ventralis oralis anterior (VOA) en posterior (VOP)) is mogelijk een alternatief voor de GPi bij een dystone tremor of bij myoclonus dystonie [21]. In tegenstelling tot het onderzoek bij de GPi, is het effect van deze alternatieve targets echter gebaseerd op case reports en case series. Een groot vergelijkend onderzoek om de superioriteit van een target te bewijzen is tot op heden niet verricht.

Ondanks de ervaring die de afgelopen decennia is opgedaan met DBS, is het precieze werkingsmechanisme onbekend. Een recente hypothese beschrijft dat DBS zowel de gestimuleerde kern als de omliggende verbindingen activeert. Dit resulteert in een complex patroon van effecten op de basale kernen en thalamocorticale netwerken. De regelmatige neuronale activiteit voorkomt zo de transmissie van pathologische stimuli, wat leidt tot een verbeterde verwerking van sensomotorische informatie en vermindering van symptomen [25].

## Indicatiestelling

Voor een juiste patiëntenselectie is een aantal aspecten van belang, waarvan een correcte diagnose van dystonie de belangrijkst is. Daarnaast dient sprake te zijn van een invaliderende aandoening die onvoldoende reageert op medicamenteuze behandelopties. Als laatste moeten chirurgische of psychiatrische contra-indicaties, als een actieve depressie, uitgesloten zijn [26].

Het belang van een correcte diagnose is met name de onderliggende etiologie vaststellen. Een medicamenteus behandelbare dystonie dient uitgesloten te zijn, bijvoorbeeld de doparesponsieve dystonie of een behandelbare metabole aandoening. Op basis van de etiologie kan een betere voorspelling gedaan worden betreffende de effectiviteit van de DBS. Zo is het effect bij een dystonie zonder hersenschade over het algemeen beter dan bij een structurele beschadiging [26].

De symptomen moeten invaliderend genoeg zijn om het operatierisico te rechtvaardigen. Het invaliderende karakter hoeft niet alleen de motorische symptomen te betreffen, maar ook pijn en psychosociale factoren (bijvoorbeeld isolatie) [18].

De afgelopen jaren is in toenemende mate duidelijk geworden dat psychiatrische klachten vaker voorkomen bij patiënten met dystonie. Het lijkt een deel te zijn van het ziektebeeld (primair), maar een secundaire oorzaak door een chronische ziekte is niet geheel uit te sluiten. Ook na de DBS wordt er bij dystoniepatiënten een hogere prevalentie van depressies en angststoornissen gezien [27]. Omdat er een aantal suïcides gerapporteerd is na DBS bij patiënten met depressieve episoden in de voorgeschiedenis, is een actieve depressie in ieder geval een contra-indicatie en wordt een preoperatieve psychiatrische screening sterk aangeraden [20, 28, 29]. Er lijkt tot nu toe geen duidelijk effect van GPi DBS op de cognitie [27].

Het belang van een multidisciplinaire aanpak bij de indicatiestelling en zorg rondom DBS bij dystonie wordt steeds duidelijker. Gebaseerd op internationale ervaring, lijkt een gespecialiseerd team bestaande uit neurochirurg, (kinder)neuroloog gespecialiseerd in bewegingsstoornissen, verpleegkundig specialist, psychiater, neuropsycholoog en een revalidatieteam een belangrijke voorspeller van een goede uitkomst [26]. Het team besteedt niet alleen aandacht aan de motorische symptomen, maar ook aan factoren als stemming, gedrag en cognitie. Een dergelijk team is niet alleen van waarde voor de indicatiestelling, maar ook voor het traject na de operatie.

## Effectiviteit

Doordat de GPi verreweg het meest gebruikte chirurgische target is, zijn de hier beschreven resultaten op deze kern gebaseerd. De resultaten zijn zoveel mogelijk gestructureerd aan de hand van de zeer recent geïntroduceerde classificatie, namelijk niet-verworven (erfelijke en idiopathische) en verworven dystonieën (◘tab. 13.1) [1]. De DBS-literatuur is echter nog gebaseerd op de eerdere classificatie, waarbij onderscheid gemaakt werd naar primaire (geen hersenschade, idiopathisch of hereditair) en secundaire dystonie (ten gevolge van een aanwijsbare oorzaak als hersenschade of medicijngebruik).

## Hoe wordt de effectiviteit van DBS bij dystonie gemeten?

Centraal staat de afname van de mate van dystonie. De Burke-Fahn-Marsden Dystonia Rating Scale (BFMDRS) wordt hiervoor het meest gebruikt, waarin het optellen van de dystonie in negen lichaamsdelen leidt tot een totaalscore [30]. De Toronto Western Spasmodic Torticollis Rating Scale (TWSTRS) wordt voor cervicale dystonie gebruikt [31]. Daarnaast wordt het effect op de kwaliteit van leven steeds vaker gemeten [32]. De reden hiervoor is dat de ernst van motorische symptomen vaak niet goed correleert met de kwaliteit van leven bij dystoniepatiënten [33, 34]. Pijn, angst en depressie worden gezien als belangrijke, mogelijk zelfs de belangrijkste voorspellers van de impact van dystonie op het dagelijks functioneren. De basale kernen lijken niet alleen van belang te zijn voor de motoriek, maar ook voor stemming, cognitie en gedrag [35].

## Niet-verworven dystonie

De groep niet-verworven dystonie omvat erfelijke en idiopathische vormen van dystonie. De resultaten voor de belangrijkste subgroepen binnen deze categorie worden afzonderlijk besproken.

Gegeneraliseerde dystonie is gedefinieerd als dystonie van de romp en ten minste twee andere lichaamsdelen [1]. Er zijn twee genen geïdentificeerd die deze vorm van dystonie veroorzaken, namelijk DYT1 en DYT6. Bij het merendeel van de patiënten wordt echter geen oorzaak gevonden. Het effect van DBS is gedemonstreerd bij meer dan tweehonderd patiënten met gegeneraliseerde dystonie. Twee gerandomiseerde klinische trials (randomized controlled trials, RCT's) rapporteerden een gemiddelde verbetering van 50–60 % op de BFMDRS [36, 37]. In follow-up studies bleef dit stabiel tot wel tien jaar na de operatie [38, 39]. Het effect lijkt hetzelfde voor DYT1-positieve en DYT1-negatieve patiënten [40]. DYT6-patiënten vormen een aparte groep, omdat er vaak craniocervicale en laryngeale betrokkenheid is. Bij een klein aantal patiënten is een redelijk tot goed effect gezien met een marginaal effect op de spraak. In tegenstelling tot de goede algehele verbetering leidde DBS tot weinig of geen verbetering van dystoniegerelateerde spraakstoornissen. De oromandibulaire lokalisatie van dystonie zou hierbij meer invloed kunnen hebben dan de genetische status van deze patiënten [41, 42]. Het effect op de kwaliteit van leven is in de meeste studies positief, vooral op het fysieke subdomein [32]. Doordat het relatief kleine studies betreft, zijn nog geen positief voorspellende factoren bekend. Een interventie in

een vroeg stadium wordt wel aangeraden ter voorkoming van contracturen en vergroeiingen [40].

Cervicale, niet-verworven dystonie is samen met de gegeneraliseerde dystonie de meest voorkomende indicatie voor een DBS-interventie. Deze vorm kan focaal in de nek, maar ook segmentaal zijn wanneer de romp of armen meedoen [1]. Over het algemeen zijn de resultaten gevonden in RCT's gelijk aan die van de gegeneraliseerde dystonie met een 40–55 % verbetering op de BFMDRS en 25–30 % op de TWSTRS [37, 43]. In de langste follow-up studie is de gemiddeld duur na de operatie acht jaar (oplopend tot twaalf jaar) met aanhoudend positieve effecten [38]. Pijn, algehele gezondheid, fysiek functioneren en depressiescores verbeterden significant in deze studies.

Het effect van DBS op blefarospasme (ogen) en het syndroom van Meige (craniocervicale dystonie) is bij meer dan 50 patiënten beschreven [41, 44, 45]. Blefarospasme verbetert duidelijk met een afname van gemiddeld 70 % op de BFMDRS, maar met weinig tot geen effect op de spraak en het slikken [41]. De resultaten zijn gebaseerd op case series en reports en een relatief korte follow-up, met één retrospectieve studie (n = 12) die een stabiele verbetering tot zes jaar postoperatief liet zien [46]. Opvallend in deze groep is de herhaaldelijk gerapporteerde achteruitgang in de functie van niet-dystone lichaamsdelen zoals bradykinesie, moeite met schrijven en balansstoornissen [41, 46].

Patiënten met myoclonus dystonie hebben klachten van myoklonieën (onregelmatige schokken) en dystonie [1]. Het meest voorkomende klinische beeld zijn op de voorgrond staande myoklonieën in romp en armen met een cervicale dystonie en schrijfkramp. Bij een groot deel van de patiënten ligt er een mutatie of deletie in het epsilon sarcoglycaan gen (SCGE) aan ten grondslag. De ervaring met DBS is vooral bij de genetisch bevestigde groep opgedaan, waar case studies met GPi-stimulatie een verbetering van de dystonie (41–89 %) en myoclonus (65–94 %) lieten zien [47]. De grootste case serie (n = 10) rapporteerde een vergelijkbare uitkomst voor GPi, VIM of beide kernen simultaan. Gezien de bij de VIM beschreven bijwerkingen (spraak- en slikstoornissen), blijft de GPi echter eerste keus binnen deze groep. In bepaalde gevallen zou overwogen worden tot een extra VIM-elektrode wanneer de myoclonus niet voldoende reageert, maar hiervoor is het bewijs nog zeer gering [48]. Een kanttekening bij deze patiëntengroep is de hoge prevalentie van psychiatrische stoornissen, als depressie en angststoornissen [49]. In een case serie (n = 5) verergerden de psychiatrische klachten in vier gevallen, waarbij onduidelijk was of dit kwam door de operatie, de stimulatie of het natuurlijk beloop [50].

Bij een deel van de erfelijke dystonieën, de zogeheten neurodegeneratieve aandoeningen, bijvoorbeeld mitochondriele aandoeningen of ijzerstapelingsziekten, ontstaat de dystonie door progressieve hersenschade. Er is zeer weinig ervaring met DBS, waardoor we ons beperken tot de patiëntpopulaties waarbij DBS bij vijf of meer patiënten is toegepast. De grootste multicenter studie (n = 24) binnen deze groep betrof patiënten met neurodegeneratie met ijzerstapeling (neurodegeneration with brain iron accumulation, NBIA). Retrospectieve analyse liet een gemiddelde verbetering van 25 % op de BFMDRS zien één jaar postoperatief, met grote onderlinge variaties [51]. Daarnaast is DBS toegepast bij X-gebonden dystonie-parkinsonisme (DYT3, syndroom van Lubag), wat voorkomt bij mannen van Filipijnse afkomst met een focale, snel generaliserende dystonie rond de derde decade. Ongeveer tien jaar na onset ontwikkelt zich daarbij parkinsonisme [52]. In vijf beschreven casus is een verbetering van 61–88 % op de BFMDRS beschreven.

## Verworven dystonie

De twee grootste, best gedefinieerde, groepen van verworven dystonieën zijn die van patiënten met cerebrale parese (postanoxisch) en die met tardieve dystonie. Drie studies met tien of meer dyskinetische (dystone) patiënten met cerebrale parese lieten een sterk variërend en relatief klein effect van DBS zien. Patiënten verbeterden gemiddeld 15 % op de BFMDRS, waarbij een belangrijk deel van de patiënten geen baat had [53]. Tot op heden is er geen verklaring voor de onderlinge verschillen, al lijken de heterogeniteit aan hersenschade en de comorbiditeit (met name spasticiteit) de belangrijkste factoren. Jongere patiënten met een kortere ziekteduur reageren mogelijk beter dan volwassen patiënten, mede door het nog afwezig zijn van skeletvergroeiingen en contracturen [54]. Specifiek in deze groep wordt bij kinderen door verzorgers vaak een subjectief beter effect gerapporteerd dan op de BMFDRS naar voren komt. De kwaliteit van leven lijkt wel te verbeteren ten gevolge van meer comfort of een betere verzorging. Dit illustreert dat in toekomstige studies in deze patiëntengroep de kwaliteit van leven een betere primaire uitkomstmaat is dan een verbetering van de motoriek [55].

Medicatiegeïnduceerde of tardieve dystonie treedt vaak op na gebruik van voornamelijk dopamineblokkerende medicatie [56]. Het beeld is vooral beschreven bij (klassieke) antipsychotica, maar ook bij een aantal anti-emetica (metoclopramide) en antidepressiva [57]. In tegenstelling tot de variabele uitkomsten bij andere verworven dystonieën, heeft de toepassing van DBS bij deze groep geleid tot een verbetering van gemiddeld 80 % [33, 58]. Dit effect is bij meer dan zestig patiënten beschreven in diverse case series en lijkt stabiel tot een gemiddelde follow-up van vier jaar [59]. Er wordt in deze groep een relatief laag risico van psychiatrische bijwerkingen gemeld, doordat bijna alle patiënten stabiel waren voor de operatie en goed vervolgd werden. Tot nu toe is één depressieve en één psychotische episode binnen één jaar postoperatief gerapporteerd [58]. Een gerandomiseerde studie in deze patiëntengroep met goede registratie van de psychiatrische comorbiditeit is wenselijk.

## Neveneffecten

De bijwerkingen en complicaties van DBS bij dystonie worden onderverdeeld in perioperatieve complicaties, hardwarecomplicaties en stimulatiebijwerkingen. Een optimale plaatsing van de elektrode(n) posteroventrolateraal in het sensomotorische deel van de GPi blijft echter de belangrijkste predictor van de klinische uitkomst [45].

## Perioperatieve complicaties

De perioperatieve complicaties van DBS bij dystonie zijn vergelijkbaar met DBS voor andere indicaties. Algemene complicaties kunnen levensbedreigend zijn, maar zijn gelukkig relatief zeldzaam [59, 60].

## Hardwarecomplicaties

In vergelijking met andere bewegingsstoornissen is het risico van hardwarecomplicaties bij dystonie relatief hoog. Een retrospectieve studie ($n = 38$) vond een migratie van de elektrode bij 7,9 % en draadbreuk bij 10,5 % van de patiënten [61]. Dit wordt waarschijnlijk veroorzaakt door persisterende dystone bewegingen cervicaal en axiaal, die rek veroorzaken op de draad en elektrode [37]. Een acute verslechtering kan gezien worden bij het spontaan uitschakelen van de stimulator door een magnetisch veld, schade of een lege batterij, maar is zeer zeldzaam met name bij de nieuwe generatie stimulatoren.

## Stimulatiegerelateerde bijwerkingen

Stimulatiegerelateerde bijwerkingen zijn het gevolg van prikkeling van aanliggende structuren van de GPi. Het uiteinde van de elektrode ligt enkele millimeters lateraal van de capsula interna en craniodorsaal van de tractus opticus. Bij stimulatie van de capsula interna ontstaan piramidale verschijnselen (kramp, trekkingen, dysartrie). Prikkeling van de tractus opticus veroorzaakt lichtflitsen. Paresthesieën kunnen ontstaan door het stimuleren van de ventrocaudale nucleus van de thalamus [45]. Daarnaast rapporteerden meerdere studies hypokinesie of verstijving van één of meerdere lichaamsdelen en freezing van het lopen (freezing of gait) na GPi-stimulatie [62]. Deze fenomenen komen relatief vaak voor, maar zijn dikwijls gering en voorbijgaand van aard. Door een juiste instelling van de stimulator in termen van amplitude, pulsbreedte of het te stimuleren contactpunt op de elektrode verdwijnen deze symptomen in de meeste gevallen. Het effect van GPi-stimulatie op de stemming blijft een discussiepunt. Vanwege een aantal gerapporteerde suïcides na DBS wordt geadviseerd om symptomen die kunnen wijzen op stemmingsstoornissen nauwkeurig in de gaten te houden [27, 28].

## Discussie

In de afgelopen vijftien jaar heeft een toenemend aantal gecontroleerde studies geleid tot sterk bewijs dat bilaterale GPi DBS leidt tot een duidelijke verbetering van dystonie. Dit geldt echter niet voor alle patiënten, doordat dystonie een heterogene groep van aandoeningen omvat met multipele etiologieën en grote variaties in het klinische beeld. Patiënten met een geïsoleerde gegeneraliseerde of segmentale dystonie, myoclonus dystonie of een medicatiegeïnduceerde dystonie tonen vaak een grote verbetering. Bij patiënten met dystonie ten gevolge van neurodegeneratie of structurele schade is het effect veel minder groot. Een zorgvuldige selectie van geschikte patiënten door een ervaren multidisciplinair behandelteam is van groot belang. Het blijft echter lastig een betrouwbare voorspelling te doen over het effect van DBS voor een individuele patiënt. Dat komt vooral omdat er nog geen betrouwbare voorspellende parameters zijn gevonden. Daarnaast is er tot op heden nog weinig ervaring opgedaan met andere targets dan de GPi. Deze targets (VIM en STN) leiden in de toekomst bij specifieke groepen mogelijk tot een groter effect. Er zijn gedetailleerde adviezen opgesteld ten aanzien van het beleid bij volwassenen. Richtlijnen voor DBS bij kinderen ontbreken, ondanks dat kinderen met een geïsoleerde dystonie beter reageren dan volwassenen. Bij kinderen is echter frequenter sprake van structurele schade (cerebrale parese) of stofwisselingsziekten, waarbij DBS leidt tot kleine of geen verbeteringen in de motoriek. Dit kan deels verklaard worden doordat er vaak geassocieerde klachten als spasticiteit of ataxie optreden, die niet op DBS reageren. Daarnaast blijft een belangrijke vraag of het primair meten van de mate van dystonie, met de BFMDRS, de beste manier is om de effectiviteit van DBS in kaart te brengen. Steeds meer experts pleiten voor een centrale rol van de kwaliteit van leven en geïndividualiseerde behandeldoelen. Bij een patiënt met een ernstige dystonie ten gevolge van cerebrale parese met geassocieerde comorbiditeit is een (grote) verbetering in functie niet haalbaar. De DBS-interventie kan wel tot verminderde bewegingsonrust leiden, waardoor het comfort toeneemt en de verzorging gemakkelijker verloopt. Dit is van grote invloed op de kwaliteit van leven voor de patiënten en verzorgers binnen deze subgroep.

## Conclusie

Ondanks de opgedane kennis tot nu toe, zijn er nog veel hiaten in de kennis rondom DBS bij dystonie. Meer klinische en neurofysiologische bevindingen zijn nodig om in de toekomst een nauwkeurigere voorspelling van het effect van DBS bij dystonie te kunnen doen, de selectiecriteria bij te stellen en de beste timing en het beste target van de interventie vast te stellen. Met name bij patiënten met een neurodegeneratieve aandoening of structurele schade dient meer onderzoek verricht te worden naar de effecten van DBS op de kwaliteit van leven en het comfort van de patiënt, in plaats van de mate van dystonie alleen.

### Literatuur

1. Albanese A, Bhatia K, Bressman SB, et al. Phenomenology and classification of dystonia: a consensus update. Mov Disord. 2013;28:863–73.
2. Donaldson I, Marsden CD, Schneider SA, Bhatia KP. Marden's book of movement disorders. New York: Oxford University Press; 2012.
3. Lehéricy S, Tijssen MA, Vidailhet M, Kaji R, Meunier S. The anatomical basis of dystonia: current view using neuroimaging. Mov Disord. 2013;28(7):944–57.
4. Jinnah HA, Hess EJ, Ledoux MS, Sarma N, Baxter MG, Delong MR. Rodent models for dystonia research: characteristics, evaluation, and utility. Mov Disord. 2005;20:283–92.
5. Guehl D, Cuny E, Ghorayeb I, Michelet T, Bioulac B, Burbaud P. Primate models of dystonia. Progress in neurobiol. 2009;87:118–31.
6. Egger K, Mueller J, Schocke M, et al. Voxel bases morphometry reveals specific gray matter changes in primary dystonia. Mov Disord. 2007;22:1538–42.
7. Neychev VK, Gross RE, Lehéricy S, Hess EJ, Jinnah HA. The functional neuroanatomy of dystonia. Neurobiol Dis. 2011;42:185–201.
8. Zoons E, Booij J, Nederveen AJ, Dijk JM, Tijssen MA. Structural, functional and molecular imaging of the brain in primary focal dystonia – a review. Neuroimage. 2011;56:1011–20.
9. Konczak J, Abbruzzese G. Focal dystonia in musicians: linking motor symptoms to somatosensory dysfunction. Hum Neurosci. 2013;7:297.
10. Kojovic M, Pareés I, Kassavetis P, et al. Secondary and primary dystonia: pathophysiological differences. Brain. 2013;136(7):2038–49.
11. Jankovic J. Medical treatment of dystonia. Mov Disord. 2013;28(7):1001–12.
12. Delnooz CC, Horstink MW, Tijssen MA, Warrenburg BP van de. Paramedical treatment in primary dystonia: a systematic review. Mov Disord. 2009;18:231–40.
13. Roubertie A, Mariani LL, Fernandez-Alvarez E, Doummar D, Roze E. Treatment for dystonia in childhood. Eur J Neurol. 2012;19(10):1292–9.
14. Albanese A, Asmus F, Bhatia KP, et al. EFNS guidelines on diagnosis and treatment of primary dystonias. Eur J Neurol. 2011;18:5–18.
15. Burke RE, Fahn S, Marsden CD. Torsion dystonia: a double-blind, prospective trial of high-dosage trihexyphenidyl. Neurology. 1986;36:160–4.
16. Woon K, Tsegaye M, Vloeberghs MH. The role of intrathecal baclofen in the management of primary and secondary dystonia in children. Br J Neurosurg. 2007;21:355–8.
17. Hazari N, Kate N, Grover S. Clozapine and tardive movement disorders: a review. Asian J Psychiatry. 2013;6(6):439–51.
18. Meyers R. The present state of neurosurgical procedures directed against extrapyramidal disease. N Y State J Med. 1942;42:317–25.
19. Yoshor D, Hamilton WJ, Odo W, Jankovic J, Grossman RG. Comparison of thalamotomy and pallidotomy for the treatment of dystonia. Neurosurgery. 2001;48:818–26.
20. Moro E, Gross RE, Krauss JK. What's new in surgical treatment for dystonia? Mov Disord. 2013;28(7):1013–20.
21. Hendrix CM, Vitek JL. Toward a network model of dystonia. Ann N Y Acad Sci. 2012;265:46–55.
22. Sharott A, Grosse P, Kühn AA, et al. Is the synchronization between pallidal and muscle activity in primary dystonia due to peripheral afference or a motor drive? Brain. 2008;131:473–84.
23. Ostrem JL, Racine CA, Glass GA, et al. Subthalamic nucleus deep brain stimulation in primary cervical dystonia. Neurology. 2011;76(10):870–8.
24. Schjerling L, Hjermind LE, Jespersen B, et al. A randomized double-blind crossover trial comparing subthalamic and pallidal deep brain stimulation for dystonia. J Neurosurg. 2013;119:1537–45.
25. Miocinovic S, Somoyajula S, Chitnis S, Vitek JL. History, applications and mechanisms of deep brain stimulation. JAMA Neurol. 2013;70(2):167–71.
26. Speelman JD, Contarino MF, Schuurman PR, Tijssen MA, Bie RM de. Deep brain stimulation for dystonia: patient selection and outcomes. Eur J Neurol. 2010;17(Suppl 1):102–6.
27. Hälbig TD, Gruber D, Kopp UA, Schneider GH, Trottenberg T, Kupsch A. Pallidal stimulation in dystonia: effects on cognition, mood and quality of life. J Neurol Neurosurg Psychiatry. 2005;76:1713–6.
28. Jahanshahi M, Czernecki V, Zurowski M. Neuropsychological, neuropsychiatric and quality of life issues in DBS for dystonia. Mov Disord. 2011;26(Suppl 1):S68–83.
29. Foncke EMJ, Schuurman PF, Speelman JD. Suicide after deep brain stimulation of the internal globus pallidus for dystonia. Neurology. 2006;66:142.
30. Burke RE, Fahn S, Marsden CD, Bressman SB, Moskowitz C, Friedman J. Validity and reliability of a rating scale for the primary torsion dystonia. Neurology. 1985;35:73–7.

31  Comella CL, Stebbins GT, Goetz CG, Chmura TA, Bressman SB, Lang AE. Teaching tape for the motor section of the Toronto Western Spasmodic Torticollis Scale. Mov Disord. 1997;12:570–5.

32  Jahanshahi M, Czernecki V, Zurowski M. Neuropsychological, neuropsychiatric and quality of life issues in DBS for dystonia. Mov Disord. 2010;26:S68–83.

33  Ben-Shlomo Y, Camfield L, Warner T. What are determinants of quality of life in people with cervical dystonia? J Neurol Neurosurg Psychiatry. 2002;72:608–14.

34  Comella Cl, Leurgans S, Wuu J, Stebbins GT, Chmura T. Rating scales for dystonia: a multicenter assessment. Mov Disord. 2003;18:303–12.

35  Yin HH, Knowlton BJ. The role of basal ganglia in habit formation. Nat Rev Neurosci. 2006;7:464–76.

36  Vidailhet M, Vercueil L, Houeto JL, et al. Bilateral deep-brain stimulation of the globus pallidus in primary generalized dystonia. New Engl J Med. 2005;352:459–67.

37  Kupsch A, Benecke R, Muller J, et al. Pallidal deep-brain stimulation in primary generalized or segmental dystonia. New Engl J Med. 2006;355:1978–90.

38  Isaias IU, Alterman RL, Tagliati M. Deep brain stimulation for primary generalized dystonia: long-term outcomes. Arch Neurol. 2009;66:465–70.

39  Volkmann J, Wolters A, Kupsch A, et al. Pallidal deep brain stimulation in patients with primary generalised or segmental dystonia: 5-year follow-up of a randomised trial. Lancet Neurol. 2012;11(12):1029–38.

40  Isaias IU, Alterman RL, Tagliati M. Factors predicting protracted improvement after pallidal DBS for primary dystonia: the role of age and disease duration. J Neurol. 2011;258:1469–76.

41  Groen JL, Ritz K, Contarino MF, et al. DYT6 dystonia: mutation screening, phenotype, and response to deep brain stimulation. Mov Disord. 2010;25(14):2420–7.

42  Panov F, Tagliati M, Ozelius LJ, et al. Pallidal deep brain stimulation for DYT6 dystonia. J Neurol Neurosurg Psychiatry. 2012;83(2):182–7.

43  Volkmann J, Mueller J, Deuschl G, et al. Pallidal neurostimulation in patients with medication-refractory cervical dystonia: a randomised, sham-controlled trial. Lancet Neurol. 2014;13(9):875–84.

44  Ostrem JL, Marks WJ, Volz MM, Heath SL, Starr PA. Pallidal deep brain stimulation in patients with cranial-cervical dystonia (Meige syndrome). Mov Disord. 2007;22:1885–91.

45  Vidailhet M, Jutras MF, Grabli D, Roze E. Deep brain stimulation for dystonia. J Neurol Neurosurg Psychiatry. 2013;84:1029–42.

46  Reese R, Gruber D, Schoenecker T, et al. Long-term clinical outcome in meige syndrome treated with internal pallidum deep brain stimulation. Mov Disord. 2001;26(4):691–8.

47  Zauber ES, Watson N, Comella CL, Bakay RAE. Verhagen Metman L. Stimulation-induced parkinsonism after posteroventral deep brain stimulation of the globus pallidus internus for craniocervical dystonia. J Neurosurg. 2008;109:1–5.

48  Gruber D, Kühn AA, Schoenecker T, et al. Pallidal and thalamic deep brain stimulation in myoclonus-dystonia. Mov Disord. 2010;11:1733–43.

49  Tricht MJ van, Dreissen YE, Cath D, et al. Cognition and psychopathology in myoclonus-dystonia. J Neurol Neurosurg Psychiatry. 2012;83(8):814–20.

50  Contarino MF, Foncke EM, Cath DC, Schuurman PR, Speelman JD, Tijssen MA. Effect of pallidal deep brain stimulation on psychiatric symptoms in myoclonus-dystonia due to epsilon-sarcoglycan mutations. Arch Neurol. 2011;68:1087–8.

51  Timmermann L, Pauls KAM, Wieland K, et al. Dystonia in neurodegeneration with brain iron accumulation: outcome of bilateral pallidal stimulation. Brain. 2010;133:701–12.

52  Aguilar JA, Vesagas TS, Jamora RD, et al. The promise of deep brain stimulation in X-linked dystonia parkinsonism. Int J Neurosci. 2011;121(Suppl 1):57–63.

53  Koy A, Hellmich M, Pauls A, et al. Effects of deep brain stimulation in dyskinetic cerebral palsy: a meta-analysis. Mov Disord. 2013;28(5):647–54.

54  Marks WA, Honeycutt J, Acosta F. Dystonia due to cerebral palsy responds to deep brain stimulation of the globus pallidus internus. Mov Disord. 2011;26:1748–51.

55  Gimeno H, Tustin K, Selway R, Lin JP. Beyond the Burke-Fahn-Marsden dystonia rating scale: deep brain stimulation in childhood secondary dystonia. Eur J Paediatr Neurol. 2012;16:501–8.

56  Brotchie J, Bezard E, Jenner P. Pathophysiology, pharmacology and biochemistry of dyskinesia, 1st ed. Waltman, Academic Press; 2011.

57  Buscombe C, Alusi S, Kahn DA. A biopsychosocial approach to improving quality of life in tardive dystonia. J Psychiatric Pract. 2010;16(5):350–7.

58  Mentzel CL, Tenback DE, Tijssen MA, Visser-Vandewalle VERM, Harten PN van. Efficacy and safety of deep brain stimulation in patients with medication-induced tardive dyskinesia and/or dystonia: a systematic review. J Clin Psychiatry. 2012;73:1434–8.

59  Umemura A, Jaggi JL, Hurtig HI, et al. Deep brain stimulation for movement disorders: morbidity and mortality in 109 patients. J Neurosurg. 2003;98(4):779–84.

60  Fenoy AJ, Simpson RK. Risks of common complications in deep brain stimulation surgery: management and avoidance. J Neurosurg. 2014;120(1):132–9.

61  Yianni J, Nandi D, Shad A, Bain P, Gregory R, Aziz T. Increased risk of lead fracture and migration in dystonia compared with other movement disorders following deep brain stimulation. J Clin Neurosci. 2004;11(3):243–5.

62  Schrader C, Capelle HH, Kinfe TM, et al. GPi-DBS may induce a hypokinetic gait disorder with freezing of gait with dystonia. Neurology. 2011;77(5):483–8.

# Diepe hersenstimulatie voor tardieve dyskinesie en dystonie

*Charlie Mentzel en Peter van Harten*

**Samenvatting**

Tardieve dyskinesie of dystonie (TD) is een veelvoorkomende bijwerking van dopaminereceptorblokkerende medicatie zoals antipsychotica en anti-emetica. De medicamenteuze behandeling van TD bestaat, waar mogelijk, uit staken van het veroorzakende middel of overstappen op clozapine wanneer antipsychotica nodig blijven. Als andere medicamenteuze opties geen effect hebben, kan diepe hersenstimulatie ('deep brain stimulation', DBS) van de globus pallidus internus overwogen worden. De effectiviteit van DBS bij TD lijkt vergelijkbaar met die bij primaire dystonie, met symptomatische verbetering van 60 tot 70 %. Er zijn geen aanwijzingen voor een nadelig effect van DBS op de psychiatrische toestand van patiënten, maar dit is gebaseerd op case reports en een aantal kleine en gebrekkig gerandomiseerde trials. DBS dient dus alleen overwogen te worden bij ernstige vormen van TD, waar de patiënt ernstig onder lijdt, of die fysiek invalideren en waarbij de patiënt niet of onvoldoende reageert op medicamenteuze behandeling of deze niet kan verdragen.

© Bohn Stafleu van Loghum, onderdeel van Springer Media BV 2016
Y. Temel, A.F.G. Leentjens, R.M.A. de Bie (Red.), *Handboek diepe hersenstimulatie bij neurologische en psychiatrische aandoeningen*, DOI 10.1007/978-90-368-0959-7_14

## Inleiding

Tardieve dyskinesieën of dystonieën (TD) zijn persisterende onwillekeurig trekkende of draaiende bewegingen, die ontstaan na, meestal langdurig, gebruik van dopaminereceptorblokkerende medicatie zoals antipsychotica of anti-emetica [1]. Het verschil met andere vormen van dyskinesie en dystonie is niet de presentatie, maar de etiologie [2]. TD is meestal gedefinieerd als een bijwerking van dopaminereceptorblokkerende medicatie die vaak persisteert na het staken van de medicatie. Dezelfde bewegingsstoornissen kunnen echter ook ontstaan zonder dat er sprake is van antipsychoticagebruik zoals blijkt uit beschrijvingen van patiënten in de periode voor de introductie van antipsychotica en uit epidemiologisch onderzoek bij patiënten met schizofrenie die nooit antipsychotica gebruikt hebben [3, 4]. Fenomenologisch zijn 'spontane' bewegingsstoornissen niet te onderscheiden van de medicatiegeïnduceerde. Een hypothese is dan ook dat psychotische stoornissen vaak gepaard gaan met bewegingsstoornissen en dat dopamineblokkerende middelen deze bewegingsstoornissen kunnen initiëren of versterken [4].

## Dyskinesie en dystonie

Tardieve dyskinesie en tardieve dystonie worden soms als twee aparte stoornissen gezien en soms als twee uitingsvormen van dezelfde stoornis [5]. Bij dyskinesie wordt meestal gerefereerd aan de vloeiende doelloze hyperkinetische bewegingen, terwijl bij dystonie gerefereerd wordt aan een aanhoudende samentrekking van een spier of spiergroep, vergelijkbaar met primaire dystonie. Dystonie of dyskinesie kan zich voordoen in één enkel lichaamsdeel (focaal), maar ook in meerdere lichaamsdelen tegelijk (segmentaal als de lichaamsdelen aan elkaar grenzen, of multifocaal als deze niet aan elkaar grenzen) of gegeneraliseerd, waarbij vele spiergroepen van het lichaam betrokken zijn, inclusief de benen [1].

Gezien de overlap tussen de beide vormen en omdat beide reageren op stimulatie van dezelfde anatomische targets, beschouwen wij in dit hoofdstuk tardieve dyskinesie en dystonie als dezelfde stoornis en korten wij beide af als TD.

## Presentatie

De meeste patiënten met TD hebben een lichte vorm van dyskinesie of dystonie, maar soms is er sprake van een zeer ernstige, invaliderende en soms ook pijnlijke vorm [1]. De duur en de last van de TD kunnen sterk verschillen tussen patiënten. Bij ernstige vormen kan de patiënt moeite hebben met ADL-taken zoals aankleden, autorijden of fietsen [1]. Vaak speelt schaamte een grote rol, ook bij lichte gevallen, wat samenhangt met de zichtbaarheid van TD. Bij orofaciale dyskinesie kan de voortdurend onwillekeurig bewegende tong een sociale handicap zijn, wat nog versterkt wordt als de tong regelmatig uit de mond komt. Patiënten kunnen allerlei sociale situaties als restaurants en feestjes gaan vermijden. Patiënten met een zeer ernstige dyskinesie van de ledematen kunnen niet stilzitten. wat allerlei activiteiten belemmert. Ook als patiënten dystonieën hebben, bijvoorbeeld een retrocollis of rompdystonie, zijn veel activiteiten niet goed mogelijk en voelen ze zich vaak bekeken. Een enkele maal is er een dyskinesie van de heupen, waardoor er voortdurend copulerende bewegingen gemaakt worden, wat enorme schaamte kan geven.

## Epidemiologie

De prevalentie van TD bij het gebruik van antipsychotica hangt sterk af van de geïncludeerde populatie, de gehanteerde definitie en het type middel dat gebruikt wordt. In een systematische review van Correll et al. wordt bij eerstegeneratiemiddelen, zoals haloperidol en fluanxol, een prevalentie en incidentie van respectievelijk 32,4 en 5,5 % gevonden, en bij de tweedegeneratiemiddelen, zoals olanzapine en risperidon, een lagere prevalentie en incidentie van respectievelijk 13,1 en 3,9 % [6]. Bij patiënten met een psychotische stoornis maar die geen antipsychotica gebruiken worden ook wisselende prevalenties gevonden, variërend van 13–20 % [6, 7].

Over de prevalentie van TD in Nederland is weinig bekend. In een studie van Bakker et al. wordt een prevalentie van 28,4 % beschreven bij Nederlandse longstaypatiënten [8]. Het gebruik van antipsychotica in Nederland neemt jaarlijks met gemiddeld 4 à 5 % toe (Stichting Farmaceutische Kerngetallen, informatie over 2011), waardoor een stijging van het aantal TD-patiënten te verwachten is. De toename van het antipsychoticagebruik in Nederland hangt samen met een uitbreiding van indicatiegebieden zoals de bipolaire stoornissen. Daarnaast wordt meer dan 40 % van de antipsychotica voorgeschreven voor niet-psychotische aandoeningen zoals autisme, agressie, depressie of slaapstoornissen. Ook worden ze veel ingezet bij ouderen, vaak als behandeling voor gedragsstoornissen. Dit laatste is zorgwekkend, omdat ouderen veel kwetsbaarder zijn voor TD en er soms ook andere, minder gevaarlijke interventies mogelijk zijn.

## Pathofysiologie

De pathofysiologie van TD is vooralsnog onbekend [4, 9]. Er zijn verschillende theorieën die een deel van de symptomen verklaren. De meest bekende is de dopamine-2 (D2-)receptor hypersensitiviteitstheorie, die stelt dat door langdurige D2-blokkade de D2-receptor overgevoelig wordt voor dopamine en er een abnormaal signaal ontstaat in de basale ganglia [4, 9]. Andere theorieën geven andere mogelijke verklaringen: neurodegeneratie in het striatum als gevolg van oxidatieve stress ontstaan door antipsychotica, veranderde synaptische plasticiteit, toegenomen serotonine (5-HT2-)signalering en upregulatie van striatale dopamine-3 (D3-)receptoren [4]. Vooralsnog is voor geen van deze theorieën voldoende experimenteel bewijs. Er is, zoals in de inleiding al genoemd, discussie of TD alleen een bijwerking van medicatie is of dat TD een uiting kan zijn van dopaminedisregulatie in het kader van een psychotische stoornis [4].

◻ **Tabel el 14.1**  Diagnostische criteria voor de diagnose 'tardieve dyskinesie' volgens Schooler en Kane [15].

**criteria**

1. ten minste drie maanden, cumulatieve, blootstelling aan een antipsychoticum

2. een score op de Abnormal Involuntary Movement Scale (AIMS)[a] van ten minste middelmatig (3) bij één of meer lichaamsgebieden, of een score van ten minste licht (2) bij twee of meer lichaamsgebieden

3. de afwezigheid van een andere oorzaak voor de bewegingsstoornis

**diagnose**

| | |
|---|---|
| TD | patiënt voldoet aan criteria 1 tot en met 3 |
| onderdrukte TD | patiënt voldeed aan criteria 1 tot en met 3, maar de bewegingen werden onderdrukt binnen twee weken na het starten of na dosisverhoging van het antipsychoticum |
| voorbijgaande TD | patiënt voldeed aan criteria 1 tot en met 3, maar bij een volgende meting ten minste drie maanden later, worden de dyskinetische bewegingen niet meer geobserveerd |
| onttrekkings TD | bewegingen zijn ontstaan binnen twee weken na het staken van het antipsychoticum |
| persisterende TD | bewegingen persisteren over twee opvolgende metingen met een tussentijd van ten minste drie maanden |

[a] Guy W, Ban TA, Wilson WH. The prevalence of abnormal involuntary movements among chronic schizophrenics. Int Clin Psychopharmacol. 1986;1:134–44.

## Behandeling

De eerste stap in de behandeling van TD is de vraag of het antipsychoticum of de antipsychotica (of anti-emetica) gestaakt kunnen worden. Zeker als antipsychotica gegeven worden voor andere indicaties dan psychose zijn er soms alternatieven voorhanden, hetzij medicamenteus, hetzij gedragsmatig. In oudere studies wordt een grote kans op verbetering en/of herstel gerapporteerd [10] na het staken van de antipsychotica, maar in een recente Cochrane review werd geen effect hiervan gezien [11]. Als antipsychotica niet gestaakt kunnen worden, is overgaan op clozapine het meest aangewezen. Dit vermindert vaak de ernst van de TD of laat de TD verdwijnen. Als clozapine niet verdragen wordt, is er weinig bewijs voor een alternatief [12, 13]. Op basis van het farmacologische profiel zou quetiapine als tweede keus in aanmerking komen. Dit middel heeft lagere affiniteit voor de dopaminereceptor dan dopamine zelf, waardoor het middel snel loskomt van de dopaminereceptor (de zogenoemde 'fast off'-theorie). Mocht staken of overstappen op clozapine niet mogelijk of niet effectief zijn, dan kan het toevoegen van tetrabenazine overwogen worden. Bij bijna de helft van de patiënten leidt dit tot een snelle en aanzienlijke verbetering van de klachten, vaak binnen enkele dagen tot weken na het bereiken van de juiste dosering [13]. Een nadeel van tetrabenazine is de kans op depressieve gevoelens die bij 15 tot 20 % van de patiënten optreden, en nog vaker bij patiënten die reeds een depressie hebben doorgemaakt [14]. Bij focale vormen van TD met voornamelijk dystone kenmerken zijn botulinetoxine-injecties soms zeer effectief [13]. De effectiviteit van vitamine E in hoge doseringen is omstreden. In een aantal kleinere onderzoeken bleek vitamine E effectief, maar in een groter onderzoek trad er geen verbetering op van de tardieve dyskinesie [11]. Mogelijk speelt de duur van de tardieve dyskinesie hierbij ook een rol. De kans dat vitamine E enige verbetering geeft van de

TD is waarschijnlijk groter als de TD nog maar relatief kort, dat wil zeggen minder dan drie jaar, bestaat. Na een gemiddelde duur van drie jaar werd geen effect gevonden.

## Indicatiestelling voor DBS

De meest gebruikte criteria voor de diagnose TD zijn die van Schooler en Kane [15] (zie ◻ tab. 14.1).

Het is binnen de huidige richtlijnen mogelijk om patiënten met TD met diepe hersenstimulatie ('deep brain stimulation', DBS) te behandelen, maar deze richtlijnen geven slechts beperkt aan welke patiënten daarvoor in aanmerking komen. Daar DBS een ingrijpende behandeling is, wordt in veel richtlijnen en studies geadviseerd DBS alleen te overwegen bij patiënten met ernstige TD die niet of onvoldoende reageren op farmacotherapie, of deze niet kunnen verdragen [16, 17]. Daarnaast zijn er enkele andere veiligheidsoverwegingen die overwogen moeten worden bij alle DBS-operaties, een aantal daarvan is gerelateerd aan de somatische conditie van de patiënten. Hierna worden de in de literatuur meest gehanteerde in- en exclusiecriteria voor globus pallidus internus (GPi) DBS van de Globus Pallidus Internus (GPi) bij TD besproken. Deze criteria zijn echter arbitrair en gedeeltelijk gebaseerd op algemene criteria voor onderzoek. Er bestaat tot nu toe geen onderzoek naar welke TD-patiënten baat hebben of extra risico lopen bij DBS.

Veelal is het advies psychiatrische patiënten pas te indiceren voor DBS als de psychiatrische stoornis van patiënt al langere tijd stabiel is. Meestal wordt een duur van zes tot twaalf maanden genoemd [18, 19]. Er is geen consensus of de indicatie ook moet afhangen van de ernst van de onderliggende stoornis [18, 19]. Mogelijk is het relevanter om het gevaar dat gepaard ging met de psychiatrische stoornis, te laten meewegen. Als bijvoorbeeld een patiënt in het verleden gedurende een depressie ernstig suïcidaal was en suïcidepogingen heeft gedaan of als een psychotische patiënt ernstig agressief is geweest, kan dit een relatieve contra-indicatie zijn voor DBS.

Voor de diagnose TD worden veelal de 'Schooler en Kane criteria' gebruikt (zie ◘ tab. 14.1). In deze criteria staat dat andere oorzaken voor de TD uitgesloten zijn. Het is meestal niet nodig om hier uitgebreid neurologisch of genetisch onderzoek voor te doen. Bij een negatieve familieanamnese, ontbreken van verdere progressie en/of andere neurologische verschijnselen is de diagnose TD heel waarschijnlijk. Soms ontstaat de TD na het staken van het veroorzakende middel. Meestal wordt dan aangenomen dat het TD is, als deze binnen binnen drie maanden na het staken van het veroorzakende middel ontstaan is (bij een depotantipsychoticum een half jaar). Omdat TD soms spontaan herstelt, wordt DBS pas overwogen als de klachten langere tijd (6–12 maanden) persisteren.

Patiënten dienen een ernstige vorm van TD te hebben met functionele beperkingen in het dagelijks leven om voor DBS in aanmerking te kunnen komen. De mate van beperking is mede afhankelijk van de patiënt; bijvoorbeeld, voor een patiënt met een representatieve functie zal een ernstige torticollis sterk belemmerend zijn bij het werk, terwijl een blefarospasme het werken voor een vrachtwagenchauffeur vrijwel onmogelijk maakt.

DBS komt pas in aanmerking als medicamenteuze behandeling van TD onvoldoende effectief was of niet wordt verdragen. De volgende farmacotherapeutische stappen moeten geprobeerd zijn. Het oorzakelijke medicament dient zo mogelijk gestaakt te worden. Bij antipsychotica is dat soms niet mogelijk, vanwege een te groot risico op een recidief van het psychiatrische beeld. In dat geval is overgaan op clozapine de meest aangewezen stap. Als clozapine niet verdragen wordt, kan quetiapine overwogen worden. Een tweede stap is afhankelijk van de vorm van TD. Is er sprake van een focale TD, veelal een dystonie, dan is botulinetoxine geïndiceerd. Is de TD segmentaal of nog uitgebreider, dan wordt veelal tetrabenazine toegevoegd. Tetrabenazine werkt snel, meestal binnen enkele weken. Het middel wordt bij voorkeur langzaam opgebouwd (in enkele weken) tot een effectieve dosering die verdragen wordt.

Afgeraden wordt om patiënten te opereren die veelvuldig suïcidale gedachten hebben met of zonder specifieke bedoeling of plan. De meeste studies excluderen patiënten met pre-existente dementiële klachten, gedefinieerd als een MATTIS Dementia Rating Scale score van <120.

## Mogelijke targets voor diepe hersenstimulatie

Bij patiënten met TD is er sprake van een disregulatie in de signaaloverdracht van de dopaminerge en GABA-erge banen in de basale ganglia, hetgeen leidt tot een verstoring van hun functie [9]. Op basis hiervan zijn de GPi en de nucleus subthalamicus ('subthalamic nucleus', STN) voorkeurslocaties voor de behandeling van TD met DBS. Aangezien de GPi ook de voorkeurslocatie is voor DBS bij primaire dystonie valt de keuze in de praktijk meestal op de GPi [3, 20, 21]. Stimulatie van de STN is beschreven in enkele kleine onderzoeken [22, 23].

## Effectiviteit en bijwerkingen

### Effectiviteit

Tot nu toe zijn er geen grote gerandomiseerde, gecontroleerde trials gedaan bij patiënten met TD. In totaal zijn er vijf patiënten uit negentien studies en/of ziektegeschiedenissen beschreven die GPi DBS hebben gekregen en vier patiënten uit twee studies die stimulatie van de nucleus subthalamicus ('subthalamic nucleus', STN) hebben gekregen. De effectiviteit van GPi DBS voor TD blijkt uit onderzoek 60–70 % te zijn, hetgeen vergelijkbaar is met die van GPi-stimulatie bij primaire dystonie [20, 21]. In een recente review werd bij de helft van de patiënten een verbetering op de Burke Fahn Marsden Dystonia Rating Scale (BRMDRS) van meer dan 80 % gevonden en was er bij driekwart van de patiënten een verbetering van minstens 60 % [20].

Over de effectiviteit van stimulatie bij de vier STN DBS-patiënten is weinig te zeggen. In het artikel van Zhang et al. wordt bij beide patiënten een verbetering van 92 % na drie maanden beschreven op de BFMDRS, maar de raters zijn niet geblindeerd voor de stimulatiestatus [21]. In het artikel van Sun et al. wordt een verbetering van 76–100 % op de BFMDRS beschreven voor alle veertien patiënten in de studie, maar wordt het resultaat niet apart gerapporteerd voor de patiënten met TD [22].

## Bijwerkingen van DBS

De mogelijke bijwerkingen van GPi DBS bij patiënten met TD zijn in te delen naar risico's verbonden aan de operatieve procedure, stimulatieafhankelijke bijwerkingen van GPi DBS en psychiatrische complicaties verband houdend met een onderliggende psychiatrische stoornis.

De risico's verbonden aan de operatieve procedure zijn dezelfde als bij DBS voor andere indicaties. Deze worden uitgebreid beschreven in ► H. 4.

Stimulatieafhankelijke bijwerkingen zijn over het algemeen tijdelijk van aard en op te lossen door de stimulatieparameters aan te passen. Soms is het lastig de juiste balans te vinden tussen effectiviteit en bijwerkingen, maar meestal verdwijnen de bijwerkingen na het bijstellen van de stimulatieparameters. De meest voorkomende stimulatieafhankelijke bijwerkingen zijn scotoma's en dysartrie, die te verklaren zijn door uitbreiding van de stroom respectievelijk naar de tractus opticus en de capsula interna. Ook zijn er veranderingen in cognitie, stemming en gedrag beschreven na GPi-stimulatie bij de ziekte van Parkinson [24]. Bij goed premorbide cognitief functioneren, geeft GPi DBS bij dystonie echter geen verslechtering van cognitieve functies [25]. Soms worden stemmingsproblemen en daaraan gerelateerde gedragsproblemen beschreven [25]. Het gaat hierbij met name om angst en depressieve klachten met een mogelijk verhoogd suïciderisico. Manische ontremming en de bijbehorende gedragsstoornissen die soms na DBS bij de ZvP voorkomen, worden niet beschreven [26–28].

Of er een stimulatieafhankelijk verhoogd risico van suïcide is bij GPi DBS, is vooralsnog onduidelijk [25, 29]. Er zijn drie gevallen van suïcide na GPi DBS bij primaire dystonie beschreven [25, 30, 31], maar in deze drie gevallen was er sprake van een pre-existente depressie, soms in combinatie met alcoholmisbruik [30], of agressie en postanoxisch hersenletsel [31]. Het enige systematische onderzoek naar suïcidale gedachten en suïcide na GPi-stimulatie is gedaan bij 468 patiënten met de ziekte van Parkinson (ZvP). Hierin laten Weintraub et al. zien dat suïcidale gedachten die ontstaan na de start van de stimulatie niet significant vaker voorkomen en relatief zeldzaam zijn (1,9 % bij DBS versus 0,9 % bij conservatieve behandeling; $p = 0,61$) en dat deze ideaties in geen van de gevallen resulteerden in daadwerkelijke suïcide, mogelijk omdat de suïcidale ideaties tijdig onderkend en behandeld werden [29]. Er zijn uit de weinige data geen conclusies te trekken. De lichte, maar niet significante toename van suïcidale gedachten bij patiënten met de ZvP is niet direct te vergelijken met patiënten met een psychiatrische stoornis. Deze laatste groep is bovendien zeer heterogeen. Wel lijkt het aan te bevelen om bij stimulatie van de GPi extra alert te zijn bij patiënten die bekend zijn met suïcidale gedachten of een depressie in de voorgeschiedenis.

De meeste patiënten met TD hebben een actuele psychiatrische stoornis of hebben een psychiatrische stoornis doorgemaakt. Daarom is het effect van DBS op de psychiatrische stoornis een belangrijk aspect om mee te wegen in de behandeling. Vanwege het kleine aantal patiënten met TD die tot op heden in de literatuur beschreven zijn, en omdat de psychiatrische symptomatologie niet altijd systematisch gemeten werd, kan er geen conclusie getrokken worden over het effect van GPi DBS op de psychiatrische symptomatologie van patiënten. Omgekeerd is er ook onvoldoende bewijs om patiënten met een psychiatrische stoornis niet te includeren, zoals in sommige studies gebeurt [20, 32]. De paar overzichtsartikelen die zich richten op dit onderwerp concluderen dat er vooralsnog geen aanwijzingen zijn voor een negatief effect van DBS op een comorbide psychiatrische stoornis [20, 25]. Bij de 57 patiënten met GPi DBS voor TD over wie tot op heden gepubliceerd is, werd bij twee patiënten (3,5 %) een terugval beschreven, respectievelijk een depressie en een psychose [20, 33, 34].

## Organisatie van zorg

Er is nog maar beperkte ervaring met DBS als indicatie voor TD. Voor een effectieve organisatie van de zorg is een absolute voorwaarde dat er een goede samenwerking is tussen de afdelingen Neurologie, Psychiatrie en Neurochirurgie.

Neurochirurgische afdelingen hebben doorgaans uitgebreide protocollen voor een DBS-operatie, waarin veel afspraken al geregeld zijn. De zorg voor patiënten met TD verloopt het beste als de bestaande protocollen en afspraken zoveel mogelijk worden gevolgd. Bij psychiatrische patiënten zijn echter soms aanvullende afspraken nodig. Dit zijn vooral afspraken over de afdeling waar patiënt opgenomen wordt voor de neurochirurgische operatie, en wie de hoofdbehandelaar is. Als patiënten nog actieve psychiatrische symptomen hebben, dan

kan opname op een psychiatrische afdeling van belang zijn, evenals het hoofdbehandelaarschap van een psychiater. Bij een patiënt met TD van wie de psychiatrische klachten al vele jaren in remissie zijn is opname op een reguliere somatische afdeling met hoofdbehandelaarschap van een neuroloog of neurochirurg vaak goed mogelijk.

Daarnaast is van belang dat alle psychiatrische klachten voor de operatie volledig in kaart zijn gebracht en dat patiënten na de operatie, zeker in het begin, frequent gezien worden door een psychiater die de patiënt kent, zodat tijdig ingegrepen kan worden bij een dreigende decompenstatie. In de eerste zes weken is het advies om ten minste elke twee weken contact te hebben met de patiënt. Dat gebeurt bij voorkeur door de eigen of verwijzend behandelaar, die een dreigende decompensatie mogelijk sneller zal herkennen.

In de gepubliceerde casuïstiek en kleine open trials wordt nauwelijks gesproken over de stimulatie-instellingen. Alleen Starr et al. beschrijven bij vier patiënten welke stimulatieparameters gekozen zijn en hoe het instellen hiervan verlopen is. Zij rapporteren dat zij stimulatie monopolair instellen met een frequentie van 185 Hz en een pulsbreedte van 210 µseconden, waarbij ze uiteindelijk stimuleerden tussen de 2,5 en 3,6 V [35]. Tevens wordt in dit artikel opgemerkt dat, net als bij primaire dystonie, er meestal geen effect werd gezien bij stimulatieparameters die maanden later effectief bleken. Op basis van deze ene studie is geen uitspraak te doen over de beste stimulatieparameters bij TD. Tot hier meer over gepubliceerd is, ligt het voor de hand om patiënten in te stellen volgens hetzelfde protocol als de patiënten met primaire dystonie.

## Discussie

Er is uitgebreid niveau 1-bewijs voor de effectiviteit van GPi-stimulatie bij primaire (genetische) dystonie en voor STN- en GPi-stimulatie bij levodopageïnduceerde dyskinesie, zie ▶ H. 13 [36, 37]. DBS is een gangbare behandeling voor beide indicaties die in zowel Nederlandse als Engelse en Amerikaanse richtlijnen is opgenomen [16, 17, 38]. Deze richtlijnen geven tevens aan dat GPi DBS een geschikte behandeloptie is voor ernstige therapieresistente secundaire dystonieën, waar ook TD onder wordt geschaard. In de Nederlandse richtlijn wordt TD niet specifiek genoemd. De Engelse NICE- en Amerikaanse EFSN DBS-richtlijnen geven aan dat er klasse 3-evidentie is voor DBS-behandeling voor TD en de National Health Service richtlijn van 2013 merkt expliciet op dat, van de secundaire dystonieën, TD de meest gunstige indicatie is voor DBS [16, 17, 38].

Ondanks dat de GPi DBS-behandeling van TD volgens de richtlijnen mogelijk is, wordt het in de praktijk weinig toegepast en nog steeds als experimenteel beschouwd. De meest frequent genoemde redenen hiervoor zijn het gebrek aan bewijs, vooral met betrekking tot de effectiviteit, en het risico van psychiatrische decompensatie.

## Conclusie

De effectiviteit van DBS bij TD lijkt hoog met een gemiddelde symptomatische verbetering van 70 tot 80 %. Op basis van het beperkte onderzoek lijkt er geen evident gevaar voor somatische, psychiatrische en stimulatieafhankelijke bijwerkingen. Meer onderzoek is nodig om een onderbouwde aanbeveling te doen voor het toepassen van DBS bij TD.

Voorlopig is DBS alleen aan te bevelen bij patiënten met zeer ernstige TD met een functionele en psychologische beperking in het dagelijks leven die niet behandelbaar is met de reguliere behandelingen. Gezien de drie beschreven incidenten van suïcide na GPi DBS zijn suïcidale gedachten een relatieve contra-indicatie [30, 31]. Aanbevolen wordt om voor en na de ingreep actief naar suïcidaliteit te vragen en deze zo nodig te behandelen.

## Literatuur

1   Brotchie J, Minagar A, Bezard E, Jenner P, editors. International review of neurobiology. Vol 98: Pathophysiology, pharmacology and biochemistry of dyskinesia. London: Academic Press; 2011.

2   Albanese A, Bhatia K, Bressman SB, DeLong MR, Fahn S, Fung VS, et al. Phenomenology and classification of dystonia: a consensus update. Mov Disord. 2013;28:863–73.

3   Koning JP, Tenback DE, Os J van, Aleman A, Kahn RS, Harten PN van. Dyskinesia and parkinsonism in antipsychotic-naive patients with schizophrenia, first-degree relatives and healthy controls: a meta-analysis. Schizophr Bull. 2010;36:723–31.

4   Harten PN van, Bakker PR, Mentzel CL, Tijssen MA, Tenback DE. Movement disorders and psychosis, a complex marriage. Front Psychiatry 2014;5:190.

5   Earle JR, Patterson WM. Chronic pain, neuroleptics, and tardive dyskinesia. Psychosomatics. 1986;27:291–3.

6   Correll CU, Schenk EM. Tardive dyskinesia and new antipsychotics. Curr Opin Psychiatry 2008;21:151–6.

7   Cortese L, Caligiuri MP, Malla AK, Manchanda R, Takhar J, Haricharan R. Relationship of neuromotor disturbances to psychosis symptoms in first-episode neuroleptic-naive schizophrenia patients. Schizophr Res. 2005;75:65–75.

8   Bakker PR, Groot IW de, Os J van, Harten PN van. Long-stay psychiatric patients: a prospective study revealing persistent antipsychotic-induced movement disorder. PloS One 2011;6:e25588.

9   Kandel E, Schwartz J, Jessell T, Siegelbaum S, Hudspeth A. Principles of neural science. 5th ed. New York: McGraw-Hill Professional; 2012.

10  Jeste DV, Potkin SG, Sinha S, Feder S, Wyatt RJ. Tardive dyskinesia – reversible and persistent. Arch General Psychiatry 1979;36:585–90.

11  Soares K, McGrath J. The treatment of tardive dyskinesia – a systematic review and meta-analysis. Schizophr Res. 1999;39:1–16.

12  Leucht S, Cipriani A, Spineli L, Mavridis D, Örey D, Richter F, et al. Comparative efficacy and tolerability of 15 antipsychotic drugs in schizophrenia: a multiple-treatments meta-analysis. Lancet 2013;382:951–62.

13  Jankelowitz SK. Treatment of neurolept-induced tardive dyskinesia. Neuropsychiatr Dis Treat. 2013;9:1371.

14  Farmaceutisch Kompas (► http://www.farmacotherapeutischkompas. nl). Geraadpleegd 20 maart 2015.

15  Schooler NR, Kane JM. Research diagnoses for tardive dyskinesia. Arch General Psychiatry 1982;39:486–7.

16  NICE interventional procedure guidance [IPG188]. Deep brain stimulation for tremor and dystonia (excluding Parkinson's disease) (► https:// www.nice.org.uk/guidance/ipg188). Geraadpleegd 23 maart 2015.

17  EFNS guidelines on diagnosis and treatment of primary dystonias (► http://www.guideline.gov/content.aspx?id=34912). Geraadpleegd 23 maart 2015.

18  Damier P, Thobois S, Witjas T, Cuny E, Derost P, Raoul S, et al. Bilateral deep brain stimulation of the globus pallidus to treat tardive dyskinesia. Arch General Psychiatry 2007;64:170–6.

19  Gruber D, Trottenberg T, Kivi A, Schoenecker T, Kopp U, Hoffmann K, et al. Long-term effects of pallidal deep brain stimulation in tardive dystonia. Neurology. 2009;73:53–8.

20  Mentzel C, Tenback D, Tijssen M, Harten P van. Ernstige, therapieresistente tardieve dyskinesie: is diepe hersenstimulatie een behandeloptie? Tijdschr Psychiatr. 2014;57:125–31.

21  Speelman J, Contarino M, Schuurman P, Tijssen M, Bie R de. Deep brain stimulation for dystonia: patient selection and outcomes. Eur J Neurol. 2010;17:102–6.

22  Sun B, Chen S, Zhan S, Le W, Krahl S. Subthalamic nucleus stimulation for primary dystonia and tardive dystonia. In: Sakas DE, Simpson BA, editors. Operative neuromodulation. Vol 2: Neural networks surgery. Springer; 2007. p. 207–14 (Supplement to Acta Neurochirurgica).

23  Zhang J, Zhang K, Wang Z, Ge M, Ma Y. Deep brain stimulation in the treatment of secondary dystonia. Chin Med J Beijing. 2006;119:2069.

24  Odekerken VJ, Laar T van, Staal MJ, Mosch A, Hoffmann CF, Nijssen PC, et al. Subthalamic nucleus versus globus pallidus bilateral deep brain stimulation for advanced parkinson's disease (NSTAPS study): a randomised controlled trial. Lancet Neurol. 2013;12:37–44.

25  Jahanshahi M, Czernecki V, et al. Neuropsychological, neuropsychiatric, and quality of life issues in DBS for dystonia. Mov Disord. 2011;26(S1):S63–78.

26  Appleby BS, Duggan PS, Regenberg A, Rabins PV. Psychiatric and neuropsychiatric adverse events associated with deep brain stimulation: a meta-analysis of ten years' experience. Mov Disord. 2007;22:1722–8.

27  Leentjens AFG, Visser-Vandewalle V, Temel Y, Verhey FRJ. Manipuleerbare wilsbekwaamheid: een ethisch probleem bij elektrostimulatie van de nucleus subthalamicus voor ernstige ziekte van Parkinson. Ned Tijdschr Geneeskd. 2004;148:1394–8.

28  Voon V, Kubu C, Krack P, Houeto J-L, Tröster AI. Deep brain stimulation: neuropsychological and neuropsychiatric issues. Mov Disord. 2006;21(S14):S305–27.

29  Weintraub D, Duda JE, Carlson K, Luo P, Sagher O, Stern M, et al. Suicide ideation and behaviours after STN and GPi DBS surgery for Parkinson's disease: results from a randomised, controlled trial. J Neurol Neurosurg Psychiatry. 2013;84:1113–8.

30  Foncke E, Schuurman P, Speelman J. Suicide after deep brain stimulation of the internal globus pallidus for dystonia. Neurology. 2006;66:142–3.

31  Burkhard P, Vingerhoets F, Berney A, Bogousslavsky J, Villemure J-G, Ghika J. Suicide after successful deep brain stimulation for movement disorders. Neurology. 2004;63:2170–2.

32  Magarinos-Ascone C, Regidor I, Gomez-Galan M, Cabanes-Martinez L, Figueiras-Mendez R. Deep brain stimulation in the globus pallidus to treat dystonia: electrophysiological characteristics and 2 years' follow-up in 10 patients. Neuroscience. 2008;152:558–71.

33  Woo P, Chan D, Zhu X, Yeung J, Chan A, Au A, et al. Pallidal deep brain stimulation: an effective treatment in Chinese patients with tardive dystonia. Hong Kong Med J. 2014;20:455–9.

34  Schjerling L, Hjermind LE, Jespersen B, Madsen FF, Brennum J, Jensen SR, et al. A randomized double-blind crossover trial comparing subthalamic and pallidal deep brain stimulation for dystonia. J Neurosurg. 2013;119:1537–45.

35  Starr PA, Turner RS, Rau G, Lindsey N, Heath S, Volz M, et al. Microelectrode-guided implantation of deep brain stimulators into the globus pallidus internus for dystonia: techniques, electrode locations, and outcomes. J Neurosurg. 2006;104:488–501.

36  Delnooz CC, Warrenburg BP van de. Current and future medical treatment in primary dystonia. Ther Adv Neurol Disord. 2012; 5:221–40.

37  Okun MS, Fernandez HH, Wu SS, Kirsch-Darrow L, Bowers D, Bova
    F, et al. Cognition and mood in Parkinson's disease in subthalamic
    nucleus versus globus pallidus interna deep brain stimulation: the
    COMPARE trial. Ann Neurol. 2009;65:586–95.
38  Clinical Commissioning Policy: Deep brain stimulation (DBS) in
    movement disorders (▶http://www.england.nhs.uk/wp-content/
    uploads/2013/04/d03-p-b.pdf). Geraadpleegd 23 maart 2015.

# Diepe hersenstimulatie bij therapieresistente epilepsie

*Rob Rouhl, Louis Wagner en Kristl Vonck*

### Samenvatting

Epilepsie is een veelvoorkomende neurologische aandoening die met medicatie veelal goed te behandelen is. Wanneer epilepsie echter niet goed op medicatie reageert (bij ongeveer een derde van de patiënten) worden andere behandelmethoden overwogen. In specifieke gevallen kan dan diepe hersenstimulatie ('deep brain stimulation', DBS) van de voorste thalamuskern worden overwogen. Dit leverde in een RCT bij 110 patiënten een aanvalsreductie van gemiddeld meer dan 50 % op, met een gunstige uitkomst (>50 % aanvalsreductie) bij 68 % van de patiënten. Bijwerkingen zijn vooral stemmingsstoornissen, geheugenstoornissen en slaapproblemen. Veel is echter nog onbekend over de optimalisatie van de respons op DBS bij therapieresistente epilepsie.

© Bohn Stafleu van Loghum, onderdeel van Springer Media BV 2016
Y. Temel, A.F.G. Leentjens, R.M.A. de Bie (Red.), *Handboek diepe hersenstimulatie bij neurologische en psychiatrische aandoeningen*, DOI 10.1007/978-90-368-0959-7_15

## Inleiding

Een epileptische aanval is een (plotselinge) verandering in de klinische toestand van de patiënt die veroorzaakt wordt door abnormale elektrische activiteit in de hersenen. De aanvallen mogen voor de diagnose epilepsie niet geprovoceerd zijn. Dit betekent dat er geen buiten de hersenen gelegen oorzaak is voor de aanvallen, zoals een elektrolytstoornis, medicatie, drugs of slaaponthouding. Epilepsie is dan ook een hersenziekte waarbij herhaaldelijk niet-geprovoceerde epileptische aanvallen voorkomen, óf, wanneer er slechts één epileptische aanval is geweest, de kans op een nieuwe aanval (op basis van aanvullend onderzoek) even groot geacht wordt als waren er al meerdere aanvallen geweest [1].

Wanneer de diagnose epilepsie wordt gesteld, starten de meeste patiënten met anti-epileptica. Doel van deze behandeling is aanvankelijk vaak aanvalsvrij zijn. Een neuroloog schrijft vaak eerst een anti-epilepticum in monotherapie voor en hoogt de dosis op, bij goede tolerantie, indien respons op de therapie uitblijft. Wanneer aanvallen ondanks ophogen blijven bestaan, wordt op een ander anti-epilepticum overgegaan (tweede monotherapie), en wanneer de aanvallen, ondanks ophogen van dit tweede middel blijven voortduren, wordt meestal nog een ander anti-epilepticum toegevoegd (polytherapie). De kans dat elk volgend anti-epilepticum tot aanvalsvrij zijn zal leiden wordt steeds kleiner [2]. De epilepsie wordt dan *therapieresistent* genoemd. De definitie van therapieresistente epilepsie houdt in dat er geen langdurig aanvalsvrij zijn wordt bereikt (meer dan twaalf maanden, of meer dan driemaal de langste tijd tussen twee aanvallen wanneer dit langer is dan twaalf maanden) met minimaal twee verschillende adequaat gekozen en gedoseerde en verdragen anti-epileptica [3].

Voor de groep patiënten met therapieresistente epilepsie zijn er nog andere niet-medicamenteuze behandelmodaliteiten. De (resectieve) epilepsiechirurgie biedt van deze mogelijkheden de grootste kans op aanvalsvrij zijn (ook meer kans dan bij het starten van nog een ander anti-epilepticum), met name bij een epileptisch focus gelegen in de temporaalkwab [4]. Daarom moet resectieve epilepsiechirurgie altijd eerst overwogen worden, wanneer de medicamenteuze behandeling faalt. Voorwaarden voor een succesvolle behandeling zijn wel, dat de zone waar de epileptische aanvallen in de hersenen ontstaan (de epileptogene zone) identificeerbaar is en dat deze veilig (zonder functieverlies) verwijderd kan worden. Indien resectieve epilepsiechirurgie geen optie is, komen andere behandelmethoden in aanmerking. Dit zijn onder andere neuromodulatie en het ketogeen dieet.

Strikt genomen kan er bij neuromodulatie (o.a. nervusvagusstimulatie (NVS) en diepe hersenstimulatie ('deep brain stimulation', DBS) geen hiërarchie of voorkeur worden onderscheiden. De verschillende methoden zijn eenvoudigweg nooit in een gerandomiseerde studie met elkaar vergeleken. De studies waarin NVS en DBS afzonderlijk met placebo (of *sham*-stimulatie) worden vergeleken laten echter (globaal gesproken) een vergelijkbaar effect zien [5].

DBS bij epilepsie is een nieuwe behandelmethode, die sinds 2011 in Nederland wordt toegepast. Naar aanleiding van de publicatie van de, tot nog toe enige, gerandomiseerde, dubbelblinde trial (SANTE) [6] kwam er het Europese CE-keurmerk voor DBS bij epilepsie in de anterieure nucleus van de thalamus (ANT) beiderzijds en snel daarna de goedkeuring van de zorgverzekeraars voor vergoeding van de behandeling in Nederland. In België wordt deze behandeling vanaf 2015 vergoed.

Het selectief toedienen van elektrische prikkels in de hersenen als behandeling van epilepsie werd gestart in de jaren zeventig van vorige eeuw. De Amerikaanse neurochirurg Cooper startte met cerebellaire stimulatie bij een heterogene patientengroep (spasticiteit, maar ook met 'intractable seizures'), waarbij er een gunstig effect gezien werd op de epileptische aanvallen [7]. In verdere studies blijft het effect echter onduidelijk (ondanks dat het effect op aanvallen vaak goed is), meestal omdat de behandeling niet in een gecontroleerde opzet met een andere behandeling werd vergeleken [8]. De thalamus was vanuit anatomisch oogpunt een andere logische keuze. Delen van de thalamus staan als schakelstation in verbinding met nagenoeg alle corticale gebieden. Zo ging de aandacht uit naar de nucleus centromedianus [8]. Deze kern heeft sterke verbindingen met vooral motorische schorsgebieden, cerebellum en basale kernen. Resultaten uit niet-gecontroleerde [9, 10] en een dubbelblinde studie (voor stimulatie) toonden echter tegenstrijdige resultaten, waarbij de gecontroleerde studie geen effect toonde [8]. Andere gebieden die (empirisch) zijn onderzocht zijn de nucleus caudatus, de epileptogene zone zelf (waaronder de hippocampus/amygdala) en de nucleus subthalamicus. Bij alle was er meestal wel (enig) effect, maar tot op heden werden geen grotere patiëntenpopulaties onderzocht door middel van een (geblindeerde) *randomized clinical trial* [11, 12]. Een uitzondering hierop vormt de responsieve corticale stimulatie (in strikte zin geen diepe hersenstimulatie), die wel in een geblindeerde, gerandomiseerde studie is onderzocht. Bij deze behandeling wordt er een responsieve stimulator geïmplanteerd. Deze is verbonden met maximaal twee elektroden, die zowel registreren als stimuleren; het laatste als respons op de registratie van epileptische activiteit. De elektroden liggen daarom in de buurt van de plaats van ontstaan van de epileptische activiteit en niet op een vaste plaats zoals bij de diepe hersenstimulatie. Wanneer deze activiteit epileptisch wordt (dit is door de behandelaar te programmeren), start de stimulatie van de cortex of dieper gelegen structuren via één of twee subdurale strips met elektroden of diepte-elektroden. Patiënten met de actieve behandeling lieten in de eerste drie maanden een duidelijke aanvalsreductie zien ten opzichte van de niet-behandelde groep (die wel reeds de implantatie had gekregen) [13]. In de open-label langetermijnfollow-up studie (duur van follow-up 3–6 jaar) van deze groep patiënten (tussen de 115 en 216) ondervond tussen de 49 % en 62 % van de patiënten (afhankelijk van het exacte moment) minimaal 50 % afname van de epileptische aanvallen [14]. De meeste bijwerkingen waren device-related: infecties en noodzaak tot explantatie, maar ook kwam een verslechtering van de epileptische aanvallen (in ernst of frequentie) voor bij 7,8 % van de patiënten [14].

De keuze van de ANT als target voor DBS vloeit voort uit dierstudies en ook uit empirisch onderzoek. Bij ratten die pentylenetetrazol (PTZ, een proconvulsief werkend middel) kregen werd de drempel voordat deze een aanval kregen, verhoogd door (met name hoogfrequente 100 Hz) stimulatie in de voorste thalamuskern [15]. Kleine, niet-placebogecontroleerde stimulatiestudies, laten aanvalsreductie zien [11, 16–20], ook op wat langere termijn, waarbij de initiële respons ook de respons op langere termijn lijkt te voorspellen [21].

Op basis van deze resultaten werd er een dubbelblinde, gerandomiseerde studie verricht, de SANTE-trial [6], naar het effect van bilaterale stimulatie van de ANT bij patiënten met een therapieresistente epilepsie. Tot op heden is dit de enige studie in een grotere patiëntenpopulatie waarbij enigermate van blindering heeft plaatsgevonden ter bepaling van het effect van DBS op de aanvalsfrequentie. De resultaten van deze studie worden verderop in dit hoofdstuk besproken.

## Werkingsmechanisme

Epilepsie heeft vele mogelijke oorzaken, oorzaken die het gevolg zijn van een plaatselijke verstoring in de hersenen (bijvoorbeeld gliose na een herseninfarct of contusiehaard, tumoren) of van een meer algemene oorzaak (zoals genetische afwijkingen). We veronderstellen dat epilepsie een ziekte van (abnormale) netwerken in de hersenen is, waarbij toegenomen excitatie (door o.a. glutamaat) of afgenomen inhibitie (door o.a. GABA) een rol speelt. Het exacte werkingsmechanisme van DBS bij epilepsie is niet bekend, maar we nemen aan dat DBS hierin een modulerende (remmende) rol kan vervullen. Zie voor een bespreking van de mogelijke werkingsmechanismen de review van Laxpati et al. [22].

Wat de behandeling in het algemeen verder zou kunnen compliceren is, dat epileptische aanvallen veel verschillende verschijningsvormen hebben; bij verschillende patiënten verschilt de plaats van ontstaan (en de wegen van verspreiding van de aanvallen) in de hersenen dus ook. Aangezien het limbisch netwerk (circuit van Papez, ◘fig. 15.1) echter vaak betrokken is bij de verspreiding of het ontstaan van de aanvallen, kan met stimulatie in dit netwerk vaak een modulatie worden teweeggebracht, zoals blijkt uit de diverse eerdergenoemde studies.

## Patiëntenselectie

Omdat er nog maar één gerandomiseerde en geblindeerde studie gepubliceerd is in een voldoende grote patiëntenpopulatie, lijken de criteria voor de patiëntenselectie sterk op de inclusiecriteria voor deze studie. Therapieresistentie en onmogelijkheid (of onvoldoende effect) van resectieve epilepsiechirurgie, zoals hiervoor beschreven, vormen de eerste voorwaarde. Vooralsnog is er alleen een registratie van de behandeling voor volwassenen, derhalve worden alleen volwassenen geselecteerd voor de behandeling. Een eventueel reeds gepoogde NVS is geen contra-indicatie, en de stimulator mag ook in situ (en in functie) blijven. Het aantal aanvallen per maand voor inclusie is niet exact aan te geven (globaal genomen wordt weliswaar minimaal één aanval per maand aangehouden). Hierbij dient te allen tijde door de behandelaar een inschatting gemaakt te

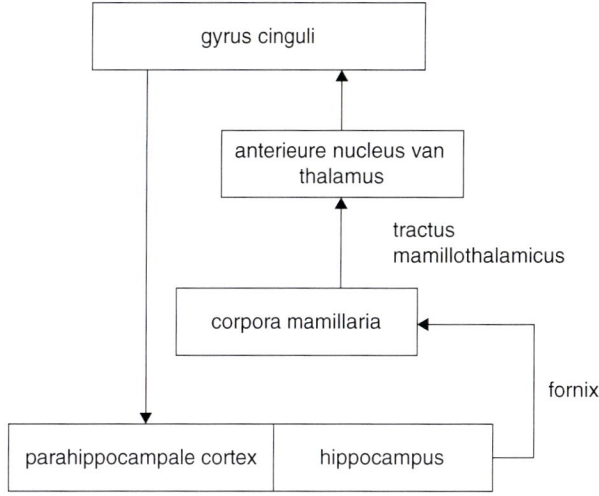

◘ **Figuur 15.1**    Circuit van Papez. Door middel van DBS wordt de anterieure nucleus van de thalamus gestimuleerd ter behandeling van refractaire epilepsie.

worden van de lijdenslast voor de patiënt als gevolg van de epileptische aanvallen. DBS is namelijk een invasieve behandeling, waarbij er geen gegarandeerde kans op succes is, en de lijdenslast dient ook op te wegen tegen de potentiële bijwerkingen van de behandeling. Om de therapierespons te controleren en te monitoren dienen de aanvallen wel goed bijgehouden (dus ook herkend) te kunnen worden door patiënt zelf of door een verzorgende in de omgeving. Co-existente psychogene niet-epileptische aanvallen (d.w.z. aanvallen zonder afwijkingen passend bij een epileptische aanval op het EEG) maken dit soms wel lastiger. Ook een lager IQ kan dit, afhankelijk van de verdere capaciteiten enigszins tot ernstig, beïnvloeden. Daarom zijn dit relatieve contra-indicaties, die door een behandelend, multidisciplinair team overwogen dienen te worden.

In Nederland wordt de indicatie voor DBS bij epilepsie gesteld in de epilepsiecentra (het Academisch Centrum voor Epileptologie (ACE) Kempenhaeghe/Maastricht Universitair Medisch Centrum (MUMC), of op een van de locaties (Zwolle, Heemstede) van SEIN (Stichting Epilepsie Instellingen Nederland)). Deze centra zijn ook verenigd, samen met de implanterende centra (ACE/MUMC en Medisch Spectrum Twente) in de Nederlandse werkgroep DBS bij epilepsie. In deze werkgroep worden kennis en ervaringen gedeeld. Deze werkgroep vormt verder een platform voor wetenschappelijk onderzoek.

## Resultaten

Fisher et al. [6] publiceerden als eersten de resultaten van een gerandomiseerde en geblindeerde klinische studie naar het effect van DBS bij therapieresistente epilepsie. Zij onderzochten 110 patiënten (leeftijd tussen 18 en 65 jaar) die geen aanvalscontrole hadden bereikt met ten minste drie adequaat gedoseerde anti-epileptica, als mono- of polytherapie. De epilepsie diende van het lokalisatiegebonden type te zijn en patiënten dienden ten minste zes aanvallen per maand te hebben. Patiënten kregen beiderzijds elektroden geïmplanteerd in de ANT.

Eén maand na implantatie werd bij de helft (gerandomiseerd en geblindeerd) van de patiënten de stimulatie aangezet, met vaste stimulatieparameters. Na drie maanden werd bij alle patiënten de stimulatie aangezet op dezelfde, vaste stimulatieparameters; veranderingen hierin werden slechts mondjesmaat aangebracht en toegestaan. In de geblindeerde fase namen de epileptische aanvallen met name in de gestimuleerde groep af, maar pas na drie maanden significant meer dan bij niet-gestimuleerde patiënten (40,4 % afname bij stimulatie, 14,5 % afname zonder stimulatie). Deze afname leek vooral te berusten op de respons van patiënten met een temporaalkwabepilepsie. In de langetermijnfollow-up van de studie namen de insulten in frequentie verder af (mediaan −41 % na 13 maanden en −56 % na 25 maanden, waarbij er ook patiënten waren die aanvalsvrij werden). In de open-label langetermijn follow-up studie reageert uiteindelijk 68 % van de patiënten positief op de behandeling (50 % of meer aanvalsreductie) [23]. De meeste patiënten hadden baat bij de stimulatie, maar bij drie patiënten namen de aanvallen toe in frequentie (tot een 2,5 maal verhoogde aanvalsfrequentie), bij twee patiënten was dit effect er na vijf jaar nog steeds (meer dan 50 % aanvalstoename).

Er is dus een gunstig (m.n. langetermijn)effect, maar dit effect werd pas duidelijk (en groter) in de niet-geblindeerde fase. Idealiter zou de blindering pas later opgeheven worden. Daarnaast is er in de SANTE-trial één patiënt die na aanzetten van de stimulatie (in de geblindeerde fase) een forse toename ondervond van partiële aanvallen, de resultaten zijn daarom vooral weergegeven als mediaan (en niet als gemiddelden, om effecten van deze 'outlier' niet te zwaar te laten meewegen).

De respons is dus wisselend. In de praktijk worden de stimulatieparameters uit de SANTE-trial aangehouden als startparameters. Vervolgens kan er, op geleide van het effect, aangepast worden. Op dit moment wordt zowel amplitude, frequentie, pulsduur als stimulatiewijze (unipolair versus bipolair) aangepast; vooral het laatste is afhankelijk van patiëntgebonden karakteristieken (exacte plaatsing van de elektrode ten opzichte van de anatomie van de ANT). De stimulatieparameters kunnen niet snel aangepast worden, omdat voor de evaluatie van het gewenste effect, het uitblijven van epileptische aanvallen, tijd nodig is. In algemene zin zou er na een eerste evaluatieperiode met de standaard startparameters tot een eerste aanpassing besloten kunnen worden. Wanneer er op dat moment geen enkel effect is, dient men voor een ander contactpunt te kiezen. Indien er wel (enig) effect is, kan de amplitude of frequentie worden aangepast. Het effect van een aanpassing kan dan per drie of zes maanden worden geëvalueerd. Dit aanpassen van de stimulatieparameters kost de nodige finetuning en daardoor ook veel tijd.

## Bijwerkingen

De frequentie van epileptische aanvallen kan toenemen bij een thalamische DBS [6]. Dit kwam heel duidelijk naar voren bij één patiënt in de SANTE-studie. Deze kreeg bij het starten van iedere stimulatiecyclus een aanval (d.w.z. iedere 5–6 min).

Ook een geringe aanvalstoename kwam echter voor (tot een toename met ongeveer een factor 2,5), ook op lange termijn (5 jaar). Er zijn nog andere stimulatiegerelateerde bijwerkingen, namelijk tintelingen (deze kwamen echter ook zonder stimulatie voor bij patiënten in de SANTE-trial [6, 23]), stemmingsstoornissen (depressie) en geheugenstoornissen, die bij verandering van stimulatieparameters kunnen verdwijnen. Bij één patiënt kwam lethargie als bijwerking voor [20]. Het is onze ervaring dat er soms ook insomnie optreedt, vooral bij hogere amplitudes. In de langetermijn follow-up van de SANTE-trial kwamen echter geen duidelijk andere bijwerkingen aan het licht, de eerder gerapporteerde cognitieve bijwerkingen leken op deze termijn echter wel minder ernstig te zijn en moeilijk te onderscheiden van de cognitieve problemen die bij iedere patiënt met epilepsie gevonden kunnen worden [23].

## Discussie

Ondanks de goede kwaliteit van de huidige, gepubliceerde gerandomiseerde trials (ook de SANTE-studie) is er nog niet veel wetenschappelijke onderbouwing van de hoogste bewijsklasse. Daarom zou iedere trial (met positieve of negatieve resultaten), en ook een trial die vroegtijdig werd gestaakt omdat de inclusie te traag verliep, gepubliceerd moeten worden om meegenomen te worden in gepoolde analyses, zoals de Cochrane review van Sprengers et al. [12]. In deze review worden nog andere algemene aanbevelingen gedaan voor het onderzoek, zoals het niet te snel starten van de stimulatie na de implantatie (om te voorkomen dat een eventueel effect van de implantatie sec op de aanvallen wordt gezien als een effect van stimulatie), bij een cross-over design de 'wash-out' periodes lang genoeg maken tussen stimulatie en sham-stimulatie [12].

De exacte route en wijze van targeting van de ANT staat nog ter discussie. In de Nederlandse centra kiest men een route die de laterale ventrikel mijdt, in enkele buitenlandse centra (maar ook in de SANTE-trial [6, 23]) kiest men een route door de laterale ventrikel. Bij de laatste methode zou de elektrode beter in de ANT geplaatst kunnen worden, maar of dit afhankelijk is van bijvoorbeeld de ervaring van het centrum met een bepaalde methode van targeting is onbekend.

Voorts wordt niet door elk centrum gebruikgemaakt van micro-elektrodes om elektrofysiologische signalen te meten om de targeting te geleiden. Deze tonen in de ANT een typisch aspect van activiteit in bursts, ook wel 'popcorn'activiteit genoemd [24]. Er zijn enkele groepen die hun targeting (door het ventrikel, of via een niet nader beschreven route) met een micro-elektroderecording beschrijven. Zij gebruiken dit om de entry in de thalamus te bepalen [17, 18, 21]. Of een targeting op basis van elektrofysiologische signalen tot betere behandelingsresultaten leidt, is echter opnieuw niet bekend.

Ook andere elektrofysiologische karakteristieken zouden een voorspeller van effect kunnen zijn, maar ook deze zijn onvoldoende onderzocht. Na plaatsing van de elektrodes zou bijvoorbeeld door middel van stimulatie van de DBS-elektrodes gekeken kunnen worden naar veranderingen in het oppervlakte-EEG. In een kleine groep vonden Hodaie et al. bij drie van de vijf onderzochte patiënten een recruitment ritme in het oppervlakte-EEG, waarbij dezelfde drie patiënten ook de grootste afname vertoonden in hun aanvalsfrequentie [16]. Anderen gebruiken deze recruitment respons ook (door sommigen een driving ritme genoemd), ter bevestiging van de positie van de elektrode in de ANT [17, 19]. Een andere benadering zou kunnen zijn te onderzoeken of er geëvoceerde potentialen zijn in de gewenste corticale gebieden bij implantatie, zoals door Zumsteg et al. [25] wordt beschreven. Of deze methoden uiteindelijk leiden tot een betere targeting en aanvalscontrole is nog onbekend.

Daarnaast is de ANT niet de enig mogelijke plaats van stimulatie voor een DBS. De registratie (en vergoeding van verzekeraars) bestaat op dit moment alleen voor DBS in de ANT, omdat dit de enige kern is waarbij er een dubbelblind gerandomiseerd onderzoek heeft plaatsgevonden. Of andere stimulatieplaatsen een beter effect kunnen hebben, zal nog onderzocht moeten worden. De responsieve corticale stimulatie lijkt zeker ook een goede optie (deze valt verder buiten het bestek van dit hoofdstuk) en wellicht zou een hippocampale diepe hersenstimulatie ook tot goede en vergelijkbare behandelresultaten kunnen leiden; deze vorm van DBS is echter nog niet in een grotere patiëntengroep onderzocht [12]. Tot slot blijft de plaats van DBS ten opzichte van andere, niet-invasieve, neuromodulatiemethoden onduidelijk. Op dit moment is er geen duidelijke meerwaarde van DBS boven bijvoorbeeld stimulatie van de nervus vagus (NVS) aangetoond. Men zou er daarom wellicht voor kunnen kiezen eerst een minder invasieve techniek, de NVS, toe te passen.

## Conclusie

DBS is bij therapieresistente epilepsie een redelijk alternatief wanneer een resectie van de epileptogene zone niet tot de mogelijkheden behoort of onvoldoende effect had. Veel is echter nog onduidelijk, zo moeten de targeting van de elektrode, de selectie van patiënten en andere factoren die het succes van de therapie bepalen nog uitgezocht worden.

## Literatuur

1 Fisher RS, Acevedo C, Arzimanoglou A, Bogacz A, Cross JH, Elger CE, et al. ILAE official report: a practical clinical definition of epilepsy. Epilepsia. 2014;55(4):475–82. PubMed PMID: 24730690.

2 Kwan P, Brodie MJ. Early identification of refractory epilepsy. N Engl J Med. 2000;342(5):314–9. PubMed PMID: 10660394.

3 Kwan P, Arzimanoglou A, Berg AT, Brodie MJ, Allen Hauser W, Mathern G, et al. Definition of drug resistant epilepsy: consensus proposal by the ad hoc Task Force of the ILAE Commission on Therapeutic Strategies. Epilepsia. 2010;51(6):1069–77. PubMed PMID: 19889013.

4 Wiebe S, Blume WT, Girvin JP, Eliasziw M. Effectiveness, efficiency of surgery for temporal lobe epilepsy study group. A randomized, controlled trial of surgery for temporal-lobe epilepsy. N Engl J Med. 2001;345(5):311–8. PubMed PMID: 11484687.

5 Rolston JD, Englot DJ, Wang DD, Shih T, Chang EF. Comparison of seizure control outcomes and the safety of vagus nerve, thalamic deep brain, and responsive neurostimulation: evidence from randomized controlled trials. Neurosurg Focus. 2012;32(3):E14. PubMed PMID: 22380855. Epub 2012/03/03. eng.

6 Fisher R, Salanova V, Witt T, Worth R, Henry T, Gross R, et al. Electrical stimulation of the anterior nucleus of thalamus for treatment of refractory epilepsy. Epilepsia. 2010;51(5):899–908. PubMed PMID: 20331461. Epub 2010/03/25. eng.

7 Cooper IS, Amin I, Gilman S. The effect of chronic cerebellar stimulation upon epilepsy in man. Trans Am Neurol Assoc. 1973;98:192–6. PubMed PMID: 4206369.

8 Krauss GL, Fisher RS. Cerebellar and thalamic stimulation for epilepsy. Adv Neurol. 1993;63:231–45. PubMed PMID: 8279308.

9 Velasco AL, Velasco F, Jimenez F, Velasco M, Castro G, Carrillo-Ruiz JD, et al. Neuromodulation of the centromedian thalamic nuclei in the treatment of generalized seizures and the improvement of the quality of life in patients with Lennox-Gastaut syndrome. Epilepsia. 2006;47(7):1203–12. PubMed PMID: 16886984.

10 Cukiert A, Burattini JA, Cukiert CM, Argentoni-Baldochi M, Baise-Zung C, Forster CR, et al. Centro-median stimulation yields additional seizure frequency and attention improvement in patients previously submitted to callosotomy. Seizure. 2009;18(8):588–92. PubMed PMID: 19577937.

11 Graves NM, Fisher RS. Neurostimulation for epilepsy, including a pilot study of anterior nucleus stimulation. Clin Neurosurg. 2005;52:127–34. PubMed PMID: 16626064.

12 Sprengers M, Vonck K, Carrette E, Marson AG, Boon P. Deep brain and cortical stimulation for epilepsy. Cochrane Database Syst Rev. 2014;6:CD008497. PubMed PMID: 24937707.

13 Morrell MJ. Group RNSSiES. Responsive cortical stimulation for the treatment of medically intractable partial epilepsy. Neurology. 2011;77(13):1295–304. PubMed PMID: 21917777.

14 Bergey GK, Morrell MJ, Mizrahi EM, Goldman A, King-Stephens D, Nair D, et al. Long-term treatment with responsive brain stimulation in adults with refractory partial seizures. Neurology. 2015;84(8):810–7. PubMed PMID: 25616485. Pubmed Central PMCID: PMC4339127.

15 Mirski MA, Rossell LA, Terry JB, Fisher RS. Anticonvulsant effect of anterior thalamic high frequency electrical stimulation in the rat. Epilepsy. Res. 1997;28(2):89–100. PubMed PMID: 9267773. Epub 1997/09/01. eng.

16 Hodaie M, Wennberg RA, Dostrovsky JO, Lozano AM. Chronic anterior thalamus stimulation for intractable epilepsy. Epilepsia. 2002;43(6):603–8. PubMed PMID: 12060019. Epub 2002/06/13. eng.

17 Kerrigan JF, Litt B, Fisher RS, Cranstoun S, French JA, Blum DE, et al. Electrical stimulation of the anterior nucleus of the thalamus for the treatment of intractable epilepsy. Epilepsia. 2004;45(4):346–54. PubMed PMID: 15030497.

18 Lim SN, Lee ST, Tsai YT, Chen IA, Tu PH, Chen JL, et al. Electrical stimulation of the anterior nucleus of the thalamus for intractable epilepsy: a long-term follow-up study. Epilepsia. 2007;48(2):342–7. PubMed PMID: 17295629. Epub 2007/02/14. eng.

19 Osorio I, Overman J, Giftakis J, Wilkinson SB. High frequency thalamic stimulation for inoperable mesial temporal epilepsy. Epilepsia. 2007;48(8):1561–71. PubMed PMID: 17386053.

20 Andrade DM, Zumsteg D, Hamani C, Hodaie M, Sarkissian S, Lozano AM, et al. Long-term follow-up of patients with thalamic deep brain stimulation for epilepsy. Neurology. 2006;66(10):1571–3. PubMed PMID: 16540602.

21 Lee KJ, Shon YM, Cho CB. Long-term outcome of anterior thalamic nucleus stimulation for intractable epilepsy. Stereotact Funct Neurosurg. 2012;90(6):379–85. PubMed PMID: 22922474. Epub 2012/08/28. eng.

22 Laxpati NG, Kasoff WS, Gross RE. Deep brain stimulation for the treatment of epilepsy: circuits, targets, and trials. Neurotherapeutics. 2014;11(3):508–26. PubMed PMID: 24957200. Pubmed Central PMCID: PMC4121455.

23 Salanova V, Witt T, Worth R, Henry TR, Gross RE, Nazzaro JM, et al. Long-term efficacy and safety of thalamic stimulation for drug-resistant partial epilepsy. Neurology. 2015;84(10):1017–25. PubMed PMID: 25663221. Pubmed Central PMCID: PMC4352097.

24  Hodaie M, Cordella R, Lozano AM, Wennberg R, Dostrovsky JO. Bursting activity of neurons in the human anterior thalamic nucleus. Brain Res. 2006;1115(1):1–8. PubMed PMID: 16962566. Epub 2006/09/12. eng.

25  Zumsteg D, Lozano AM, Wennberg RA. Depth electrode recorded cerebral responses with deep brain stimulation of the anterior thalamus for epilepsy. Clin Neurophysiol. 2006;117(7):1602–9. PubMed PMID: 16759907.

# Diepe hersenstimulatie bij het syndroom van Gilles de la Tourette

*Linda Ackermans en Albert Leentjens*

**Samenvatting**

Het syndroom van Gilles de la Tourette ('Gilles de la Tourette Syndrome', GTS) komt voor bij gemiddeld 1 % van de jongeren tussen de 5 en 18 jaar en wordt gekenmerkt door chronische motorische en vocale tics. De klachten kunnen doorgaans goed behandeld worden met bepaalde vormen van psychotherapie en/of medicatie. Bij ernstige en therapieresistente klachten kan behandeling met diepe hersenstimulatie ('deep brain stimulation', DBS) overwogen worden. Uit gepubliceerde ziektegevallen en een heel beperkt aantal onderzoeken wordt duidelijk dat DBS een veilige en effectieve behandeling kan zijn bij een geselecteerde groep patiënten. Bij sommige bewegingsstoornissen is DBS een reguliere behandelmethode, maar behandeling van therapieresistente GTS met diepe hersenstimulatie moet gezien worden als een 'last resort' behandeling, die alleen in gespecialiseerde centra kan plaatsvinden. Verder onderzoek moet helpen om meer inzicht te verkrijgen in selectie van stimulatietargets, stimulatieparameters en de effectiviteit van deze behandeling.

© Bohn Stafleu van Loghum, onderdeel van Springer Media BV 2016
Y. Temel, A.F.G. Leentjens, R.M.A. de Bie (Red.), *Handboek diepe hersenstimulatie bij neurologische en psychiatrische aandoeningen*, DOI 10.1007/978-90-368-0959-7_16

## Inleiding

Het syndroom van Gilles de la Tourette ('Gilles de la Tourette Syndrome', GTS) komt voor bij gemiddeld 1 % van de jongeren tussen de 5 en 18 jaar en wordt gekenmerkt door chronische motorische en vocale tics. De klachten kunnen doorgaans goed behandeld worden met bepaalde vormen van psychotherapie en/of medicatie. Bij ernstige en therapieresistente klachten kan behandeling met diepe hersenstimulatie ('deep brain stimulation', DBS) overwogen worden. Uit gepubliceerde ziektegevallen en een heel beperkt aantal onderzoeken wordt duidelijk dat DBS een veilige en effectieve behandeling kan zijn bij een geselecteerde groep patiënten. Bij sommige bewegingsstoornissen is DBS een reguliere behandelmethode, maar behandeling van therapieresistente GTS met diepe hersenstimulatie moet gezien worden als een 'last resort' behandeling, die alleen in gespecialiseerde centra kan plaatsvinden. Verder onderzoek moet helpen om meer inzicht te verkrijgen in selectie van stimulatietargets, stimulatieparameters en de effectiviteit van deze behandeling.

## Symptomatologie

Het syndroom van GTS is een neuropsychiatrische stoornis, die gekenmerkt wordt door zowel motorische als vocale tics. Tics zijn plotselinge, korte, onwillekeurige bewegingen (motorische tics) of geluiden (vocale tics) [1]. Volgens de diagnostische criteria van de vijfde editie van de Diagnostic and Statistical Manual of Mental Disorders (DSM-5) moeten de tics ontstaan zijn vóór het achttiende levensjaar en moet er in het beloop van de aandoening sprake zijn geweest van meerdere motorische tics en ten minste één vocale tic, die echter niet tegelijkertijd hoeven voor te komen [2]. De tics fluctueren wat betreft aard en ernst, maar moeten ten minste één jaar aanhouden. Ook mogen de tics niet het gevolg zijn van drugsgebruik, bijvoorbeeld het gebruik van cocaïne, of een restverschijnsel zijn van een andere ziekte, zoals een cerebrovasculair accident, de ziekte van Huntington of een postvirale encefalitis. In de DSM worden naast GTS (DSM code 307.23) nog twee andere ticstoornissen benoemd: de chronische ticstoornis (307.22) en de 'voorlopige' ticstoornis (307.21). Bij de chronische ticstoornis is er sprake van persisterende motorische ofwel vocale tics, maar niet van allebei. Een 'voorlopige' ticstoornis voldoet aan de criteria van GTS, behalve dat de klachten (nog) geen jaar aanwezig zijn. De vraag is in hoeverre deze indeling pathofysiologisch zinvol is.

De tics kunnen gedurende dag en tijdens het ziektebeloop spontaan fluctueren in frequentie en intensiteit, maar zij kunnen ook door externe factoren beïnvloed worden. Bij stress zijn de klachten erger, en na alcoholgebruik of tijdens slaap zijn ze minder of zelfs afwezig. Patiënten vertellen ook vaak dat zij de tics een bepaalde (korte) periode kunnen onderdrukken, waarna zij tijdelijk verergeren; het zogenoemde 'rebound fenomeen'. Hoewel deze rebound door patiënten vaak beschreven wordt, worden hiervoor in onderzoek geen aanwijzingen gevonden [3, 4]. Ten slotte kunnen er ook langere ticvrije perioden zijn [5].

## Epidemiologie

De geschatte prevalentie van GTS bij jongeren tussen de 5 en 18 jaar is 0,4 tot 3,8 %, met een gemiddelde prevalentie van 1 % [5]. Mannen hebben een viermaal grotere kans op GTS dan vrouwen. Na de adolescentie nemen bij gemiddeld een derde van de patiënten de klachten af, en verdwijnen zij zelfs bij een ander derde.

GTS is vaak niet een opzichzelfstaande aandoening, maar gaat dikwijls gepaard met andere gedragsafwijkingen zoals een aandachtstekortstoornis met hyperactiviteit ('attention deficit hyperactivity disorder', ADHD), obsessief-compulsieve stoornis ('obsesive compulsive disorder', OCD) of obsessief-compulsief gedrag, autisme en depressie [6].

## Reguliere behandeling

De tics kunnen doorgaans goed behandeld worden met psychotherapie en/of medicatie. Wat betreft psychotherapie is er de meeste wetenschappelijke onderbouwing voor 'habit reversal' therapie en 'exposure met responspreventie'. Bij 'habit reversal' wordt patiënt geleerd om de spanning die zich voorafgaand aan de tic opbouwt, de zogenoemde 'premonitory urge' te herkennen en dan in plaats van de tic een andere aangeleerde handeling te verrichten als ontlading. Bij exposure met responspreventie wordt de tic gezien als een geconditioneerde respons op de 'premonitory urge' en wordt de patiënt geleerd om de relatie tussen 'premonitory urge' en het optreden van de tic te verbreken [7]. Als medicamenteuze behandeling wordt gewoonlijk een klassiek antispsychoticum gegeven (een dopamine D2-receptorantagonist, zoals pimozide of haloperidol), een atypisch antipsychoticum (zoals clozapine, olanzapine, quetiapine of risperidon) of clonidine [8].

## Pathofysiologie

De pathofysiologie van GTS is niet helemaal bekend. In de afgelopen jaren is veel onderzoek gedaan naar de rol van zowel genetische factoren als auto-immuunstoornissen. Functioneel onderzoek laat tijdens het uitvoeren van tics afwijkingen zien in verschillende corticale en subcorticale gebieden, waaronder de basale ganglia [9]. Dit suggereert disfunctie van het cortico-basale ganglia-thalamocorticale circuit [10, 11]. Bij GTS wordt verondersteld dat er door een stoornis ter hoogte van de dopaminereceptor een activatie is van de inhiberende neuronen die van het striatum naar de globus pallidus internus (GPi) en de substantia nigra pars reticulata (SNr) lopen [10]. Dit zorgt voor disinhibitie van excitatoire neuronen in de thalamus, met als resultaat hyperexcitabiliteit van de corticale motorische gebieden, met als gevolg het optreden van tics (◻fig. 16.1). Alhoewel dit een enigszins gesimplificeerde voorstelling is, levert het wel een werkbaar model op om de effecten van de therapie zoals DBS te verklaren.

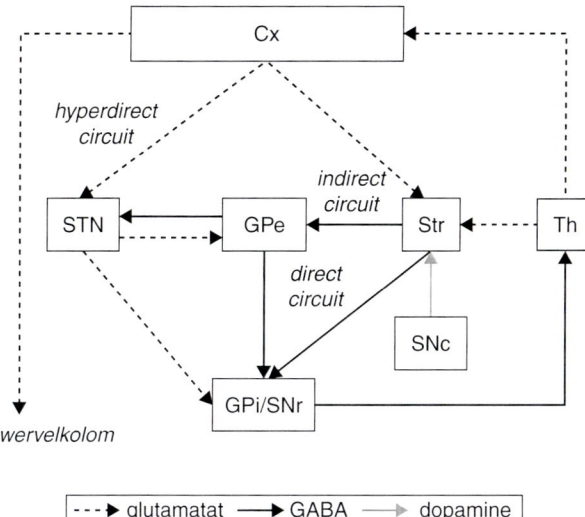

**Figuur 16.1** Schematische weergave van het cortico- basale ganglia-thalamocorticale circuit bij GTS. Cx = cerebrale cortex, GPe = globus pallidus externus, GPi = globus pallidus inernus, SNc = substantia nigra pars compacta, SNr = substantia nigra pars reticulata, STN = subthalamic nucleus, Str = striatum, Th = thalamus (uit Cunha et al. [12]).

## Indicatiestelling

De in- en exclusiecriteria om geschikte patiënten te selecteren voor diepe hersenstimulatie ('deep brain stimulation', DBS) zijn recentelijk beschreven in internationale consensusrichtlijnen [13]. Neurochirurgische interventie kan overwogen worden bij patiënten met ernstige therapieresistente vormen van GTS, bij wie de tics ten minste vijf jaar voorkomen. De diagnose GTS moet met zekerheid gesteld zijn en de tics moeten de voornaamste klacht zijn en zodanig ernstig van aard zijn dat patiënt hiervan duidelijk hinder ondervindt in zijn persoonlijke, beroepsmatige of sociale functioneren. Conservatieve behandelingen met psychotherapie en medicatie moeten onvoldoende effectief gebleken zijn of zodanig ernstige bijwerkingen hebben dat voortzetten van de behandeling redelijkerwijs niet mogelijk is. Omdat bij veel patiënten met GTS de tics na de adolescentie verminderen of verdwijnen, is er consensus dat een leeftijdsgrens gehanteerd moet worden bij de indicatiestelling. Geen consensus is er over de vraag of als minimumleeftijd 18 of 25 jaar aangehouden moet worden. Bijkomend is een goed sociaal netwerk nodig ter ondersteuning en begeleiding rondom de operatie, maar vooral ook daarna.

Uiteraard zijn er algemene contra-indicaties voor DBS zoals ernstige systemische ziekten, structurele afwijkingen op de MRI, die een veilige plaatsing van de elektroden in de weg staan. Al deze punten zullen in een preoperatieve screening worden geëvalueerd. Na multidisciplinair overleg tussen neurochirurg, psychiater en eventueel neuropsycholoog zal een uiteindelijke beslissing genomen worden of patiënt wel of niet in aanmerking komt voor DBS. De selectiecriteria volgens de internationale consensus zijn in ◻tab. 16.1 weergegeven.

## Effectiviteit

Sinds 1955 zijn er verschillende pogingen ondernomen om patiënten met GTS neurochirurgisch te behandelen. In totaal zijn er 65 patiënten geweest bij wie ablatieve chirurgie is toegepast [14]. Daarbij werd gekozen voor zeer uiteenlopende targets, waaronder de frontale cortex, de thalamus en het cerebellum. De resultaten van deze ingrepen zijn ofwel niet goed beschreven, ofwel niet bevredigend, vanwege gebrek aan therapeutisch effect of ernstige bijwerkingen zoals hemiplegie en dystonie. Bij de verschillende targets voor ablatie leek de thalamus het meest geschikte laesiegebied.

Geleid door ontwikkelingen binnen de bewegingsstoornissenchirurgie is in 1999 de diepe hersenstimulatie (DBS) voor het eerst toegepast bij een patiënt met refractaire GTS [15]. Sinds die tijd zijn er wereldwijd 126 GTS-patiënten behandeld met DBS [16]. Daarbij is in totaal voor zes verschillende targets gekozen: (1) het mediale deel van de thalamus (oftewel het kruispunt van centromediane nucleus-substantia periventricularis-nucleus ventro-oralis internus (Cm-Spv-Voi), (2) ofwel het centromediane-parafasciculaire (Cm-Pf) complex), (3) GPi (ofwel het posteroventrolaterale deel (motore gebied: mGPi), ofwel (4) het anteriomediale deel (limbisch gebied: lGPi), (5) de nucleus accumbens, het voorste been van de capsula interna en (6) de nucleus subthalamicus.

De overwegingen om voor een bepaald target te kiezen verschillen per onderzoek. Sommige onderzoeken richten zich vooral op het motorische element van de tics, andere op het compulsieve element. Verreweg de meeste literatuur bestaat uit gevalsbeschrijvingen of case series. In totaal zijn er drie gecontroleerde onderzoeken gepubliceerd [16–18]. De twee meest gebruikte targets zijn het mediale deel van de thalamus en de GPi. Deze twee targets zullen meer in detail beschreven worden. Een globaal overzicht van de beschikbare literatuur, waarbij aantallen patiënten, targets en effectiviteit beschreven worden, is weergegeven in ◻tab. 16.2.

## Thalamische stimulatie

De eerste DBS-implantatie werd uitgevoerd ter hoogte van Cm, Spv en Voi van de thalamus, bij drie patiënten die een procentuele ticreductie van respectievelijk 72, 83 en 90 % lieten zien [20]. Daarbij werd hetzelfde target gekozen dat Hassler en Dieckman eerder gebruikten voor een stereotactische laesieoperatie in een succesvolle gevalsbeschrijving [21]. De hypothese is dat door hoogfrequente stimulatie van de stimulerende projectie naar het motorisch gedeelte van het striatum, en door stimulatie van de Spv, de stimulerende feedback naar het limbisch gedeelte van het striatum afgeremd wordt. Dit zou dan resulteren in een vermindering van tics en een verbetering van geassocieerde gedragsafwijkingen. Vervolgens zou door stimulatie van de Voi, de rechtstreeks stimulerende werking van de thalamus op het gedeelte van de motorische cortex, dat de aangezichtsspieren aanstuurt, geremd worden.

■ **Tabel 16.1**    Indicatiecriteria voor DBS bij GTS, gebaseerd op de consensus van de Tourette Syndrome Association International Deep Brain Stimulation (DBS) Database and Registry Study Group [13].

| | | |
|---|---|---|
| diagnose | een zekere DSM-5 diagnose van GTS | |
| leeftijd | leeftijd > 18 jaar | |
| ernst | YGTSS[a] > 35/50 | |
| neuropsychiatrische comorbiditeit | tics moeten voornaamste klacht zijn; indien andere neuropsychiatrische klachten aanwezig zijn, mogen deze niet op de voorgrond staan | |
| | geen suïcidale ideeën of pogingen in afgelopen 6 maanden | |
| | eventueel aanwezige comorbide neuropsychiatrische stoornissen moeten ten minste 6 maanden stabiel zijn | |
| | comorbide neuropsychiatrische stoornissen moeten met valide meetinstrumenten preoperatief gescoord worden, zodat zij postoperatief ook gevolgd kunnen worden | |
| voorgaande conservatieve therapie | ten minste drie soorten psychofarmaca voldoende lang en in adequate dosering zijn onvoldoende effectief of worden niet verdragen | – alfa-adrenerge agonisten<br>– D2-receptorantagonisten<br>– overige medicatie (clonazepam, tetrabenazine) |
| | behandeling met gedragstherapische methoden is niet effectief | – habit reversal<br>– exposure met responspreventie |
| psychosociale factoren | aanwezigheid van adequate sociale steun zonder acute of subacute stressoren | |
| | bereidheid tot actieve psychologische begeleiding indien nodig | |
| | frequente begeleiding tijdens follow-up van mantelzorger | |

[a] *YGTSS* Yale Global Tic Severity Scale.

■ **Tabel 16.2**    Overzicht van de effectiviteit van stimulatie van verschillende targets bij GTS (tabel aangepast naar Motlagh et al. [19]).

| target | aantal studies | aantal patiënten | % reductie op YGTTS |
|---|---|---|---|
| thalamus (Cm-Pf/Voi of Cm-Pf) | 18 | 83 | 19–100 |
| thalamus en/of GPi | 2 | 4 | 65–96 |
| posterieure GPi | 7 | 11 | 19–88 |
| anterieure GPi | 3 | 14 | 51–63 |
| GPe | 1 | 1 | 39 |
| ventrale capsula interna/NA | 6 | 6 | −15 tot +80 |
| STN | 1 | 1 | 76 |

*GPi* globus pallidus internus, *GPi* globus pallidus externus, *NA* nucleus accumbens, *STN* nucleus subthalamicus, *YGTSS* Yale Global Tic Severity Scale.

Bijwerkingen van deze behandeling waren een verandering van libido en vermindering van energie. Een recent dubbelblind onderzoek bij zes GTS-patiënten toont dat DBS van de thalamus leidt tot gemiddeld 37 % vermindering van de ernst van de tics op de Yale Global Tic Severity Scale (YGTSS) [17]. Deze verbetering is een jaar na de ingreep nog aanwezig.

Zowel in de klinische praktijk als in wetenschappelijk onderzoek is de YGTSS het meest gebruikte instrument. Hierin wordt onderscheid gemaakt tussen motorische en vocale tics en wordt beoordeeld op meerdere aspecten zoals aantal tics, de frequentie van tics, de intensiteit en complexiteit van tics en de interferentie van tics tijdens handelingen. Een hoge score geeft de ernst van de ticstoornis weer. De belangrijkste bijwerkingen waren vermindering van energie en subjectieve visusklachten, die niet geobjectiveerd konden worden bij oogheelkundig onderzoek.

## Stimulatie van de globus pallidus internus

Stimulatie van het motorische deel van de GPi voor GTS werd voor het eerst toegepast in 2002, met goed resultaat [22]. Een recente review van Saleh et al. [23] laat zien, dat dit target voor deze indicatie een geschikt gebied lijkt voor DBS. Bij stimulatie van de GPi bij zestien patiënten nam de YGTSS met gemiddeld 65 % af. In het weinige vergelijkende onderzoek dat gedaan is, lijkt stimulatie van de GPi niet alleen effectiever, maar lijkt ook minder bijwerkingen te geven dan thalamische DBS [18, 23–26].

De GPi bestaat uit een limbisch (anteromediaal) deel en een motorisch (posteroventrolateraal) deel. Het posteroventrale deel is vaker gebruikt als stimulatietarget dan het anteromediale deel, maar het lijkt er toch op dat voornamelijk stimulatie van de limbische GPi veelbelovende resultaten laat zien [25, 26]. Martinez-Fernandes et al. beschrijven de effecten van stimulatie van de motorische en limbische GPi bij vijf patiënten [27]. Er was een verbetering van 38 % respectievelijk 20 % op de YGTSSS en 54 % respectievelijk 37 % op de modified Rush Video Rating Scale (mRVRS) na stimulatie van het limbische (anteromediale) deel in vergelijking met het motorische (posteroventrolaterale) deel. Als bijwerkingen worden angst en energieverlies beschreven bij hogere stimulatieparameters. Een dubbelblind gecontroleerd cross-over onderzoek waarin drie GTS-patiënten werden vergeleken die zowel thalamische als limbische GPi-stimulatie ondergingen, laat eveneens een beter effect zien na GPi-stimulatie [18]. Er was 65 % tot 96 % verbetering in de tics na limbische GPi-stimulatie in vergelijking met een 30 % tot 64 % verbetering na thalamische DBS. Gecombineerde stimulatie van de limbische GPi en thalamus gaf geen additionele verbetering. Gerapporteerde bijwerkingen zijn misselijkheids- en duizeligheidsklachten bij hogere stimulatieparameters.

## Conclusie

Uit de gepubliceerde ziektegevallen en onderzoeken lijkt DBS bij GTS-patiënten in elk geval veilig en tot op zekere hoogte succesvol. Momenteel worden vooral de thalamus en de GPi als target gebruikt, maar een eenduidig voorkeurstarget voor DBS bij GTS is (nog) niet bekend en er kunnen ook geen algemene aanbevelingen gedaan worden voor stimulatie-instellingen. Vergelijkend onderzoek in gestandaardiseerde omstandigheden is wenselijk, om meer zicht te krijgen op de effectiviteit van deze behandeling en deze beter te kunnen onderbouwen. Gezien het geringe aantal GTS-patiënten dat voor DBS in aanmerking komt, zal dit alleen mogelijk zijn in internationale multicenter trials.

### Literatuur

1 Robertson MM. Tourette syndrome, associated conditions and the complexities of treatment. Brain. 2000;123:425–62.

2 American Psychiatric Association. Diagnostic and statistical manual of mental disorders (DSM-5). 5th ed. Washington: American Psychiatric Association; 2013.

3 Müller-Vahl KR, Riemann L, Bokemeyer S. Tourette patients' misbelief of a tic rebound is due to overall difficulties in reliable tic rating. J Psychosom Res. 2014;76:472–6.

4 Verdellen CW, Hoogduin CA, Keijsers GP. Tic suppression in the treatment of Tourette's syndrome with exposure therapy: the rebound phenomenon reconsidered. Mov Disord. 2007;22:1601–6.

5 Robertson MM. The prevalence and epidemiology of Gilles de la Tourette syndrome. Part 1: the epidemiological and prevalence studies. J Psychosom Res. 2008;65:461–72.

6 Robertson MM, Banjeree S, Eapen V, Fox-Hiley P. Obsessive compulsive behaviour and depressive symptoms in young people with Tourette syndrome. A controlled study. Eur Child Adolesc Psychiatry. 2002;11:261–5.

7 Verdellen C, Griendt J van de, Hartmann A, Murphy T and the ESSTS Guidelines Group. European clinical guidelines for Tourette syndrome and other tic disorders. Part III: behavioural and psychosocial interventions. Eur Child Adolesc Psychiatry 2011;20:197–207.

8 Roessner V, Plessen KJ, Rothenberger A, Ludolph AG, Rizzo R, Skov L, et al., and The ESSTS Guidelines Group. European clinical guidelines for Tourette syndrome and other tic disorders. Part II: pharmacological treatment. Eur Child Adolesc Psychiatry. 2011;20:173–96.

9 Hallett M. Tourette syndrome: update. Brain Dev. 2015;37:651–5.

10 Mink JW. Basal ganglia dysfunction in Tourette's syndrome: a new hypothesis. Pediatr Neurol. 2001;25:190–8.

11 Mink JW, Thach WT. Basal ganglia intrinsic circuits and their role in behavior. Curr Opin Neurobiol. 1993;3:950–7.

12 Cunha CD, Boschen SL, Gomez-AA, et al. Toward sophisticated basal ganglia neuromodulation: review on basal ganglia deep brain stimulation. Neurosci Biobehav Rev. 2015;58:186–210.

13 Schrock LE, Mink JW, Woods DW, et al. Tourette Syndrome Association International Deep Brain Stimulation (DBS) Database and Registry Study Group. Mov Disord. 2014;30:448–71.

14 Temel Y, Visser-Vandewalle V. Surgery in Tourette syndrome. Mov Disord. 2004;19:3–14.

15 Vandewalle V, Linden C van der, Groenewegen HJ, Caemaert J. Stereotactic treatment of Gilles de la Tourette syndrome by high frequency stimulation of thalamus. Lancet 1999;353:724.

16 Maciunas R, Maddux B, Riley D, et al. Prospective randomized double-blind trial of bilateral thalamic deep brain stimulation in adults with Tourette syndrome. J Neurosurg. 2007;107:1004–14.

17 Ackermans L, Duits A, Linden C van der, et al. Double-blind clinical trial of thalamic stimulation in patients with Tourette syndrome. Brain. 2011;134:832–44.

18 Welter M, Mallet L, Houeto J, et al. Internal pallidal and thalamic stimulation in patients with Tourette syndrome. Arch Neurol. 2008;65:952–7.

19 Motlagh M, Smith M, Landeros-Weisenberger A, et al. Lessons learned from open-label deep brain stimulation for Tourette Syndrome: Eight cases over 7 years. Tremor and Other Hyperkinetic Movements. 2013;3(1):tre-03-170-4428-1 (▶ http://nrs.harvard.edu/urn-3:HUL. InstRepos:11879075).

20 Visser-Vandewalle V, Temel Y, Boon P, et al. Chronic bilateral thalamic stimulation, a new therapeutic approach in intractable Tourette syndrome: a report of three cases. J Neurosurg. 2003;99:1094–100.

21 Hassler R, Dieckmann G. Traitement stéréotaxique des tics et cris inarticules ou coprolaliques considérés comme phénomène d'obsession mortice au cours de la maladie de Gilles de la Tourette. Rev Neurol. 1970;123:89–100.

22 Linden C van der, Colle H, Vandewalle V, et al. Succesful treatment of tics with bilateral internal pallidum stimulation in a 27-year old male patient with Gilles de la Tourette syndrome. Mov Disord. 2002;17:341.

23 Saleh C, Gonzalez V, Cif L, Coubes P. Deep brain stimulation of the globus pallidus internus and Gilles de la Tourette syndrome: Toward multiple networks modulation. Surg Neurol Int. 2012;3S:127–42.

24 Ackermans L, Temel Y, Cath D, Linden C van der, Bruggeman R, Kleijer M, et al. Deep brain stimulation in Tourette's syndrome: two targets? Mov Disord. 2006;21:709–13.

25  Houeto JL, Karachi C, Mallet L, Pillon B, Yelnik J, Mesnage V, et al.
    Tourette's syndrome and deep brain stimulation. J Neurol Neurosurg
    Psychiatry. 2005;76:992–5.

26  Massano J, Sousa C, Foltynie T, Zrinzo L, Hariz M, Vaz R. Successful
    pallidal deep brain stimulation in 15-year-old with Tourette syndrome:
    2-year follow-up. J Neurol. 2013;260:2417–9.

27  Martinez-Fernandez R, Zrinzo L, Aviles-Olmos I, Hariz M, Martinez-
    Torres I, Joyce E, et al. Deep brain stimulation for Gilles de la Tourette
    syndrome: a case series targeting subregions of the globus pallidus
    internus. Mov Disord. 2011;26:1922–30.

# Diepe hersenstimulatie bij obsessieve-compulsieve stoornis

*Chris Bervoets, Bart Nuttin, Koen Schruers en Loes Gabriëls*

## Samenvatting

Diepe hersenstimulatie ('deep brain stimulation', DBS) is een invasieve behandeling die bij de obsessieve-compulsieve stoornis (OCS) therapeutisch effect kan hebben bij patiënten met ernstige en invaliderende symptomen, die niet of onvoldoende reageren op een grondig doorgevoerd behandelalgoritme van farmacotherapie én cognitief-gedragstherapeutische behandeling. Op basis van de beschikbare gegevens uit onderzoeken met een beperkt aantal patiënten lijken de effecten van DBS in de verschillende anatomische regio's die betrokken zijn bij OCS vergelijkbaar. Hetzelfde geldt voor de bijwerkingen. Op basis van dezelfde onderzoeken manifesteert het effect zich op korte termijn, en blijft behouden op de lange termijn. Diverse aspecten, zoals prognostische factoren voor het effect, onderzoek naar het effect van DBS op de kwaliteit van leven en onderzoek naar adequate stimulusparameters voor een optimaal effect, zijn nog te weinig onderzocht.

© Bohn Stafleu van Loghum, onderdeel van Springer Media BV 2016
Y. Temel, A.F.G. Leentjens, R.M.A. de Bie (Red.), *Handboek diepe hersenstimulatie bij neurologische en psychiatrische aandoeningen*, DOI 10.1007/978-90-368-0959-7_17

## Inleiding

De obsessieve-compulsieve stoornis (OCS) wordt gekenmerkt door obsessies en compulsies. Obsessies zijn regelmatig terugkerende intrusieve gedachten die frequent samengaan met angst en spanning, en die al dan niet gekoppeld zijn aan quasi-onweerstaanbare repetitieve gedragingen, compulsies genoemd. Deze compulsies worden uitgevoerd om de angst en spanning te reduceren. De aandoening wordt gerekend tot een van de meest invaliderende aandoeningen met grote negatieve weerslag op de maatschappelijke integratie van de patiënt [1]. Bij de uitgave van DSM-5 werd OCS uit de rubriek van angststoornissen gehaald en als een aparte rubriek 'OCS *en verwante stoornissen*' opgenomen [2]. Voor de diagnose van OCS is het belangrijk dat obsessies en/of compulsies meer dan één uur per dag aanwezig zijn en tot belangrijk functieverlies leiden. Epidemiologische studies wereldwijd schatten de prevalentie op 2,3 tot 3,8 %. De gemiddelde aanvangsleeftijd ligt rond de 20 jaar. Hoewel de ernst van de OCS-symptomen fluctueert in de tijd, is er een grote neiging tot chroniciteit en comorbiditeit [3-5]. De Wereldgezondheidsorganisatie plaatste OCS op de elfde plaats van oorzaken van secundaire invaliditeit [6]. OCS draagt bij voor 2,2 % van het totaal aantal jaren leven met invaliditeit (years lived with disabilities, YLD). Door de hoge (co)morbiditeit van OCS en het aantal patiënten met beperkt effect van farmacologische of cognitief-gedragstherapeutische behandeling [7], vormt neuromodulatie door diepe hersenstimulatie (DBS) een nieuwe, veelbelovende stap in het behandelprotocol van OCS.

Neuromodulatie is een verzameling van technieken die de functie van specifieke neuronale circuits binnen uiteenlopende anatomische structuren beïnvloeden. Voor OCS is immers een sterk verband aangetoond met specifieke neuronale netwerken – meer in het bijzonder het orbitofronto-striato-thalamocorticale netwerk, waardoor deze pathologie bijzonder geschikt is voor onderzoek naar het effect van de nieuwere neuromodulatietechnieken [8]. Bovendien steunt diepe hersenstimulatie ('deep brain stimulation', DBS) voor OCS op de jarenlange ervaring met ablatieve neurochirurgie voor dezelfde indicatie [8-10]. De grote voordelen van DBS zijn de mogelijkheid om stimulatieparameters aan te passen aan de klinische toestand van de patiënt, en de reversibiliteit van de elektrische stimulatie. Dit laatste is vooral zinvol wanneer er een onverwachte en onaanvaardbare bijwerking ontstaat door de neurostimulatie.

In dit hoofdstuk gaan we in op de resultaten van het neurochirurgische en psychiatrische onderzoek van DBS bij patiënten met OCS. Wij bespreken achtereenvolgens de indicatiestelling, effectiviteit, bijwerkingen en programmering van de stimulatieparameters bij OCS.

## Patiëntenselectie

Algemeen nemen we als richtlijn voor inclusie aan dat DBS een therapeutische optie wordt bij therapieresistente OCS. We spreken van therapieresistente OCS als er ten minste drie pogingen met serotonerg werkende antidepressiva zijn geweest (waarvan één behandeling met clomipramine naast een augmentatiestrategie met een atypisch neurolepticum), telkens in voldoende hoge doses, en gedurende voldoende lange tijd en tevens ten minste 22 sessies cognitieve gedragstherapie ('cognitive behavioral therapy', CBT) binnen de periode van één jaar, ofwel zonder resultaat, ofwel met te veel bijwerkingen [11].

Er kunnen belangrijke opmerkingen bij deze (operationele) richtlijn gemaakt worden. Zowel in oudere als in meer recente studies lopen niet alleen de gebruikte selectiecriteria, waaronder de ernst van de pathologie, de ernst van de secundaire invalidering, en de graad van refractair zijn voor eerdere behandelingen, sterk uiteen. Er is ook een grote variabiliteit in de concrete operationalisering van de drempelwaarden voor elk van deze selectiecriteria. Voor de ernst van de pathologie is er bijvoorbeeld algemene consensus over het gebruik van de Yale-Brown Obsessive Compulsive Scale (Y-BOCS) met een minimumscore van 30. Er zijn geen duidelijke meetinstrumenten voorhanden – noch in een klinische noch in een onderzoeksomgeving – die op adequate wijze ernst en chroniciteit bij OCS in kaart brengen. Dit wordt deels opgevangen door metingen van de kwaliteit van leven en het niveau van functioneren (bijvoorbeeld met de 'Global Assessment of Functioning', GAF) maar ook hier ontbreekt het nog aan meer accurate en meer gestandaardiseerde meetmethoden. Verder blijft het moeilijk – bij gebrek aan duidelijke farmacologische voorschrijfrichtlijnen en van kennis van de mechanismen van de werking van psychofarmaca – om een correcte definitie te geven van de adequaatheid van de eerdere behandelingen. De aanbevelingen van Matthews en Eljamel [12] volgend, kunnen we stellen, dat alle farmacologische behandelingen die gerapporteerd zijn als bewezen effectief in gerandomiseerde gecontroleerde klinische trials gegeven moeten zijn in adequate dosis en tijdsduur. Dit komt neer op doseringen die enerzijds aangepast zijn om farmacologisch correcte plasmaspiegels te verkrijgen en anderzijds minstens twaalf tot maximum zestien weken zijn volgehouden. Naast twee behandelingen volgens deze criteria met een SSRI (fluoxetine, fluvoxamine, paroxetine, citalopram of sertraline) moet er een behandeling van zestien weken met clomipramine in een dosis van minimaal 150 mg tot maximaal 250 mg per dag voorgeschreven worden [13]. Het moet worden opgemerkt dat de algemene doseringsadviezen aanmerkelijk hoger liggen dan bij depressieve stoornissen. Zo worden als *minimum*dagdoseringen gehanteerd: fluoxetine 60 mg, fluvoxamine 300 mg, sertraline 200 mg, citalopram 60 mg en paroxetine 50 mg. Vervolgens wordt ophoging aanbevolen bij patiënten die niet responderen op de initiële behandeling. Ophoging vindt plaats met respectievelijk lithium (met 12 uur na inname een plasmaspiegel 0,4–0,8 mmol/l), een conventioneel of een atypisch antipsychoticum (haloperidol of risperidone) en ten slotte buspiron (10–60 mg per dag), clonazepam (0,5–3,0 mg per dag) of nefazodone (200–600 mg per dag) gedurende twaalf maanden. Cognitieve gedragstherapie moet gedurende 26 weken (met minimaal negentig minuten per week contact met de therapeut) gegeven zijn. Het getuigt van goede klinische besluitvorming wanneer deze criteria in een multidisciplinaire werkgroep worden geëvalueerd met de mogelijkheid tot aanvragen van een second opinion [12].

## Neurochirurgische aspecten

DBS beïnvloedt de activiteit in corticale én subcorticale structuren door middel van de chirurgische inplanting van één tot twee elektroden met een diameter van ongeveer 1 millimeter. De elektroden hebben gewoonlijk vier stimulatiepunten (contactpunten) en worden aangestuurd door een neurostimulator (met ingebouwde al dan niet oplaadbare batterij als voeding). Deze wordt subclaviculair of in de buikwand ingeplant. Gebaseerd op de resultaten van stereotactische ablatieve neurochirurgische interventies [14-22] werden vanaf 1999 achtereenvolgens positieve resultaten opgetekend met DBS in het anterieure deel van de capsula interna (anterior limb of internal capsule, ALIC), later in de ventrale capsula en het ventrale striatum (VC/VS), de nucleus accumbens (Nac), de nucleus subthalamicus ('subthalamic nucleus', STN) en de pedunculus thalamicus inferior (ITP). In totaal werden sinds 1999 acht dubbelblinde gecontroleerde effectstudies uitgevoerd en tien studies van beperkte reeksen van gevalsbeschrijvingen.

Het werkingsmechanisme van DBS is complex en niet volledig bekend. Op cellulair niveau speelt zowel neuronale inhibitie als neuronale excitatie door DBS een rol. Deze neuronale beïnvloeding is het basisidee achter het neuromodulerend effect van DBS op specifieke neuronale circuits [23], [24]]. Meer recent wordt het effect van DBS gekoppeld aan (reversibele) beïnvloeding van de informatieflow door het neuronale circuit heen. DBS verandert het signaalpatroon en de signaalfrequentie van neuronen en verstoort op die manier de pathologische informatieflow in het neuronaal circuit. Inhibitie of excitatie van neuronen [25],[26] via chemische of direct elektrische weg, maar ook veranderingen in regionale bloeddoorstroming en neurogenese spelen hierin een rol [27].

## Effectiviteit

Het effect van DBS is afhankelijk van de gestimuleerde regio, de lokale samenstelling van neuronen en witte stof, en of deze neuronen inhibitoir of excitatoir zijn in het gestimuleerde gebied, en de stimulatieparameters (zie verder). Tot dusverre zijn bij OCS vijf anatomische targets gestimuleerd: het voorste deel van de capsula interna, het ventrale capsulum/ventraal striatum, de Nac, de STN en de pedunculus thalamicus inferior. We geven hierna een overzicht van de effectstudies per anatomische doelregio.

## Anterieure deel van de capsula interna ('anterior limb of the internal capsule', ALIC)

De eerste resultaten bij vier patiënten met een bilaterale stimulatie in de ALIC werden in 1999 gerapporteerd door Nuttin et al. [28]. Bij drie van de vier patiënten werd een klinische verbetering gerapporteerd. Deze verbetering bleef standhouden in een follow-up periode van 21 maanden met een reductie van meer dan 35 % op de Y-BOCS-score [11]. Bovendien observeerde men een significant beter klinisch resultaat dan van placebo. In een dubbelblinde vergelijking tussen een periode van actieve stimulatie en de placeboconditie, waarbij de stimulatie uitgezet werd, bleek het effect van DBS significant gunstiger dan placebo. De bevindingen in een casusrapport met volledige remissie na tien maanden waren in overeenstemming met deze gerapporteerde klinische verbetering [29]. De positieve effecten van ALIC DBS konden niet worden gerepliceerd in een volgende studie met vier patiënten van Abelson et al. [30]. De resultaten van deze eerste studies in beperkte groepen patiënten tonen al met al beperkte effecten van ALIC DBS bij OCS. In de verschillende studies worden ook sterk uiteenlopende stimulatieparameters gebruikt. Bovendien worden meer ventraal gelegen regio's, zoals het ventraal striatum en de nucleus accumbens, mee gestimuleerd door de meest distale ALIC-elektroden.

## Ventrale capsula en ventraal striatum (VC/VS)

Greenberg et al. publiceerden de eerste studies met betrekking tot stimulatie in de ventrale capsula en het ventrale striatum [31]. OCS-patiënten met bilaterale VC/VS DBS werden gedurende drie jaar vervolgd in een open studie met een respons van 36 % reductie op de Y-BOCS bij de helft van de patiënten. Dit positieve resultaat werd in een casusbespreking [32] gerepliceerd en opnieuw bevestigd in een dubbelblind gerandomiseerd en gecontroleerd onderzoek [33]. Algemeen mag gesteld worden dat ALIC DBS en VS/VC DBS vergelijkbaar zijn wat betreft klinische respons, maar bij VC/VS DBS volstaan over het algemeen lagere stimulatieamplitudes voor een klinisch significant effect. Wellicht is de VC/VS-regio belangrijker voor het therapeutisch effect van DBS bij OCS.

## Nucleus accumbens

Aangezien vorige studies een beter effect op OCS suggereren bij elektroden die in de meer ventrale VC/VS stimuleerden, was er een rationale om de Nac als doelwit te bestuderen. Bovendien is de Nac een belangrijke schakel tussen thalamocorticale verbindingen en het amygdaloïd complex. Sturm et al. stimuleerden vier patiënten in een protocol met dertig weken opvolging [16]. De patiënten werden unilateraal rechts gestimuleerd en zowel angst als OCS verbeterde duidelijk bij drie van de vier patiënten. Een kwantitatieve score voor angstniveau en OCS werd echter niet gerapporteerd. In een placebogecontroleerde gerandomiseerde cross-over studie met tien OCS-patiënten met DBS in de rechter Nac kon echter geen betekenisvol effect aangetoond worden [34], [35]. Nadien bleek de actieve stimulatie niet alleen in de Nac maar ook in de ventrale capsula gelokaliseerd te zijn, en bleken de stimulatieparameters nogal beperkt te zijn.

## Nucleus subthalamicus ('subthalamic nucleus', STN)

De klinische observatie dat patiënten met de ziekte van Parkinson en DBS in de STN ook een verbetering rapporteerden van comorbide OCS-symptomen was de aanleiding voor de selectie van dit doel voor DBS bij OCS. In een dubbelblinde, placebogecontroleerde cross-over studie met stimulatie in de STN kon geobserveerd worden dat over de volledige studieperiode van één jaar een statistisch significante verbetering optrad in de groep OCS-patiënten met actieve stimulatie [36].

## Pedunculus thalamicus inferior (inferior thalamic peduncle, ITP)

Stimulatie van de ITP lijkt een veelbelovend nieuw doel in OCS. Het circuit omvat het non-specifieke thalamische circuit, dat via de ITP projecteert op de orbitofrontale cortex. Het is betrokken bij de pathofysiologie van depressieve stoornissen en OCS. Een open, niet-placebogecontroleerde studie met vijf patiënten, gevolgd gedurende één jaar, toonde een therapeutische respons (gedefinieerd als gelijk aan of groter dan 35 % reductie in de Y-BOCS-score bij alle geïncludeerde patiënten). In een meer recente soortgelijke studie bij zes patiënten konden de auteurs deze eerste positieve effecten bevestigen [23], [37].

## Bijwerkingen

### Neurochirurgische bijwerkingen en complicaties

Intracerebrale bloeding en infectie komen frequent voor bij patiënten met DBS voor OCS. Bij ongeveer 5 % van de patiënten met STN DBS [36] en 8 % van de patiënten met VC/VS DBS [26] werden bloedingen perioperatief gerapporteerd. Problemen met de neurostimulator en de kabels komen voor bij 5 tot 25 % van de OCS-patiënten [11], [30], [31].

### Psychiatrische bijwerkingen

Naast deze complicaties van de neurochirurgische ingreep komen psychiatrische bijwerkingen voor. Acute hypomane reacties en emotionele gevoelens tijdens de aanpassing van de stimulatieparameters werden gerapporteerd [38]–[41]]. Daarnaast is er soms sprake van sensorische verschijnselen, misselijkheid en angstaanvallen.

Het cognitieve functioneren na DBS voor OCS op langere termijn is weinig onderzocht. Eén studie [42] rapporteert stabiele cognitieve functies en een verbetering in verbale cognitieve prestaties. Op het niveau van kwaliteit van leven werd duidelijk aangetoond dat behalve symptoomremissie verbetering van levenskwaliteit beoogd moet worden. In een recent onderzoek werd aangetoond dat over een periode van zes jaar een significante verbetering van de levenskwaliteit optrad met respons op de subdomeinen 'fysisch', 'psychologisch' en 'omgeving' van de 'WHO Quality of Life Scale-Brief Version' [43]. Het sociale domein verbeterde in deze studie niet, maar volgens de auteurs kan dat het gevolg zijn van de kleine onderzoekspopulatie. Opmerkelijk in deze studie was dat de symptoomverbetering gemeten met de Y-BOCS niet direct geassocieerd was met de verbetering in levenskwaliteit. Dit suggereert ofwel dat het om twee aparte mechanismen gaat ofwel dat de Y-BOCS misschien niet geschikt is om als enige uitkomstparameter gebruikt te worden.

## Bepalen van de optimale stimulatieparameters

Het geven van specifieke richtlijnen voor selectie van stimulatieparameters is onmogelijk. Het instellen van de stimulatie blijft een *ad-hoc-* en empirisch proces dat veel tijd vergt om adequate symptoomremissie te realiseren. Het zoeken naar optimale stimulatieparameters en de exacte positie van de elektrode bepalen beide het succes van de behandeling. Bovendien dient optimalisatie van de parameters ook om de verhouding tussen gewenste klinische effecten en bijwerkingen te verbeteren en de levensduur van de batterijen te verlengen. Belangrijke factoren in de optimalisatie zijn: de elektrodegeometrie (i.e. mono-, bi-, tri- of quadripolaire contactcombinaties), de talrijke combinaties van de elektrische pulsbreedte, de pulsfrequentie en de amplitude. De effecten van deze stimulatieparameters kunnen op verschillende ogenblikken gemeten worden met verschillende uitkomstmaten (motorisch, affectief, autonoom enz.). In het algemeen wordt bij DBS aangenomen dat het klinische effect ontstaat rond de negatieve oftewel kathodische contacten [8]. Hogere stimulatieparameters betekenen een grote belasting voor de batterijen met als gevolg een kortere levensduur (5 tot 12 maanden). Bij het leegraken van de batterij moet deze tijdig vervangen worden om te voorkomen dat het therapeutisch effect verdwijnt, wat een bijkomende belasting voor de patiënt betekent. Gelijksoortige hoge stimulatieparameters bij OCS werden ook door andere onderzoekers gerapporteerd [19].

## Discussie

DBS is een nieuwe en veelbelovende behandeling bij ernstige en invaliderende therapieresistente OCS. Er is echter behoefte aan nieuwe methodologisch goed uitgewerkte studies met grotere groepen. DBS heeft in alle voor OCS onderzochte regio's een vergelijkbaar therapeutisch effect, waarbij DBS in de VC/VS ook depressie en angstsymptomen onderdrukt. Bilaterale stimulatie lijkt superieur aan unilaterale stimulatie, hoewel verder onderzoek nodig is. Goede multidisciplinaire en ethisch geleide besluitvorming is van groot belang tijdens de indicatiestelling. Dit is vooral van belang omdat er nog geen onderzoek is naar betrouwbare prognostische factoren voor het effect van DBS bij verschillende OCS-patiënten. De huidige studies betreffen een beperkt aantal streng geselecteerde OCS-patiënten. Zowel de gerapporteerde veelbelovende therapeutische effecten enerzijds, als het risico op bijwerkingen en de graad van reversibiliteit van de procedure anderzijds moeten nog in grotere studies bevestigd worden. Daarbij is het vooral zaak om de krachten in onderzoek over de verschillende onderzoekscentra te bundelen. Het aantal patiënten dat wereldwijd behandeld wordt met deze techniek is immers nog klein. Neurochirurgische en klinisch-psychiatrische factoren, zoals hersenregio voor implantatie, optimale stimulatieparameters, standaardisering van uitkomstmeting en onderzoek naar klinische of andere prognostische factoren voor een positief resultaat, naast technische factoren, zoals de levensduur van de batterij, zijn belangrijke onderzoeksonderwerpen voor de toekomst. De huidige psychiatrische opvolging voor OCS-patiënten mét DBS op korte én lange termijn verdient meer aandacht. Deze opvolging bevat ideaal een klinisch, een cognitief en een levenskwaliteitsluik, gemeten met vaste intervallen in het postoperatieve zorgtraject.

## Literatuur

1  Foa EB, Kozak MJ, Goodman WK, Hollander E, Jenike MA, Rasmussen SA. DSM IV field trial: obsessive-compulsive disorder. Am J Psychiatry. 1995;152:90–6.

2  American Psychiatric Association. Diagnostic and statistical manual of mental disorders. 5th ed. Washington, DC: APA; 2013.

3  Ruscio AM, Stein DJ, Chiu WT, Kessler RC. The epidemiology of obsessive–compulsive disorder in the National Comorbidity Survey Replication. Mol Psychiatry. 2010;15:53–63.

4  McEvoy PM, Grove R, Slade T. Epidemiology of anxiety disorders in the Australian general population: findings of the 2007 Australian National Survey of Mental Health and Wellbeing. Aust N Z J Psychiatry. 2011;45:957–67.

5  Subramaniam M, Abdin E, Vaingankar JA, Chong SA. Obsessive compulsive disorder: prevalence, correlates, help-seeking and quality of life in a multiracial Asian population. Soc Psychiatry Psychiatr Epidemiol. 2012;47:2035–43.

6  Vos T, Flaxman AD, Naghavi M, Lozano R, Michaud C, Ezzati M, et al. Years lived with disability (YLDs) for 1160 sequelae of 289 diseases and injuries 1990–2010: a systematic analysis for the Global Burden of Disease Study 2010. Lancet 2012;380:2163–96.

7  Subramaniam M, Soh P, Ong C, Seow LSE, Picco L, Vaingankar JA, et al. Patient-reported outcomes in obsessive-compulsive disorder. Dialogues Clin Neurosci. 2014;16:239–54.

8  Saxena S, Rauch S. Functional neuroimaging and the neuroanatomy of obsessive-compulsive disorder. Psychiatr Clin N Am. 2000;23:563–86.

9  Larson PS. Deep brain stimulation for psychiatric disorders. Neurotherapeutics. 2008;5:50–8.

10  Grabli D, Mc Cairn K, Hirsch EC, Agid Y, Féger J, François C, et al. Behavioural disorders induced by external globus pallidus dysfunction in primates: I. Behavioural study. Brain. 2004;127:2039–54.

11  Nuttin BJ, Gabriëls LA, Cosyns PR, et al. Long-term electrical capsular stimulation in patients with obsessive-compulsive disorder. Neurosurgery. 2003;52:1263–72 (discussion 1272–64).

12  Matthews K, Eljamel MS. Status of neurosurgery for mental disorder in Scotland. Selective literature review and overview of current clinical activity. Br J Psychiatry. 2003;182:404–11.

13  March JS, Frances A, Carpenter D, et al. The expert consensus guideline series: treatment of obsessive-compulsive disorder. J Clin Psychiatry. 1997;58(Suppl 4):13–72.

14  Coffey BJ, Miguel EC, Biederman J, et al. Tourette's disorder with and without obsessive-compulsive disorder in adults: are they different? J Nerv Ment Dis. 1998;186:201–6.

15  Lippitz BE, Mindus P, Meyerson BA, Kihlström L, Lindquist C. Lesion topography and outcome after thermocapsulotomy or gamma knife capsulotomy for obsessive-compulsive disorder: relevance of the right hemisphere. Neurosurgery. 1999;44:452–58 (discussion 458–60).

16  Sturm V, Lenartz D, Koulousakis A, Treuer H, Herholz K, Klein JC, et al. The nucleus accumbens: a target for deep brain stimulation in obsessive-compulsive- and anxiety-disorders. J Chem Neuroanat. 2003;26:293–9.

17  Greenberg BD, Price LH, Rauch SL, Friehs G, Noren G, Malone D, et al. Neurosurgery for intractable obsessive-compulsive disorder and depression: critical issues. Neurosurg Clin N Am. 2003;14:199–212.

18  Dougherty DD, Baer L, Cosgrove GR, Cassem EH, Price BH, Nierenberg AA, et al. Prospective long-term follow-up of 44 patients who received cingulotomy for treatment refractory obsessive-compulsive disorder. Am J Psychiatry. 2002;159:269–75.

19  Jenike MA. Neurosurgical treatment of obsessive-compulsive disorder. Br J Psychiatry. 1998;35:79–90.

20  Cosgrove GR. Surgery for psychiatric disorders. CNS. Spectrum. 2000;5:43–52.

21  Hodgkiss AD, Malizia AL, Bartlett JR, et al. Outcome after the psychosurgical operation of stereotactic subcaudate tractotomy, 1979–1991. J Neuropsychiatry Clin Neurosci. 1995;7:230–4.

22  Montoya A, Weiss AP, Price BH, et al. Magnetic resonance imaging-guided stereotactic limbic leukotomy for treatment of intractable psychiatric disease. Neurosurgery. 2002;50:1043–9 (discussion 1049–52).

23  Jiménez F, Nicolini H, Lozano AM, Piedimonte F, Salín R, Velasco F. Electrical stimulation of the inferior thalamic peduncle in the treatment of major depression and obsessive compulsive disorders. World Neurosurg. 2013;80(S30):e17–25.

24  McIntyre CC, Hahn PJ. Network perspectives on the mechanisms of deep brain stimulation. Neurobiol Dis. 2010;38:329–37.

25  Dostrovsky JO, Lozano AM. Mechanisms of deep brain stimulation. Mov Disord. 2002;17(Suppl 3):S63–8.

26  Iremonger KJ, Anderson TR, Hu B, Kiss ZH. Cellular mechanisms preventing sustained activation of cortex during subcortical high-frequency stimulation. J Neurophysiol. 2006;96:613–21.

27  McIntyre CC, Savasta M. Kerkerian-Le Goff L, Vitek JL. Uncovering the mechanism(s) of action of deep brain stimulation: activation, inhibition, or both. Clin Neurophysiol. 2004;115:1239–48.

28  Nuttin B, Cosyns P, Demeulemeester H, Gybels J, Meyerson B. Electrical stimulation in anterior limbs of internal capsules in patients with obsessive-compulsive disorder. Lancet. 1999;354:1526.

29  Anderson D, Ahmed A. Treatment of patients with intractable obsessive-compulsive disorder with anterior capsular stimulation. Case report. J Neurosurg. 2003;98:1104–8.

30  Abelson JL, Curtis GC, Sagher O, Albucher RC, Harrigan M, et al. Deep brain stimulation for refractory obsessive-compulsive disorder. Psychiatry Res. 2005;200:1067–70.

31  Greenberg BD, Gabriels LA, Malone DA Jr, Rezai AR, Friehs GM, Okun MS, et al. Deep brain stimulation of the ventral internal capsule/ventral striatum for obsessive-compulsive disorder: worldwide experience. Mol Psychiatry. 2010;15:64–79.

32  Aouizerate B, Cuny E, Martin-Guehl C, GuehlD, Amieva H, Benazzouz A, et al. Deep brain stimulation of the ventral caudate nucleus in the treatment of obsessive-compulsive disorder and major depression. Case report. J Neurosurg. 2004;101:682–6.

33  Goodman WK, Foote KD, Greenberg BD, Ricciuti N, Bauer R, Ward H, et al. Deep brain stimulation for intractable obsessive compulsive disorder: pilot study using a blinded, staggered-onset design. Biol Psychiatry. 2010;67:535–42.

34  Huff W, Lenartz D, Schormann M, Lee SH, Kuhn J, Koulousakis A, et al. Unilateral deep brain stimulation of the nucleus accumbens in patients with treatment-resistant obsessive-compulsive disorder: outcomes after one year. Clin Neurol Neurosurg. 2010;112:137–43.

35  Munckhof P van den, Bosch DA, Mantione MH, Figee M, Denys DA, et al. Active stimulation site of nucleus accumbens deep brain stimulation in obsessive-compulsive disorder is localized in the ventral internal capsule. Acta Neurochirurgica Suppl. 2013;117:53–9.

36  Mallet L, Polosan M, Jaafari N, Baup N, Welter ML, Fontaine D, et al. Subthalamic nucleus stimulation in severe obsessive-compulsive disorder. N Engl J Med. 2008;359:2121–34.

37  Jimenez-Ponce F, Velasco-Campos F, Castro-Farfan G, Nicolini H, Velasco AL, Salín-Pascual R, et al. Preliminary study in patients with obsessive-compulsive disorder treated with electrical stimulation in the inferior thalamic peduncle. Neurosurgery. 2009;65:203–9 (discussion 9).

38  Gabriëls L. Deep brain stimulation for psychiatric disorders. Psychiatr Danub. 2010;22(Suppl 1):162.

39  Nuttin B, Cosyns P, Demeulemeester H, Gybels J, Meyerson B. Electrical stimulation in anterior limbs of internal capsules in patients with obsessive-compulsive disorder. Lancet. 1999;354:1526.

40  Tsai HC, Chang CH, Pan JI, Hsieh HJ, Tsai ST, Hung HY, et al. Acute stimulation effect of the ventral capsule/ventral striatum in patients with refractory obsessive-compulsive disorder – a double-blinded trial. Neuropsychiatr Dis Treat. 2014;10:63–9.

41  Okun MS, Mann G, Foote KD, et al. Deep brain stimulation in the internal capsule and nucleus accumbens region: responses observed during active and sham programming. J Neurol Neurosurg Psychiatry. 2007;78:310–4.

42  Kubu CS, Malone DA, Chelune G, Malloy P, Rezai AR, Frazier T. Neuropsychological outcome after deep brain stimulation in the ventral capsule/ventral striatum for highly refractory obsessive-compulsive disorder or major depression. Stereotact Funct Neurosurg. 2013;91:374–8.

43  Ooms P, Mantione M, Figee M, Schuurman PR, van den Munckhof P, Denys D. Deep brain stimulation for obsessive-compulsive disorders: long-term analysis of quality of life. J Neurol Neurosurg Psychiatry. 2014;85:153–8.

# Diepe hersenstimulatie bij medicatieresistente depressies

*Albert Leentjens en Yasin Temel*

## Samenvatting

Vanwege toegenomen inzichten in de pathofysiologie en de gerapporteerde effecten van diepe hersenstimulatie ('deep brain stimulation', DBS) op stemmingsklachten bij aandoeningen als de ziekte van Parkinson en de obsessieve-compulsieve stoornis, wordt DBS ook onderzocht als behandelmogelijkheid voor patiënten met een depressieve stoornis. Het gaat daarbij om therapieresistente depressieve patiënten die niet hersteld zijn met eerdere psychotherapeutische en farmacologische behandelingen. In tegenstelling tot eerder gepubliceerd open onderzoek, liet een gerandomiseerde klinische trial geen therapeutisch effect zien van stimulatie van de ventrale capsula interna/ventraal striatum (VC/VS). Ook eerder werden twee gerandomiseerde onderzoeken, één met betrekking tot stimulatie van de VC/VS en één met betrekking tot stimulatie van de subgenuale gyrus cinguli, voortijdig afgebroken vanwege gebrek aan effectiviteit. Hoewel de depressieve stoornis als potentiële behandelindicatie voor DBS aantrekkelijk blijft, past deze behandeling vooralsnog niet in een regulier behandelaanbod, en dient zij alleen aangeboden te worden als experimentele behandeling of in het kader van wetenschappelijk onderzoek.

© Bohn Stafleu van Loghum, onderdeel van Springer Media BV 2016
Y. Temel, A.F.G. Leentjens, R.M.A. de Bie (Red.), *Handboek diepe hersenstimulatie bij neurologische en psychiatrische aandoeningen*, DOI 10.1007/978-90-368-0959-7_18

## Inleiding

Ongeveer 2 tot 5 % van de bevolking lijdt aan een depressieve stoornis en de 'lifetime'-prevalentie van depressieve stoornissen, zoals die in verschillende onderzoeken wordt weergegeven, varieert van 4 tot 30 % [1]. Een depressie heeft grote gevolgen voor de lichamelijke gezondheid, het algemene functioneren en de kwaliteit van leven van de patiënt. De 'Global Burden of Disease Study 2013' noemt depressie (naast lage rugpijn) als belangrijkste oorzaak van invaliditeit [2]. Om die reden wordt depressie door de Wereldgezondheidsorganisatie (World Health Organisation) dan ook gezien als een 'global public health concern' [3]. Een depressieve stoornis wordt gewoonlijk gedefinieerd volgens de criteria van de DSM-IV of -5 [4, 5]. Volgens deze criteria moet er bij patiënten sprake zijn van vijf symptomen (affectief, cognitief en/of lichamelijk) voor een duur van ten minste twee weken, waarbij één van deze symptomen ofwel somberheid ofwel anhedonie moet zijn. Deze symptomen dienen ernstig genoeg te zijn om te leiden tot een significante beperking van persoonlijk, beroepsmatig, of sociaal functioneren [4]. Doorgaans zijn depressieve stoornissen goed te behandelen, ofwel met psychotherapie, zoals cognitieve gedragstherapie, ofwel met medicatie, of een combinatie van beide. Bij de medicamenteuze behandeling wordt dan doorgaans een stappenplan gevolgd, waarbij behandeling gestart wordt met een selectieve serotonineheropnameremmer (SSRI) of een serotonine-noradrenalineheropnameremmer (SNRI). Als dit niet het gewenste resultaat heeft, wordt overgeschakeld op een tricyclisch antidepressivum (TCA). Bij uitblijven van effect kan vervolgens lithiumadditie, behandeling met een klassieke monoamino-oxidaseremmer (MAO-remmer) of elektroconvulsietherapie plaatsvinden [6, 7]. Indien al deze behandelopties falen kan diepe hersenstimulatie ('deep brain stimulation', DBS) als mogelijke behandeling overwogen worden.

## Historie van DBS bij depressies

Vanaf het begin van de toepassing van diepe hersenstimulatie ('deep brain stimulation', DBS) is bekend dat, afhankelijk van het gestimuleerde target, deze behandelmethode ook invloed op de stemming kan hebben. De psychiater Robert Heath leidde vanaf de jaren vijftig tot in de jaren zeventig van de vorige eeuw het 'Tulane Electrical Stimulation Programme' van de Tulane University, New Orleans. In het kader van dit programma werden patiënten met schizofrenie, pijn en epilepsie behandeld met DBS in verschillende kernen. Hij beschrijft dat patiënten bij wie de elektrode het gebied van de septale kernen stimuleerde rapporteerden dat zij dit plezierig vonden en dat hun gedrag joviaal en euforisch werd [8, 9]. De septale kernen zijn een groep kernen die onder het rostrum van het corpus callosum liggen en vóór de lamina terminalis, en die reciproque verbindingen hebben met onder andere de hippocampus, de amygdala, de hypothalamus, het mesencephalon, de habenula, de gyrus cinguli, en de thalamus. Samen met de nucleus accumbens spelen de septale kernen een rol bij het reward

systeem en bij 'reinforcement' van gedrag. Deze stemmingsverbetering door DBS was een opmerkelijke nieuwe bevinding. In latere jaren werd het werk van Heath grotendeels genegeerd, vanwege de ethische tekortkomingen bij indicatiestelling en operatie, waarbij (zelfs) niet aan de destijds geldende normen werd voldaan [10].

Nadat DBS als behandeling van ernstige M. Parkinson ingang had gevonden, werd eveneens verbetering of juist verslechtering van de stemming beschreven, met name bij stimulatie van de nucleus subthalamicus ('subthalamic nucleus', STN). Een van de eerste beschrijvingen was een indrukwekkende ziektegeschiedenis van een 65-jarige vrouw die bij het aanzetten van de STN-stimulatie (aan de linkerzijde) binnen enkele minuten acuut ernstig depressief en suïcidaal werd, klachten die 90 seconden na het uitzetten van de stimulatie weer over waren [11]. Bij verder onderzoek bleek de tip van de linker elektrode niet in de STN te zitten, maar in de daaronder gelegen substantia nigra. Een systematische review naar effecten van STN-stimulatie op stemming bij 1.398 parkinsonpatiënten laat zien dat in 8 % van de gevallen depressieve klachten optreden en in 4 % (hypo)manie [12]. Twee mogelijke verklaringen worden genoemd. Allereerst kunnen stemmingsveranderingen te maken hebben met de vermindering van antiparkinsonmedicatie die bij patiënten doorgaans postoperatief plaatsvindt. Een andere mogelijkheid is het feit dat de elektroden wellicht dichter bij het limbische deel van de STN zitten [12, 13]. De STN is namelijk een kleine kern die nog verder onderverdeeld kan worden in drie functionele regio's: een motorische, een limbische en een associatieve regio. De STN is functioneel verbonden met de raphekernen, en stimulatie van het limbische deel van de STN inhibeert de serotonerge raphecellen en verlaagt de afgifte van serotonine [14, 15]. Dit wordt soms gezien als een verklaring waarom stimulatie van de STN bij parkinsonpatiënten stemmingsstoornissen kan veroorzaken [15]. Bij stimulatie van de interne globus pallidus (GPi) en de (nucleus ventralis intermedius van de) thalamus (VIM) kunnen ook stemmingsstoornissen optreden, maar deze zijn veel minder frequent [16].

Hoewel de mogelijke invloed van DBS op stemming al lange tijd bekend was, werd de depressieve stoornis als eventuele indicatie voor DBS pas overwogen nadat duidelijk was geworden dat bij patiënten met een obsessieve-compulsieve stoornis ('obsessive compulsive disorder', OCS) tijdens DBS duidelijke verbeteringen optraden wat betreft hun depressieve en angstklachten. Gabriëls en collega's waren in 2003 de eersten die een significante verbetering van stemming en angst rapporteerden bij drie patiënten die stimulatie van de ventrale capsula/het ventrale striatum (VC/CS) ondergingen voor therapieresistente OCS [17]. Enkele jaren later, in 2006, rapporteerden ook Greenberg et al. gemiddeld 30 % verbetering op de Hamilton-depressieschaal en 50 % verbetering op de Hamilton-angstschaal bij tien patiënten, drie maanden na VC/VS-stimulatie voor therapieresistente OCS [18]. Een verklaring voor de antidepressieve effecten van de behandeling van OCS wordt in het algemeen gezien in relatie tot het feit dat het neuronale stemmingscircuit overlapt met het circuit dat betrokken is bij dwangklachten. Deze bevindingen hebben onderzoek naar de mogelijkheid van DBS als behandeling bij therapieresistente depressie geïnitieerd.

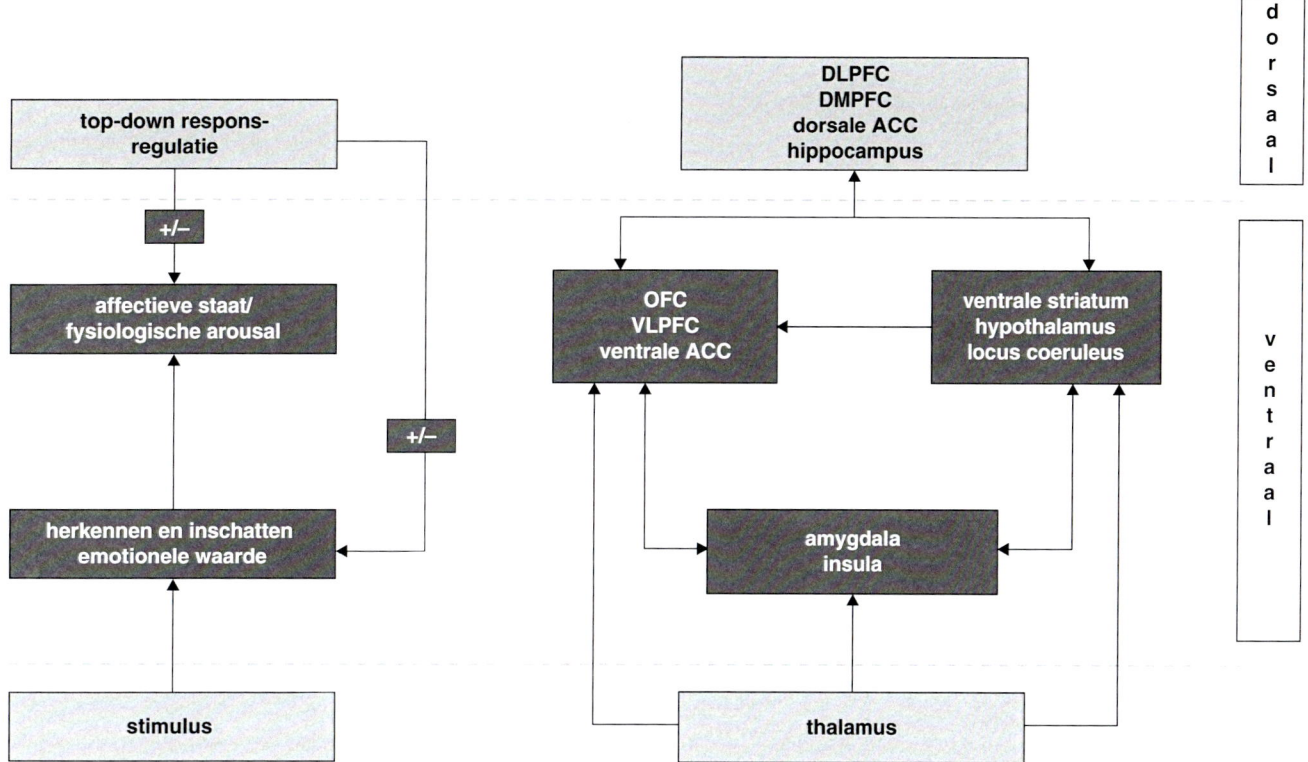

**Figuur 18.1** Overzicht van de betrokken structuren in het anterieure en posterieure stemmingsregulatiecircuit, gebaseerd op Alexander et al. [19] en Mayberg [20]. *DLPFC* dorsolaterale prefrontale cortex; *DMPFC* dorsomediale prefrontale cortex; *ACC* 'anterior cingulate cortex', *OFC* orbitofrontale cortex; *VLPFC* ventrolaterale prefrontale cortex (met wijzigingen overgenomen uit Moonen AJH, Wijers A, Dujardin K, Leentjens AFG. Neurobiological correlates of emotional processing in Parkinson's disease: a systematic review of experimental studies (submitted)).

## Pathofysiologie

Een gangbare hypothese voor de etiologie van depressieve klachten is dat deze ontstaan door verstoring in het limbische cortico-striato-thalamo-corticale (CSTC-) stemmingcircuit. Anders dan bij het motorische circuit in de hersenen, is veel van het circuit dat de stemming reguleert nog niet bekend. Het huidige functioneel-anatomische model hiervoor gaat terug tot het model van Alexander, dat later door verschillende onderzoekers is aangepast en uitgebreid [19]. Alexander onderscheidt vijf parallelle maar gesegregeerde CSTC-circuits, die later, onder anderen door Mayberg et al. zijn gehergroepeerd tot drie: een anterieur circuit, dat vooral cognitieve en motorische symptomen van depressie medieert; een dorsaal circuit, dat vooral somatisch-vegetatieve symptomen medieert en een modulerend compartiment, waartoe onder andere de hypothalamus-hypofyse-bijnieras (hypothalamic-hypopituitary-adrenal axis, HPA) en het rostrale deel van de gyrus cinguli behoort ( fig. 18.1) [20].

Het ventrale circuit is essentieel voor het herkennen van emoties en het genereren van een adequate emotionele en gedragsrespons. Tot dit circuit behoren de amygdala, het ventrale striatum, het ventrale deel van de gyrus cinguli anterior, de orbitofrontale cortex en de ventrolaterale prefrontale cortex, evenals structuren die vanuit deze gebieden input ontvangen, zoals de hypothalamus en de locus coeruleus. De dorsale gebieden zijn betrokken bij de regulatie van emotionele responsen die ook cognitieve processen vergen. Tot dat circuit horen onder andere de dorsolaterale en dorsomediale prefrontale cortex, het dorsale deel van de gyrus cinguli anterior en de hippocampus. Het neuronale stemmingsregulatiecircuit is echter nog niet helemaal duidelijk. Er is consensus over de verdeling in ventraal en dorsaal gelegen gebieden binnen dit circuit, maar verschillende onderzoekers hebben verschillende opvattingen over de regulerende gebieden. Moroshita et al. beschouwen de amygdala en hippocampus bijvoorbeeld als regulerende structuren in plaats van onderdeel van het ventrale, respectievelijk dorsale circuit [21]. Daarnaast is nog veel over de functionele interacties tussen de betreffende gebieden en de betrokken neurotransmitters onduidelijk.

Bij onbehandelde depressieve patiënten blijkt er sprake van een gestoorde balans in de activiteit van het ventrale en dorsale systeem. Het ventrale circuit laat hyperactiviteit zien van de subgenale gyrus cinguli (subgenuate cingulate cortex, SCC), nucleus caudatus en thalamus. Hypoactiviteit wordt daarentegen gezien in de dorsale componenten, waaronder de rostrale en posterieure gyrus cinguli, de mediofrontale cortex, insula en de linker gyrus temporalis superior [22, 23]. Bij succesvolle behandeling van de depressieve klachten met medicatie of met DBS blijkt deze disbalans zich te herstellen [22, 24, 25]. Op basis van dit model lijkt het theoretisch mogelijk om door middel van DBS in te grijpen in verschillende onderdelen van het ventrale of dorsale circuit en op die manier invloed uit te oefenen op de stemmingsregulatie.

## Indicatiestelling

De effectiviteit van DBS bij therapieresistente depressie is nog niet met redelijke zekerheid vastgesteld (zie verder). Zowel de Amerikaanse Food and Drug Administration (FDA), als de European Medical Agency (EMA) heeft deze indicatie dan ook (nog) niet toegestaan. Behandeling kan alleen plaatsvinden als experimentele behandeling of in het kader van een klinisch onderzoek. Hierbij moet uitgebreid aandacht besteed worden aan de diagnostiek en indicatiestelling. Bij therapieresistente depressie moet er uiteraard sprake zijn van een depressieve stoornis gedefinieerd volgens de DSM IV- of DSM 5-criteria, die niet gereageerd heeft op meer gangbare behandelingen die in richtlijnen of standaarden van de beroepsvereniging zijn vastgelegd. Bij depressies hoort patiënt cognitieve gedragstherapie te hebben gehad en meerdere medicamenteuze behandelingen, waaronder behandeling met een SSRI, een SNRI, een TCA, en lithiumadditie. Voordat *experimentele* DBS-behandeling overwogen wordt, moet patiënt volgens de auteurs ook behandeld zijn met een klassieke MAO-remmer en met elektroconvulsietherapie (ECT). Bij behandeling *in het kader van wetenschappelijk onderzoek* wordt verschillend gedacht over de voorwaarde dat patiënt eerst behandeld is met een klassieke MAO-remmer en ECT. Daarnaast moeten zowel somatische als psychiatrische contra-indicaties voor DBS afwezig zijn. De depressieve klachten moeten ten slotte zodanig ernstig zijn dat zij in belangrijke mate interfereren met het persoonlijk, sociaal of beroepsmatig functioneren van de patiënt.

Patiënt dient uiteraard goed voorgelicht te zijn over de risico's en bijwerkingen van de neurochirurgische ingreep. De arts dienst zich ervan te vergewissen dat de patiënt zowel cognitief als emotioneel in staat is om zelf over deelname aan onderzoek of behandeling te beslissen. Ook moet de 'therapeutische misconceptie' zoveel mogelijk voorkomen worden. Hiermee wordt bedoeld dat de patiënt er ondanks adequate uitleg toch van uitgaat dat deelname aan onderzoek hem persoonlijk tot voordeel zal zijn. Voor meer informatie over 'informed consent' wordt verwezen naar het ▶ H. 9.

## Effectiviteit

### Mogelijke stimulatietargets

In de afgelopen jaren zijn er veel verschillende targets voor stimulatie gebruikt bij klinische trials of bij experimentele behandeling van patiënten buiten klinische trials. In een recente review [21] worden zes targets genoemd: het ventrale capsula interna/ventraal striatum-complex (VC/VS), de nucleus accumbens die in het anatomisch verlengde van de ventrale capsula interna ligt, de SCC (oftewel brodmannarea 25), de laterale habenula, de inferieure thalamische pedunkel (ITP) en de fasciculus longitudinalis medialis (FLM) (oftewel 'medial forebrain bundle', MFB). De meeste onderzoeken zijn gedaan met stimulatie van de SCC, en met stimulatie van de VC/VS en nucleus accumbens. Op één na alle gepubliceerde onderzoeken

zijn niet-gerandomiseerde open onderzoeken met kleine patiëntenaantallen, tot maximaal 21 voor SCC DBS en maximaal 17 voor VC/VS DBS. Het effect bij deze trials wordt doorgaans gerapporteerd als respons, gedefinieerd als een afname met ten minste 50 % van de score op een depressieschaal, of als remissie, gedefinieerd als een reductie in de score op een depressieschaal tot onder een vooraf gedefinieerd minimum.

## SCC DBS

De meeste ervaring is er met SCC DBS, waarmee volgens een recente review in 2014 wereldwijd in totaal 75 patiënten behandeld zijn [26]. Alle studies maken gebruik van monopolaire stimulatie, een frequentie van 120 tot 130 Hz, en een pulsbreedte van 60 tot 90 ms. De stimulatievoltages variëren van 2,5 tot 5,0 V. Studieparameters en de keuze van de contactpunten (meer proximaal of meer distaal) zijn niet uniform en omdat kleine veranderingen in deze parameters grote effecten op de effectiviteit kunnen hebben, zijn de onderzoeken moeilijk te vergelijken. In een recente meta-analyse van de vier grootste studies wordt een gemiddeld remissiepercentage van 26 % en een gemiddeld responspercentage van 40 % na een jaar gerapporteerd [27]. Het betreft hier allemaal open, niet gerandomiseerde onderzoeken [27–29]. De stemmingsverbetering vindt doorgaans plaats binnen de eerste zes maanden van behandeling [26]. Gerandomiseerde klinische trials geven meestal een betrouwbaarder beeld van de effectiviteit van een behandeling. Tot nog toe zijn geen gerandomiseerde trials gepubliceerd met betrekking tot SCC DBS als behandeling van depressie. Recent werd door de FDA een door St. Jude Medical gesponsorde gerandomiseerde klinische trial (de BROADEN-studie, 'BROdmann Area 25 DEep brain Neuromodulation' study) voortijdig gestopt, nadat uit een zogeheten futility-analyse gebleken was dat de kans dat deze trial na inclusie van het beoogde aantal patiënten een positieve uitkomst zou hebben erg klein was (NCT01331330) [21].

## Stimulatie van de VC/VS en nucleus accumbens

Bij onderzoeken met betrekking tot stimulatie van de VC/VS en nucleus accumbens wordt doorgaans gebruikgemaakt van monopolaire stimulatie met een frequentie van 130 Hz en een pulsduur van 60–90 ms. Het voltage varieert van 1,5 tot 10,0, maar ligt doorgaans tussen de 3,0 en 6,6 V. Ook hier zijn de verschillende studies vanwege uiteenlopende stimulatieparameters moeilijk direct met elkaar te vergelijken. Eén studie waarbij de nucleus accumbens (NA) gestimuleerd wordt maakt gebruik van afwijkende parameters. Bewernick gebruikt pulsbreedten tot 210 ms, en hoge stimulatievoltages tot 10,0 V [24]. In de verschillende open studies zijn de gerapporteerde remissiepercentages 35 tot 40 %, en is er een responspercentage van 53 % [30, 31]. Recent werden de resultaten van een eerste klinische trial gepubliceerd van VC/VS-stimulatie bij therapieresistente depressie, waarbij 30 patiënten na operatie gerandomiseerd werden over actieve stimulatie of sham-stimulatie. Er werd geen verschil gerapporteerd in responspercentage tijdens de dubbelblinde onderzoeksperiode. In de open extensieperiode werden responspercentages gerapporteerd van 10, 27 en 23 % na respectievelijk 12, 18 en 24 maanden [32].

Een gerandomiseerde trial van Rezai et al., gesponsord door Medtronic, werd recent voortijdig gestopt toen na een interimanalyse met acht patiënten bleek dat de groep met actieve stimulatie het na zestien weken niet beter deed dan de groep met sham-stimulatie (NCT00555698) [33]. Deze onderzoekers zijn er nog steeds van overtuigd dat DBS effectief kan zijn, maar dat patiënten mogelijk langer dan zestien weken behandeld moeten worden, of dat andere targets de voorkeur hebben.

## Andere stimulatietargets

Gevalsbeschrijvingen over stimulatie van de habenula en de ITP, alsmede een case serie over stimulatie van de MFB die gepubliceerd is, rapporteren effectiviteit van deze behandelingen [34–37].

## Instellen van optimale stimulatieparameters en nazorg

Het geven van algemene richtlijnen voor de te volgen strategie bij het optimaal instellen van de stimulatieparameters is niet mogelijk. De instellingen hangen af van de exacte locatie van de elektroden en de balans tussen therapeutisch effect en bijwerkingen. Deze balans kan alleen proefondervindelijk bepaald worden. Kort na de implantatie kan door systematische evaluatie bij monopolaire stimulatie van de verschillende contactpunten met oplopend voltage en gelijkblijvende frequentie en pulsbreedte per elektrode bepaald worden welk effect en welke bijwerkingen de betreffende stimulatie heeft. Op basis daarvan kan vervolgens beleid gemaakt worden. Mocht monopolaire stimulatie van een enkel contactpunt niet het gewenste resultaat hebben, dan kan de pulsbreedte gevarieerd worden, kunnen meerdere contactpunten monopolair gestimuleerd worden of kan overgegaan worden tot bipolaire stimulatie.

Evenmin kan een op evidence gebaseerd advies gegeven worden over de medicamenteuze en psychologische behandeling na implantatie van DBS-elektroden. Bij de gepubliceerde open onderzoeken kregen patiënten postoperatief niet standaard antidepressiva voorgeschreven en was er ook geen gestandaardiseerde psychologische vervolgbehandeling. Het lijkt zinvol om na stimulatie in de eerste periode de patiënt met enige regelmaat te (laten) volgen, om na te gaan of er naast stimulatie een indicatie voor antidepressiva gaat ontstaan of om in te schatten of psychologische begeleiding zinvol is.

## Conclusie

Hoewel open onderzoeken met stimulatie van verschillende hersenstructuren alle een redelijke effectiviteit melden, zijn er nog geen gerandomiseerde klinische onderzoeken gepubliceerd die deze observaties ondersteunen. Sterker nog: een gepubliceerde klinische trial met VC/VS-stimulatie liet geen effectiviteit zien en twee andere gerandomiseerde trials zijn beide voortijdig afgesloten, vanwege de afwezigheid van effect in vergelijking met een sham-conditie bij een interimanalyse. Op basis daarvan kan geconcludeerd worden dat DBS vooralsnog geen plaats heeft in de behandeling van depressieve stoornissen. Wel heeft DBS veel informatie opgeleverd over het emotieregulatiecircuit in de hersenen. Theoretisch is het mogelijk om in dit circuit in te grijpen met DBS, waarmee ook stemmingsverbetering bereikt zou kunnen worden. Onderzoek naar verdere ontwikkeling van DBS bij deze indicatie is daarom niet onethisch, maar dient wel te gebeuren binnen de kaders van wetenschappelijk onderzoek en de regels die daarvoor gelden.

## Literatuur

1  Joyce PR. Epidemiology of mood disorders. In: Gelder MG, Lopez-Ibor Jr JJ, Andreassen NC, Eds. New Oxford textbook of psychiatry. Oxford: Oxford University Press; 2000. p. 695–700.
2  World Health Association. 2015. ▶ http://www.who.int/mental_health/management/depression/who_paper_depression_wfmh_2012.pdf. Geraadpleegd op 8 januari 2015.
3  Global Burden of Disease Study. collaborators. Global, regional, and national incidence, prevalence, and years lived with disability for 301 acute and chronic diseases and injuries in 188 countries, 1990–2013: a systematic analysis for the Global Burden of Disease Study 2013. Lancet. 2013;2015(386):743–800.
4  American Psychiatric Association. Diagnostic and Statistical Manual of mental disorders (DSM IV). 4th ed. Washington DC: American Psychiatric Association; 1994.
5  American Psychiatric Association. Diagnostic and Statistical Manual of mental disorders (DSM 5). 5th ed. Washington: American Psychiatric Association; 2013.
6  Richtlijncommissie Depressie. Multidisciplinaire richtlijn depressie. Utrecht: Trimbos-instituut; 2005.
7  Richtlijncommissie elektroconvulsietherapie. Richtlijn elektroconvulsietherapie. Amsterdam: Nederlandse Vereniging voor Psychiatrie; 2000.
8  Baumeister AA. The Tulane Electrical Brain Stimulation Program; a historical case study in medical ethics. J Hist Neurosci. 2000;9:262–78.
9  Hariz MI, Blomstedt P, Zrinzo L. Deep brain stimulation between 1947 and 1987: the untold story. Neurosurg Focus. 2010;29:E1.
10 Laitinen LV. Ethical aspects of psychiatric surgery. In: Sweet WH, Obrador S, Martin-Rodriguez JG, Eds. Neurosurgical treatment in psychiatry, pain and epilepsy. Baltimore: University Park Press; 1977. p. 483–8.
11 Bejjani BP, Arnulf I, Thivard L, et al. Transient acute depression by high-frequency deep-brain stimulation. N Engl J Med. 1999;340:1476–80.
12 Temel Y, Kessels A, Tan S, Topdag A, Boon P, Visser-Vandewalle V. Behavioural changes after bilateral subthalamic stimulation in advanced Parkinson disease: a systematic review. Parkinsonism Relat Disord. 2006;12:265–72.
13 Berney A, Vingerhoets F, Perrin A, et al. Effect on mood of subthalamic DBS for Parkinson's disease: a consecutive series of 24 patients. Neurology 2002;5:1427–9.

14  Tan SKH, Hartung H, Visser-Vandewalle V, Steinbusch HWM, Temel Y, Sharp T. A combined in vivo neurochemical and electrophysiological analysis of the effect of high-frequency stimulation of the subthalamic nucleus on 5-HT transmission. Exp Neurol. 2012;233:145–53.

15  Temel Y, Boothman LJ, Blokland A, et al. Inhibition of 5-HT neuron activity and induction of depressive-like behavior by high-frequency stimulation of the subthalamic nucleus. Proc Natl Acad Sci. 2007;104:17087–92.

16  Voon V, Kubu C, Krack P, Houeto JL, Tröster AI. Deep brain stimulation: neuropsychological and neuropsychiatric issues. Mov Disord. 2006;21(suppl 14):S305–27.

17  Gabriëls L, Cosyns P, Nuttin B, Demeulemeester H, Gybels J. Deep brain stimulation for treatment-refractory obsessive-compulsive disorder: psychopathological and neuropsychological outcome in three cases. Acta Psychiatr Scand. 2003;107:275–82.

18  Greenberg BD, Malone DA, Friehs GM, et al. Three-year outcomes in deep brain stimulation for highly resistant obsessive-compulsive disorder. Neuropsychopharmacology 2006;31:2384–93.

19  Alexander GE, DeLong MR, Strick PL. Parallel organization of functionally segregated circuits linking basal ganglia and cortex. Annu Rev Neurosci. 1986;9:357–81.

20  Mayberg HS. Limbic-cortical dysregulation: a proposed model of depression. J Neuropsychiatry Clin Neurosci. 1997;9:471–81.

21  Morishita T, Fayad SM, Higuchi MA, Nestor KA, Foote KD. Deep brain stimulation for treatment-resistant depression: systematic review of clinical outcomes. Neurotherapeutics. 2014;11:475–84.

22  Fitzgerald PB, Laird AR, Maller J, Daskalakis ZJ. A meta-analytic study of changes in brain activation in depression. Human Brain Mapp. 2008;29:683–95.

23  Sacher J, Neumann J, Funfstuck T, Soliman A, Villringer A, Schroeter ML. Mapping the depressed brain: a meta-analysis of structural and functional alterations in major depressive disorder. J Affect Disord. 2012;140:142–8.

24  Bewernick BH, Hurlemann R, Matusch A, et al. Nucleus accumbens deep brain stimulation decreases ratings of depression and anxiety in treatment-resistant depression. Biol Psychiatry 2010;67:110–6.

25  Delaveau P, Jabourian M, Lemogne C, Guionnet S, Bergouignan L, Fossati P. Brain effects of antidepressants in major depression: a meta-analysis of emotional processing studies. J Affect Disord. 2011;130:66–74.

26  Berlim MT, McGirr A, Eynde F van den, Fleck MP, Giacobbe P. Effectiveness and acceptability of deep brain stimulation (DBS) of the subgenual cingulate cortex for treatment-resistant depression: a systematic review and exploratory meta-analysis. J Affect Disord. 2014;159:31–8.

27  Hamani C, Mayberg H, Snyder B, Giacobbe P, Kennedy S, Lozano AM. Deep brain stimulation of the subcallosal cingulate gyrus for depression: anatomical location of active contacts in clinical responders and a suggested guideline for targeting. J Neurosurg. 2009;111:1209–15.

28  Kennedy SH, Giacobbe P, Rizvi SJ, et al. Deep brain stimulation for treatment-resistant depression: follow-up after 3 to 6 years. Am J Psychiatry 2011;168:502–10.

29  Lozano AM, Mayberg HS, Giacobbe P, Hamani C, Craddock RC, Kennedy SH. Subcallosal cingulate gyrus deep brain stimulation for treatment-resistant depression. Biol Psychiatry. 2008;64:461–7.

30  Malone DA Jr. Use of deep brain stimulation in treatment-resistant depression. Clevel Clin J Med. 2010;77(Suppl 3):S77–80.

31  Malone DA Jr, Dougherty DD, Rezai AR, et al. Deep brain stimulation of the ventral capsule/ventral striatum for treatment-resistant depression. Biol Psychiatry. 2009;65:267–75.

32  Dougherty DD, Rezai AR, Carpenter LL, Howland RH, Bhati MT, O'Reardon JP, et al. A randomized sham-controlled trial of deep brain stimulation of the ventral capsule/ventral striatum for chronic treatment-resistant depression. Biol Psychiatry. 2014;78:240–8.

33  Strong DR, Haber SN, Tyrka AR, Bernier JA, Rassmussen SA, Greenberg BD. Reversible increase in smoking after withdrawal of ventral capsule/ventral striatum deep brain stimulation in a depressed smoker. J Addict Med. 2012;6:94–5.

34  Underwood E. Short-circuiting depression. Science. 2013;342(6158):548–51.

35  Jimenez F, Velasco F, Salin-Pascual R, et al. A patient with a resistant major depression disorder treated with deep brain stimulation in the inferior thalamic peduncle. Neurosurgery 2005;57:585–93.

36  Sartorius A, Kiening KL, Kirsch P, et al. Remission of major depression under deep brain stimulation of the lateral habenula in a therapy-refractory patient. Biol Psychiatry 2010;67:e9–e11.

37  Schlaepfer TE, Bewernick BH, Kayser S, Madler B, Coenen VA. Rapid effects of deep brain stimulation for treatment-resistant major depression. Biol Psychiatry. 2013;73:1204–12.

# Diepe hersenstimulatie bij verslaving

*Sarah Herremans en Chris Baeken*

### Samenvatting

Afhankelijkheid van psychoactieve middelen is een moeilijk te behandelen aandoening. Het terugvalpercentage is dan ook erg hoog. Deze psychiatrische conditie heeft een belangrijke impact op de lichamelijke gezondheid en het sociaaleconomisch functioneren van patiënten en gaat gepaard met cognitieve tekorten. In het ontstaan en de evolutie van verslaving speelt het beloningssysteem een cruciale rol. De huidige beschikbare therapeutische mogelijkheden lijken evenwel onvoldoende. Vanwege het modulerend effect in neuronale circuits zou diepe hersenstimulatie ('deep brain stimulation', DBS) een gunstig effect op therapieresistente afhankelijkheid kunnen hebben. Verder onderzoek naar effectiviteit, werkingsmechanisme en stimulatieparameters is echter noodzakelijk. Richtlijnen dienen uitgewerkt te worden.

© Bohn Stafleu van Loghum, onderdeel van Springer Media BV 2016
Y. Temel, A.F.G. Leentjens, R.M.A. de Bie (Red.), *Handboek diepe hersenstimulatie bij neurologische en psychiatrische aandoeningen*, DOI 10.1007/978-90-368-0959-7_19

## Inleiding

Verslaving of afhankelijkheid van psychoactieve middelen is een moeilijk te behandelen en chronische aandoening. In de vijfde editie van de *Diagnostical and Statistical Manual of Mental Disorders* (DSM-5) van de American Psychiatric Association vallen 'stoornissen in het gebruik van een middel' onder de categorie 'verslavingen en stoornissen door het gebruik van middelen' [1]. De actuele ernst van de aandoening kan daarbij nog verder gespecificeerd worden. Afhankelijkheid heeft grote impact op de algemene gezondheid en de sociaaleconomische mogelijkheden van het individu. De aandoening wordt gekenmerkt door een toename van het middelengebruik in de tijd, samen met controleverlies over de hoeveelheid die men aanvankelijk van plan was te gebruiken. Het terugvalpercentage na initiële abstinentie ligt dan ook erg hoog, ondanks de negatieve gevolgen van chronisch gebruik [2, 3].

De belangrijkste verklaring hiervoor is te vinden in het door de middelen veroorzaakte aberrant functioneren van het belonings- of mesolimbisch systeem. Het beloningssysteem staat in normale omstandigheden in voor de overleving van de soort en is gericht op natuurlijke bekrachtigers (zoals seks, voedsel, slaap) [4]. Alcohol en drugs 'hijacken' het beloningssysteem, waardoor neuronale veranderingen optreden die ertoe leiden dat de aandacht voor natuurlijke bekrachtigers vermindert en de aandacht voor drugbekrachtigers toeneemt. Dit gaat gepaard met veranderingen in het motivationeel gedrag van middelenafhankelijke patiënten [5]. Dat maakt het voor patiënten met deze aandoening erg moeilijk om het gebruik te stoppen en daardoor ligt ook het terugvalpercentage hoog. De neuronale veranderingen die optreden in het beloningssysteem zijn van lange duur en interfereren bijgevolg met psychotherapeutische interventies [6]. Ook 'craving' (zucht of hunkering) naar het psychoactieve middel kan een rol spelen bij terugval na abstinentie [6]. Kenmerkend voor afhankelijkheid is dat slechts een deel van de patiënten in behandeling is en ook hier het succespercentage erg laag blijft [7, 8].

De ontwikkeling van nieuwe, werkzame technieken dringt zich dan ook op, voornamelijk bij therapieresistente ernstig middelenafhankelijke patiënten. Neuromodulatietechnieken spelen daarbij mogelijk een rol; deze kunnen zowel direct als indirect hersencircuits beïnvloeden en kunnen dan invloed hebben op het mesolimbisch beloningssysteem. De belangrijkste componenten van het mesolimbisch systeem zijn de dopaminerge projecties van de ventrale tegmentum area ('ventral tegmental area', VTA) en de substantia nigra naar het ventrale striatum, die de nucleus accumbens (Nac), het tuberculum olfactorium en de mediale en ventrale delen van de nucleus caudatus en het putamen bevat. Van daaruit worden het dorsaal striatum (nucleus caudatus en putamen), de thalamus, de hippocampus, de amygdala en de prefrontale cortex geactiveerd [5]. Verschillende neurotransmittersystemen spelen hierin een regulerende rol [9].

Zowel non-invasieve neuromodulatietechnieken, zoals transcraniële magnetische stimulatie (TMS), transcraniële gelijkstroomstimulatie ('transcranial direct current stimulation', tDCS) en elektroconvulsietherapie (ECT), als invasieve neuromodulatietechnieken, zoals diepe hersenstimulatie (DBS) en nervus vagus stimulatie (NVS) zijn beschikbaar. In de afgelopen jaren is voornamelijk onderzoek verricht naar het gebruik van TMS, tDCS en DBS bij middelenafhankelijkheid [10, 11]. Voor meer informatie over de toepassing van de non-invasieve neuromodulatietechnieken TMS en tDCS bij middelenafhankelijkheid wordt verwezen naar Jansen et al., Feil en Zangen, en Gorelick et al. [10, 12, 13].

## Geschiedenis

DBS werd ontwikkeld in de jaren vijftig en werd in de jaren tachtig erkend als potentiële interventie voor de ziekte van Parkinson (ZvP) en andere bewegingsstoornissen [14]. De techniek maakt gebruik van een chirurgisch geïmplanteerde neurostimulator die micro-elektrische pulsen toedient om zo de elektrische neuronale signalen in de gestimuleerde regio's te moduleren [15, 16]. Het exacte werkingsmechanisme is echter grotendeels onbekend [17].

Inmiddels wordt DBS bij verschillende neuropsychiatrische aandoeningen wanneer deze therapieresistent zijn, zoals de obsessieve-compulsieve stoornis (OCS), het syndroom van Gilles de la Tourette, en depressieve stoornissen geëvalueerd [16, 18] en wordt de techniek als veilig en effectief beschouwd [17]. DBS is reversibel (d.w.z. het apparaat kan uitgeschakeld worden), en heeft weinig neveneffecten. Bovendien zijn de instellingen, waaronder amplitude, frequentie, pulsbreedte en de stimulatieplaats (als gebruikgemaakt wordt van multicontactelektroden) aanpasbaar, wat de toepassing van de techniek gunstiger maakt dan ablatiechirurgie, waarbij permanente laesies in bepaalde hersenstructuren worden gemaakt [18–20]. Zo werden in het verleden onder andere cingulotomie, hypothalamotomie en het aanbrengen van laesies in de substantia innominata en nucleus accumbens uitgevoerd bij ernstig middelenafhankelijke patiënten [21].

Bij OCS worden positieve resultaten verkregen bij stimuleren van de Nac. Aangezien de symptomatologie van OCS overlap vertoont met verslaving, zowel op het vlak van gedragsmaten (compulsief zoeken en gebruiken van middelen) als op het vlak van neurobiologie (dopaminerge disfunctie in het striatum), en omdat de Nac een centrale plaats inneemt in het beloningssysteem, is de Nac een potentieel target voor DBS bij middelenafhankelijkheid [20].

Het doel van dit hoofdstuk is een overzicht te geven van onderzoeken die het effect en de effectiviteit van DBS bij middelenafhankelijkheid hebben geëvalueerd.

## Effectiviteit en werkingsmechanisme

Omdat experimenteel werk in diermodellen vermoedelijk extrapoleerbaar is naar middelenafhankelijke patiënten, wordt in dit overzicht zowel onderzoek bij dieren als bij patiënten besproken. Het effect van DBS wordt per middel beschouwd [22]. Het merendeel van het dierexperimenteel onderzoek werd uitgevoerd in het kader van cocaïneafhankelijkheid (zeven studies). Drie studies werden gepubliceerd rond alcoholafhankelijkheid, twee bij afhankelijkheid van opiaten, en één bij nicotineafhankelijkheid. Alle studies werden uitgevoerd bij knaagdieren (ratten). Een overzicht van de studies die hierna besproken worden is weergegeven in ◘ tab. 19.1.

Voor een juiste interpretatie van humaan onderzoek is het belangrijk onderscheid te maken naar onderzoek waarbij enerzijds DBS primair werd toegepast voor een angst- of stemmingsstoornis en waarbij secundair het effect op de stoornis in het gebruik van middelen werd waargenomen, en anderzijds onderzoek dat het effect van DBS op het gebruik van middelen als primaire uitkomstmaat evalueert [22]. Dit is met name belangrijk, omdat publicaties die betrekking hebben op een secundaire uitkomstmaat aan publicatiebias onderhevig kunnen zijn. De gepubliceerde gevalsbeschrijvingen waarbij DBS werd uitgevoerd voor een primaire angststoornis en waarbij een niet-intentioneel gunstig effect op de verslaving werd gevonden, waren de aanzet om het effect van DBS verder te evalueren bij afhankelijkheid van middelen als primair doel [22].

Wanneer DBS werd uitgevoerd om de primair aanwezige middelenafhankelijkheid te behandelen, kwamen alleen patiënten die zowel therapieresistent waren voor multipele detoxificaties, als voor psychotherapeutische en farmacologische interventies in aanmerking [36–40]. In humaan onderzoek is alleen gebruikgemaakt van DBS van de Nac. Een overzicht van de studies die hierna besproken worden is terug te vinden in ◘ tab. 19.2.

## Cocaïneafhankelijkheid

Zeven dierexperimentele studies onderzochten het effect van verschillende vormen van DBS op cocaïneafhankelijkheid. Humaan onderzoek is vooralsnog niet beschikbaar.

De allereerste studie werd uitgevoerd door Vassoler et al. in 2008, waarbij het effect van bilaterale DBS ter hoogte van de schil van de Nac en het dorsaal striatum werd geëvalueerd op zelftoediening van cocaïne bij ratten [23]. De ratten gebruikten eerst gedurende 21 dagen cocaïne via een zelftoedieningsschema. Daarna werd een extinctie/'reinstatement' fase van zestien dagen uitgevoerd. Het effect van DBS werd onderzocht, nadat de ratten een 'priming' dosis van cocaïne hadden toegediend gekregen (druggeïnduceerde 'reinstatement'). Ook het effect van DBS op voedselzelftoediening werd onderzocht. Alleen actieve DBS ter hoogte van de Nac reduceerde de cocaine 'reinstatement', terwijl er geen effect was op de 'reinstatement' van voedsel. Omdat actieve DBS, wanneer ratten niet werden geprimed met cocaïne, de zelftoediening van cocaïne niet deed toenemen, besloten de auteurs ook dat DBS van de Nac geen aanleiding gaf tot cocaïnecraving. Dezelfde onderzoeksgroep voerde in 2013 een gelijksoortig experiment uit om het onderliggend werkingsmechanisme van DBS te exploreren [24]. Ook hier werd een effect gezien van bilaterale DBS ter hoogte van de schil van de Nac bij zelftoediening van cocaïne bij ratten. Wanneer ratten echter werden gestimuleerd in de Nac-kern, werd geen effect op zelftoediening van cocaïne

waargenomen. Ook vonden zij dat c-Fos immunoreactiviteit in de schil van de Nac toenam na actieve stimulatie. De auteurs gaan ervan uit dat DBS, door antidrome-activatie van inhibitie-interneuronen in de prefrontale cortex, het aberrant functionerende beloningscircuit beïnvloedt. Hamilton et al. voerden eveneens een onderzoek uit naar het effect van DBS op de Nac-schil bij ratten, waarbij zowel het effect van hoogfrequente (HF, 160 Hz) als laagfrequente (LF, 20 Hz) chronische rechts-unilaterale stimulatie op zelftoediening van cocaïne onderzocht werd [15]. Nadat ratten gedurende 21 dagen cocaïne hadden toegediend gekregen via een zelftoedieningsschema werden ze gedurende veertien dagen dagelijks gestimuleerd in een placebogecontroleerde onderzoeksopzet. Het effect van DBS op zelftoediening werd geëvalueerd op dag 1, dag 15 en dag 30. De auteurs vonden een effect van zowel LF- als HF-stimulatie op dag 15 (dus na veertien dagen actieve stimulatie). Op dag 30 was het effect op de zelftoediening van cocaïne verdwenen. Ook in deze studie bleek dat DBS de zelftoediening van voedsel niet beïnvloedde. In een vergelijkbaar onderzoek evalueerden Guercio et al. het effect van bilaterale DBS van de Nac-schil. Hier werd ervoor gekozen een geconditioneerde cue-geïnduceerde 'reinstatement' te evalueren in plaats van een cocaïne-geïnduceerde 'reinstatement' [14]. Opmerkelijk is dat hier niet alleen een daling van cue-geïnduceerde cocaïnezelftoediening werd gevonden, maar ook een daling van cue-geïnduceerde zelftoediening van sucrose.

Er zijn ook aanwijzingen dat stimulatie van andere hersenzones effect kan hebben op cocaïneafhankelijkheid. Zo hebben Friedman et al. het effect van rechts-unilaterale stimulatie van de laterale habenula onderzocht [25]. Ze kozen deze stimulatieplaats, vanwege de rol die de laterale habenula speelt in de modulatie van negatieve bekrachtigers bij bestraffing en bij aversieve responsen. Daarnaast ontvangt de laterale habenula input van de basale ganglia, de VTA en de mediane rapheneuronen. Een combinatie van LF- (10 Hz) en HF- (100 Hz) stimulatie had een onmiddellijk reducerend effect op de zelftoediening van cocaïne. De auteurs veronderstellen dat er een beloningsdevaluatie optreedt, zodat ofwel de rat beseft dat vroegere beloningsomstandigheden niet meer voorhanden zijn of dat er een toename van de aversieve effecten van cocaïne optreedt. Rouaud et al. verrichtten onderzoek naar het effect van bilaterale DBS van de nucleus subthalamicus ('subthalamic nucleus', STN) [26]. De STN zou een rol spelen bij het dissociëren van natuurlijke beloningen en drugs. Dit onderzoek toonde aan dat stimulatie van de STN de motivatie om een i.v. cocaïne-injectie te verkrijgen vermindert, terwijl de motivatie voor sucrose steeg. STN-stimulatie reduceert ook de voorkeur voor de plaats die geconditioneerd was met vroeger druggebruik, en laat de voorkeur voor de plaats geassocieerd met voedsel toenemen. Deze resultaten liggen in dezelfde lijn met onderzoek dat laesies van de STN evalueert. DBS bootst dus een inactivatie van de STN na [27]. Levy en collega's stimuleerden de fasciculus longitudinalis medialis (FLM, 'median forebrain bundle') ter hoogte van de laterale hypothalamus of de prefrontale cortex gedurende tien dagen, met beide een daling in zelftoediening van cocaïne tot gevolg, zonder dat de zelftoediening van sucrose werd aangetast [28].

**Tabel 19.1** DBS bij dierexperimenteel onderzoek.

| auteurs | middel | target | lateraliteit | acuut versus chronisch | intensiteit (µA) | frequentie (Hz) | pulsbreedte (µs) | effect |
|---|---|---|---|---|---|---|---|---|
| Hamilton et al. [15] | cocaïne | NA-schil | unilateraal rechts | chronisch (14 dagen) | 150 | 20 of 160 | 100 | ↓ drug 'reinstatement' na 14 dagen stimulatie; effect verdween 14 dagen na het stoppen van de stimulatie |
| Guercio et al. [14] | cocaïne | NA-schil | bilateraal | acuut | 150 | 160 | 60 | ↓ cue 'reinstatement' |
| Vassoler et al. [24] | cocaïne | NA-schil en -kern | bilateraal | | 150 | 160 | 60 | ↓ drug 'reinstatement' bij stimulatie van schil; geen effect bij stimulatie van kern |
| Friedman et al. [25] | cocaïne | laterale habenula | unilateraal rechts | acuut | 200 | combinatie van 10 en 100 | NS | ↓ drug 'reinstatement' |
| Rouaud et al. [26] | cocaïne | STN | bilateraal | acuut | 50–130 | 130 | 60 | ↓ motivatie om te werken voor een druginjectie |
| Vassoler et al. [23] | cocaïne | NA-schil | bilateraal | acuut | 150 | 160 | 60 | ↓ drug 'reinstatement' |
| Levy et al. [28] | cocaïne | mediale voor-hersen bundel | bilateraal | chronisch (10 dagen) | 200–400 | 20 of 100 | NS | ↓ drugzoekend gedrag |
| Wilden et al. [29] | alcohol | NA-schil | unilateraal links | chronisch (6 dagen) | 100–200 | 15 | 100 | ↓ drugconsumptie |
| Henderson et al. [30] | alcohol | NA-schil | bilateraal | acuut | 200 | 140–150 | 60 | ↓ drugconsumptie alleen na toediening van een drug 'priming' dosis in 4–6 weken abstinente ratten |
| Knapp et al. [31] | alcohol | NA-schil en -kern | bilateraal | acuut | 150 | 160 | 200 | ↓ drugconsumptie |
| Guo et al. [36] | heroïne | NA-kern | unilateraal rechts; en bilateraal | chronisch (7 dagen) | 150 | 130 | 100 | in beide condities ↓ cue- en drug 'reinstatement' |
| Liu et al. [37] | morfine | NA-kern | unilateraal | chronisch (7–10 dagen) | 200–500 | 130 | 30–1400 | ↑ tijd die de ratten doorbrachten in de ruimte voorafgaand geconditioneerd met morfine |
| Pushparaj et al. [41] | nicotine | insula | bilateraal | acuut | 100–300 | 130 | 60–90 | ↓ cue- en drug 'reinstatement' |

■ **Tabel 19.1**  Vervolg.

| auteurs | middel | target | lateraliteit | acuut versus chronisch | intensiteit (μA) | frequentie (Hz) | pulsbreedte (μs) | effect |
|---|---|---|---|---|---|---|---|---|
| Henderson et al. [30] | alcohol | NA-schil | bilateraal | acuut | 200 | 140–150 | 60 | ↓drugconsumptie alleen na toediening van een drug 'priming' dosis in 4–6 weken abstinente ratten |
| Knapp et al. [31] | alcohol | NA-schil en -kern | bilateraal | acuut | 150 | 160 | 200 | ↓ drugconsumptie |

*NS niet gespecificeerd.*

**◨ Tabel 19.2**    Humane DBS-studies.

| auteurs | middel | target | lateraliteit | aantal patiënten | amplitude (V) | frequentie (Hz) | pulsbreedte (μs) | effect |
|---------|--------|--------|--------------|------------------|---------------|-----------------|-------------------|--------|
| *secundaire outcome middelenafhankelijkheid* | | | | | | | | |
| Kuhn et al. [32] | alcohol | NA | bilateraal | 1 | 4,5 | 130 | 90 | incidenteel alcoholgebruik |
| Mantione et al. [44] | nicotine | NA | bilateraal | 10 | 3,5 | 185 | 90 | ↓ nicotinegebruik en later volledige stop |
| Kuhn et al. [43] | nicotine | NA | uni- en bilateraal | 1 | 3–6 | 130–145 | 90 | alleen succesvolle abstinentie bij gemotiveerde patiënten |
| *primaire outcome middelenafhankelijkheid* | | | | | | | | |
| Voges et al. [33] | alcohol | NA | bilateraal | 5 | 3,5–4,5 | 130 | 90 | 2 minimaal 4 jaar abstinent; andere 3 incidenteel terugval |
| Kuhn et al. [35] | alcohol | NA | bilateraal | 1 | 5,5 | 130 | 120 | ↓ alcoholgebruik en na 8 maanden incidenteel gebruik |
| Kuhn et al. [38] | heroïne | NA | bilateraal | 2 | 4,5–5 | 130–140 | 90–120 | beide eenmalig geconsumeerd tijdens follow-up (1 en 2 jaar); 1 patiënt gebruikte wel nog amfetamine |
| Valencia-Alfonso et al. [40] | heroïne | NA | bilateraal | 1 | 3,5 | 180 | 90 | ↓ druggebruik en -craving |
| Zhou et al. [39] | heroïne | NA | bilateraal | 1 | 2,5 | 145 | 90 | stop druggebruik en ↓ nicotinegebruik |

## Alcoholafhankelijkheid

Alle dierexperimentele studies werden uitgevoerd bij ratten die zo gekweekt zijn dat ze graag alcohol drinken, zogenoemde 'alcoholprefererende' ratten. Zowel in dierexperimenteel onderzoek als bij behandeling van patiënten is de Nac het enig onderzochte target.

Wilden et al. voerden recent een onderzoek uit dat bilaterale farmacologische inactivatie van de Nac-schil vergeleek met links-unilaterale DBS van de Nac-schil (één stimulatie per dag, gedurende zes dagen) [29]. Zij vonden dat bilaterale farmacologische inactivatie effectief was in het reduceren van operante alcoholtoediening en dat unilaterale DBS leidde tot een vermindering in alcoholconsumptie. Voor beide behandelingen trad het effect pas op na respectievelijk twee en drie dagen. Er werd geen effect waargenomen op waterconsumptie.

Henderson et al. evalueerden bilaterale DBS van de Nac-schil bij alcoholprefererende ratten [30]. Er waren twee condities: 1) elke rat kreeg, nadat een voldoende baseline niveau van alcoholconsumptie was bereikt, zowel een actieve als een placebostimulatie toegediend en dit gedurende twee opeenvolgende dagen (waarbij de volgorde – actief of placebo – de volgende dag gewisseld werd); 2) elke rat werd daarnaast ook nog eens gestimuleerd nadat deze vier tot zes weken ontwend was en placebogecontroleerd een 'priming' dosis alcohol kreeg toegediend. De geobserveerde daling van de alcoholintake en stijging van de waterintake na actieve stimulatie waren niet significant in het eerste experiment. Tijdens het tweede experiment werd wel een significante daling van de alcoholintake gezien tijdens de 24 uur die volgden op de actieve stimulatie.

Knapp et al. voerden een onderzoek uit met als doel te bepalen of bilaterale DBS van de Nac-schil of van de Nac-kern het meest effectief was om alcoholconsumptie van alcoholprefererende ratten te verminderen [31]. Bij beide stimulatiecondities verminderde de alcoholintake bij ratten.

Een van de eerst verschenen publicaties die aantoonden dat DBS een gunstig effect kon hebben op middelenafhankelijkheid bij patiënten werd in 2007 gepubliceerd door Kuhn et al. [32]. Hierin wordt een 54-jarige man beschreven, die behandeld werd met bilaterale Nac DBS voor een primaire therapieresistente angststoornis met secundair een depressieve stoornis en alcoholafhankelijkheid, met dagelijks overmatig gebruik gedurende meer dan tien jaar. Er werd geen effect van DBS waargenomen op de angststoornis, maar wel op het alcoholprobleem. Een jaar na de stimulatie dronk de patiënt nog slechts sporadisch alcohol met één à twee eenheden per innamemoment.

Voges en collega's publiceerden een case serie waarin vijf therapieresistente alcoholafhankelijke patiënten werden behandeld met bilaterale Nac DBS [33]. Twee van hen bleven gedurende minimaal vier jaar abstinent en vermeldden geen last meer te hebben van craving naar alcohol. Twee andere patiënten hadden nog momenten van terugval, die gepaard gingen met craving, maar duidelijk minder dan vóór de DBS-behandeling. De vijfde patiënt had aanvankelijk een sterk gedaalde craving met af en toe terugval, maar viel na 2,5 jaar terug in alcoholgebruik, dat iets later gepaard ging met een convulsie. De elektroden bleken ten opzichte van de positie direct postoperatief 10 mm verplaatst te zijn. Na vervanging van de elektroden daalde zijn alcoholgebruik weer, en was het vergelijkbaar met de periode direct na aanvang van de DBS-behandeling. DBS is dus niet vrij van risico. Zo kunnen ook intracerebrale hemorragie, infectie en veranderingen in cognitieve functies en gedrag optreden [34].

In 2011 publiceerden Kuhn et al. een case report van een 69-jarige therapieresistente alcoholafhankelijke man, die behandeld werd met bilaterale Nac DBS [35]. De ernst van het alcoholprobleem was zodanig dat de patiënt zelf alcohol injecteerde in zijn percutane endoscopische gastrostomie, die aanwezig was sinds zijn alcoholgeassocieerde larynxtumor in 1997. Acht maanden na het begin van de DBS-behandeling consumeerde hij slechts sporadisch alcohol en was na één jaar volledig gestopt. Bij deze patiënt werd ook errorgerelateerde negativiteit (ERN) (een elektrofysiologische marker van error processing) gevolgd. De ERN-amplitude is een aanwijzing voor actie-outcome-monitoring en kan op het elektro-encefalogram geobserveerd worden. Deze ERN-amplitude nam gedurende het jaar toe, wijzend op een betere actie-outcome-monitoring. Deze verbetering verdween onmiddellijk toen de DBS bij wijze van proef gedurende 24 uur werd uitgeschakeld.

## Opioïdenafhankelijkheid

Guo et al. evalueerden het effect van rechts-unilaterale en bilaterale DBS van de kern van de Nac op de cue- en heroïnegeïnduceerde 'reinstatement' [36]. Ontwende heroïneafhankelijke ratten werden gedurende zeven dagen gestimuleerd. Zowel unilaterale als bilaterale DBS verminderde cue- en heroïnegeïnduceerde 'reinstatement'. De auteurs concluderen hier ook dat DBS een langetermijneffect heeft op terugval, omdat de dieren werden gestimuleerd toen ze al ontwend waren en niet tijdens drug 'priming', zoals vaak gebruikt in eerdere studies. Een andere studie evalueerde chronische unilaterale DBS van de Nac [37]. Bij actieve stimulatie verminderde de tijd die de ratten doorbrachten in de ruimte voorafgaand geconditioneerd met morfine in vergelijking met de ratten die een placebostimulatie kregen.

Kuhn en collega's rapporteren over een pilotproject waarbij twee therapieresistente heroïneafhankelijke patiënten werden behandeld met bilaterale DBS [38]. Bij beide patiënten was sprake van comorbide amfetaminemisbruik en alcohol- of benzodiazepinemisbruik. Substitutietherapie met levomethadon werd afgebouwd afhankelijk van hun gerapporteerde subjectieve craving. Beide patiënten hervielen eenmalig tijdens de follow-up periode en beide gaven aan dat hun eenmalig gebruik alleen gemotiveerd was door nieuwsgierigheid. Deze eenmalige consumptie gaf geen aanleiding tot terugval in chronisch gebruik. Eén van hen bleef wel nog amfetamines gebruiken, naar eigen zeggen om haar gewicht in balans te houden.

Er verschenen twee gevalsbeschrijvingen die bilaterale DBS van de Nac evalueerden bij therapieresistente heroïneafhankelijke mannen. Zhou et al. stimuleerden een 24-jarige heroïneafhankelijke man gedurende drie jaar, waarna de DBS werd verwijderd op verzoek van de patiënt en diens familie [39]. Na het verwijderen van de DBS werd patiënt nog gedurende drie jaar gevolgd. Vanaf de start van de stimulatie stopte de patiënt zijn druggebruik en er werd hem geen bijkomende psychotherapie of farmacotherapie voorgeschreven. Hij rookte nog maar 10 in plaats van 40 sigaretten per dag. Na één maand kwam de patiënt circa tien kilo in gewicht aan, wat gedurende die zes jaar follow-up stabiel bleef. Opmerkelijk is hier dus dat de patiënt ondanks het stoppen van de DBS na drie jaar geen terugval had. Mogelijk induceert langdurige DBS neuroplastische veranderingen die leiden tot normalisatie van het beloningssysteem, zoals veranderingen in langetermijnpotentiatie of -inhibitie [22]. Valencia-Alfonso et al. stimuleerden een 47-jarige heroïneafhankelijke man [40]. Tijdens de follow-up van zes maanden viel patiënt gedurende veertien dagen terug in heroïnegebruik. De auteurs suggereren een intracranieel elektro-encefalogram (iEEG) uit te voeren tijdens druggerelateerde cue-exposure om de stimulatieparameters te optimaliseren. Volgens hen is de hiervoor te gebruiken iEEG-parameter de correlatie van gamma power met frontale thèta power. Wanneer deze een lagere correlatie vertoont in relatie tot druggerelateerde foto's dan in relatie tot de drugongerelateerde foto's, zou men een goed effect van de DBS op het middelengebruik kunnen verwachten. Dit dient in toekomstige studies geverifieerd te worden.

## Nicotineafhankelijkheid

In 2013 verscheen een onderzoek waarin bilaterale DBS van de granulaire insulacortex werd geëvalueerd bij nicotineafhankelijke ratten [41]. Zowel cue- als nicotinegeïnduceerde 'reinstatement' werd geëvalueerd. De keuze om de insula te stimuleren was gebaseerd op de observatie dat laesies van de insula tot een niet-intentionele rookstop leiden bij rokers [42]. Bilaterale DBS verminderde de zelftoediening van nicotine, bij zowel cue als nicotine 'reinstatement'. Daarentegen bleef de zelftoediening van voedsel onaangetast.

Het effect van DBS op nicotineafhankelijkheid is bij mensen niet als primaire uitkomstmaat onderzocht. In 2009 onderzochten Kuhn et al. retrospectief het rookgedrag van patiënten die werden behandeld met uni- of bilaterale Nac DBS vanwege een angststoornis [43]. Tien van de twintig patiënten waren dagelijkse rokers vóór ze de stimulatie kregen en negen van hen rookten reeds langer dan tien jaar. Drie van hen stopten met roken en waren op het moment van de publicatie nog steeds gestopt (met een gemiddelde follow-up van 28 maanden). De auteurs concludeerden dat alleen degenen die aanvankelijk al sterk gemotiveerd waren om te stoppen ook daadwerkelijk konden stoppen. Er werd geen verband gevonden tussen het stoppen met roken en het verbeteren van de angstsymptomen.

Verder verscheen nog een gevalsbeschrijving van een 47-jarige vrouw, behandeld met bilaterale Nac-stimulatie voor OCS [44]. Op het moment dat de patiënte geen last meer had van haar compulsies, wenste ze te stoppen met roken, wat haar lukte. Ze ondervond geen craving naar sigaretten.

## Discussie

Dat DBS toegepast kan worden bij afhankelijkheid van middelen, komt vooral voort uit toevalsbevindingen. Daarbij kon een gunstig effect op de verslaving worden gezien wanneer DBS toegepast werd voor andere, niet-gerelateerde, psychiatrische stoornissen [22, 32]. Momenteel is nog weinig bekend over het exacte werkingsmechanisme van DBS bij verslaving, maar men gaat ervan uit dat de stimulatie niet alleen neuronale veranderingen teweegbrengt op lokaal vlak, maar ook op afstand effecten heeft op het circuit waarvan de stimulatieregio deel uitmaakt [45]. Dit is het geval omdat het elektrische veld dat geassocieerd is met elke DBS-puls, de actiepotentiaal van de gestimuleerde neuronen verandert, die op hun beurt met het onderliggende neuronale circuit interacteren [46].

Uit dierexperimenteel onderzoek blijkt dat DBS ter hoogte van verschillende hersenzones een gunstig effect kan hebben op de zelftoediening van middelen. Zo werd onderzoek verricht naar zowel de kern als de schil van de Nac, de STN, de laterale habenula en de insula. Een mogelijke verklaring hiervoor is dat elk van deze onderzochte gestimuleerde hersenregio's deel uitmaakt van of in verbinding staat met het beloningssysteem. Uit humane studies is er echter alleen informatie beschikbaar over Nac-stimulatie. Bovendien zijn de resultaten van het stimuleren van andere regio's in dierexperimenteel onderzoek niet direct door te trekken naar mensen, vanwege de beperkte hoeveelheid beschikbaar wetenschappelijk materiaal uit dit dierexperimenteel onderzoek. Omdat de resultaten van dierexperimenteel onderzoek met kern- of schilstimulatie van de Nac niet eenduidig zijn en de menselijke Nac niet gemakkelijk in een kern en een schil op te delen is, is het moeilijk te zeggen welk deel van de menselijke Nac het beste target is voor DBS bij verslaving [47]. Er is wel consensus dat het caudomediale subventriculaire deel van de humane Nac op neurobiologisch vlak de meeste gelijkenissen vertoont met de Nac-schil bij de rat [22]. Opvallend is dat, hoewel STN DBS bij mensen reeds toegepast wordt bij de ZvP en in

dierexperimenteel onderzoek een gunstig effect blijkt te hebben op zelftoediening van cocaïne, er geen enkele humane studie of gevalsbeschrijving voorhanden is.

Momenteel is er ook weinig bekend over het effect van DBS op het cognitief functioneren bij middelenafhankelijke patiënten. In 2012 verscheen een case report waarbij het effect van bilaterale Nac DBS geëvalueerd werd op risicogedrag bij een alcoholafhankelijke man. Actieve DBS verminderde risicovolle keuzes tijdens een gokparadigma [48]. Dit is een belangrijk gegeven, want afhankelijkheid van middelen gaat namelijk vaak gepaard met stoornissen in de cognitie, zoals responsinhibitie, aandachtsfuncties, het nemen van beslissingen, enzovoort [49]. Dat DBS het cognitief functioneren van afhankelijke patiënten zou verbeteren, moet nog bevestigd worden.

Geruststellend is dat de eetlust van ratten niet door DBS lijkt te worden beïnvloed. DBS zou dus geen negatief effect hebben op de evaluatie van natuurlijke bekrachtigers. Dit is van belang, omdat de aandacht voor deze natuurlijke bekrachtigers toch al is afgenomen bij afhankelijke mensen [5].

Over de toepassing van DBS bij middelenafhankelijkheid bestaat wel controverse. Sommige onderzoekers vinden het nog te voorbarig om het onderzoek van DBS bij afhankelijke patiënten aan te moedigen, vanwege de beperkte hoeveelheid uitgevoerd dierexperimenteel onderzoek, de invasieve aard van de ingreep en de mogelijke bijwerkingen (infectie, bloeding). Daarnaast zag men bij sommige parkinsonpatiënten met een dopaminedisregulatiesyndroom een verdere toename van misbruik van hun dopaminerge medicatie [34].

## Stimulatieparameters

Het effect van DBS lijkt afhankelijk te zijn van de gekozen parameters. Zo wordt er een lagere effectiviteit gezien bij laagfrequente ten opzichte van hoogfrequente STN DBS bij de behandeling van bewegingsstoornissen. Dit kon vooralsnog niet bevestigd worden in dierexperimenteel onderzoek naar afhankelijkheid [15, 25]. Niet alleen de frequentie, maar ook de spatiëring in de tijd van de stimulatiefrequentie lijkt belangrijk. Wanneer de onregelmatigheid van stimulatiefrequentie toeneemt, kan men een vermindering in DBS-effect waarnemen bij bewegingsstoornissen [46]. Ook over de relatie tussen effect en lateralisatie bestaat nog erg veel onduidelijkheid. Verder onderzoek naar de efectiviteit van uni- of bilaterale stimulatie is dan ook noodzakelijk.

## Conclusie

Samenvattend kan men stellen dat er aanwijzigingen zijn dat DBS mogelijk een toepassing heeft bij het behandelen van middelenafhankelijkheid, maar dat het huidige onderzoek nog zeer beperkt is. Op basis van de beschikbare klinische gegevens is het onmogelijk om richtlijnen te geven voor concrete stimulatieparameters. Omdat DBS een invasieve procedure is, wordt deze techniek bij voorkeur gereserveerd voor ernstig therapieresistente middelenafhankelijke patiënten, dus patiënten met een hoog risico op morbiditeit of prematuur overlijden die nonresponders waren op verschillende farmacologische en psychotherapeutische interventies [16]. Dierexperimenteel onderzoek is van cruciaal belang om de toepasbaarheid, effectiviteit, veiligheid, keuze voor specifieke stimulatietargets, stimulatieparameters, lateraliteit en werkingsmechanisme van DBS bij afhankelijkheid van psychoactieve middelen verder te evalueren. Ook dient verder te worden onderzocht of DBS een blijvend modulerend effect heeft op het beloningssysteem [39].

## Literatuur

1  American Psychiatric Association. Diagnostic and statisical manual of mental disorders (DSM-5). 5th ed. Washington: American Psychiatric Publishing; 2013.

2  George O, Koob GF. Individual differences in prefrontal cortex function and the transition from drug use to drug dependence. Neurosci Biobehav Rev. 2010;35:232–47.

3  Hyman SE, Malenka RC. Addiction and the brain: the neurobiology of compulsion and its persistence. Nat Rev Neurosci. 2001;2:695–703.

4  Deserno L, Beck A, Huys QJ, Lorenz RC, Buchert R, Buchholz H, et al. Chronic alcohol intake abolishes the relationship between dopamine synthesis capacity and learning signals in the ventral striatum. Eur J Neurosci. 2015;41:477–86.

5  Koob GF, Volkow ND. Neurocircuitry of addiction. Neuropsychopharmacology. 2010;35:217–38.

6  Heinz A, Beck A, Grüsser SM, Grace AA, Wrase J. Identifying the neural circuitry of alcohol craving and relapse vulnerability. Addict Biol. 2009;14:108–18.

7  Gardner EL. Addiction and brain reward and antireward pathways. Adv Psychosom Med. 2011;30:22–60.

8  Jonas DE, Amick HR, Feltner C, Bobashev G, Thomas K, Wines R, et al. Pharmacotherapy for adults with alcohol use disorders in outpatient settings: A systematic review and meta-analysis. JAMA. 2014;311:1889–900.

9  Nutt DJ. The role of the opioid system in alcohol dependence. J Psychopharmacol. 2014;28:8–22.

10  Jansen JM, Daams JG, Koeter MWJ, Veltman DJ, Brink W van den, Goudriaan AE. Effects of non-invasive neurostimulation on craving: a meta-analysis. Neurosci Biobehav Rev. 2013;37:2472–80.

11  Herremans SC, Baeken C. The current perspective of neuromodulation techniques in the treatment of alcohol addiction: a systematic review. Psychiatr Danubina. 2012;24(Suppl. 1):14–20.

12  Feil J, Zangen A. Brain stimulation in the study and treatment of addiction. Neurosci Biobehav Rev. 2010;34:559–74.

13  Gorelick DA, Zangen A, George MS. Transcranial magnetic stimulation in the treatment of substance addiction. Ann N Y Acad Sci. 2014;1327:79–93.

14  Guercio LA, Schmidt HD, Pierce RC. Deep brain stimulation of the nucleus accumbens shell attenuates cue-induced reinstatement of both cocaine and sucrose seeking rats. Behav Brain Res. 2015;15(281):125–30.

15  Hamilton J, Lee J, Canales JJ. Chronic unilateral stimulation of the nucleus accumbens at high or low frequencies attenuates relapse to cocaine seeking in an animal model. Brain Stimul. 2015;8:57–63.

16  Hall W, Carter A. Is deep brain stimulation a prospective 'cure' for addiction? F1000 Med Rep. 2011;3:4.

17  Halpern CH, Torres N, Hurtig HI, Wolf JA, Stephen J, Oh MY, et al. Expanding applications of deep brain stimulation: a potential therapeutic role in obesity and addiction management. Acta Neurochirur. 2011;153:2293–306.

18  Williams NR, Taylor JJ, Lamb K, Hanlon CA, Short EB, George MS. Role of functional imaging in the development and refinement of invasive neuromodulation for psychiatric disorders. World J Radiol. 2014;28(6):756–78.

19  Stephen JH, Halpern CH, Barrios CJ, Balmuri U, Pisapia JM, Wolf JA, et al. Deep brain stimulation compared with methadone maintenance for the treatment of heroin dependence: a treshold and cost-effectiveness analysis. Addiction. 2012;107:624–34.

20  Heinze HJ, Heldmann M, Voges J, Hinrichs H, Marco-Pallares J, Hopf JM, et al. Counteracting incentive sensitization in severe alcohol dependence using deep brain stimulation of the nucleus accumbens: clinical and basic science aspects. Front Hum Neurosci. 2009;3:22.

21  Stelten BML, Noblesse LHM, Ackermans L, Temel Y, Visser-Vandewalle V. The neurosurgical treatment of addiction. Neurosurg Focus. 2008;25:E5.

22  Kuhn J, Bührle CP, Lenartz D, Sturm V. Deep brain stimulation in addiction due to psychoactive substance use. Handb Clin Neurol. 2013;116:259–69.

23  Vassoler FM, Schmidt HD, Gerard ME, Famous KR, Ciraulo DA, Kornetsky C, et al. Deep brain stimulation of the nucleus accumbens shell attenuates cocaine priming-induced reinstatement of drug seeking in rats. J Neurosci. 2008;28:8735–9.

24  Vassoler FM, White SL, Hopkins TJ, Guercio LA, Espallergues J, Berton O, et al. Deep brain stimulation of the nucleus accumbens shell attenuates cocaine reinstatement through local and antidromic activation. J Neurosci. 2013;33:14446–54.

25  Friedman A, Lax E, Dikshtein Y, Abraham L, Flaumenhaft Y, Sudai E, et al. Electrical stimulation of the lateral habenula produces enduring inhibitory effect on cocaine seeking behavior. Neuropharmacology. 2010;59:452–9.

26  Rouaud T, Lardeux S, Panayotis N, Paleressompoulle D, Cador M, Baunez C. Reducing the desire for cocaine with subthalamic nucleus deep brain stimulation. Proc Natl Acad Sci. 2010;107:1196–200.

27  Baunez C, Dias C, Cador M, Amalric M. The subthalamic nucleus exerts opposite control on cocaine and 'natural' rewards. Nat Neurosci. 2005;8:484–9.

28  Levy D, Shaba-Simon M, Shalev U, Barnea-Ygael N, Cooper A, Zangen A. Repeated electrical stimulation of reward-related brain regions affects cocaine but not natural reinforcement. J Neusosci. 2007;27:14179–89.

29  Wilden JA, Qing KY, Hauer SR, McBride WJ, Irazoqui P, Rodd ZA. Reduced ethanol consumption by alcohol-preferring (P) rats following pharmacological silencing and deep brain stimulation of the nucleus accumbens shell. J Neurosurg. 2014;120:997–1005.

30  Henderson MB, Green AI, Bradford PS, Chau DT, Roberts DW, Leiter JC. Deep brain stimulation of the nucleus accumbens reduces alcohol intake in alcohol-preferring rats. Neurosurg Focus. 2010;29:E12.

31  Knapp CM, Tozier L, Pak A, Ciraulo DA, Kornetsky C. Deep brain stimulation of the nucleus reduces ethanol consumption. Pharmacol Biochem Behav. 2009;92:474–9.

32  Kuhn J, Lenartz D, Huff W, Lee S, Koulousakis A, Klosterkoetter J, et al. Remission of alcohol dependency following deep brain stimulation of the nucleus accumbens: valuable therapeutic implications? J Neurol Neurosurg Psychiatry. 2007;78:1152–3.

33  Voges J, Müller U, Bogerts B, Münte T, Heinze HJ. Deep brain stimulation surgery for alcohol addiction. World Neurosurg. 2013;80(S28):e21–31.

34  Carter A, Hall W. Proposals to trial deep brain stimulation to treat addiction are premature. Addiction. 2011;106:235–7.

35  Kuhn J, Gründler TOJ, Bauer R, Huff W, Fischer AG, Lenartz D, et al. Succesful deep brain stimulation of the nucleus accumbens in severe alcohol dependence is associated with changed performance monitoring. Addict Biol. 2011;16:620–3.

36  Guo L, Zhou H, Wang R, Xu J, Zhou W, Zhang F, et al. DBS of nucleus accumbens on heroin seeking behaviors in self-administering rats. Drug Alcohol Depend. 2013;129:70–81.

37  Liu HY, Jin J, Tang JS, Sun WX, Jia H, Yang XP, et al. Chronic deep brain stimulation in the rat nucleus accumbens and its effect on morphine reinforcement. Addict Biol. 2008;13:40–6.

38  Kuhn J, Möller M, Treppmann JF, Bartsch C, Lenartz D, Gruendler TOJ, et al. Deep brain stimulation of the nucleus accumbens and its usefulness in severe opioid addiction. Mol Psychiatry. 2014;19:145–6.

39 Zhou H, Xu J, Jiang J. Deep brain stimulation of nucleus accumbens on heroin-seeking behaviors: a case report. Biol Psychiatry. 2011;69:e41–2.

40 Valencia-Alfonso CE, Luigjes J, Smolders R, Cohen MX, Levar N, Mazaheri A, et al. Effective deep brain stimulation in heroin addiction: a case report with complementary intracranial electroencephalogram. Biol Psychiatry. 2012;71:e35–7.

41 Pushparaj A, Hamani C, Yu W, Shin DS, Kan B, Nobrega JN, et al. Electrical stimulation of the insular region attenuates nicotine-taking and nicotine seeking behaviors. Neuropsychopharmacology. 2013;38:690–8.

42 Naqvi NH, Rudrauf D, Damasio H, Bechara A. Damage to the insula disrupts addiction to cigarette smoking. Science. 2007;315:531–4.

43 Kuhn J, Bauer R, Pohl S, Lenartz D, Huff W, Kim EH, et al. Observations on unaided smoking cessation after deep brain stimulation of the nucleus accumbens. Eur Addict Res. 2009;15:196–201.

44 Mantione M, Brink W van den, Schuurman PR, Denys D. Smoking cessation and weight loss after chronic deep brain stimulation of the nucleus accumbens: therapeutic and research implications: case report. Neurosurgery. 2010;66:E218.

45 Benabid AL, Chabardes S, Mitrofanis J, Pollak P. Deep brain stimulation of the subthalamic nucleus for the treatment of Parkinson's disease. Lancet Neurol. 2009;8:67–81.

46 McIntyre CC, Hahn PJ. Network perspectives on the mechanisms of deep brain stimulation. Neurobiol Dis. 2010;38:329–37.

47 Sturm V, Lenartz D, Koulousakis A, Treuer H, Herholz K, Klein JC, et al. The nucleus accumbens: a target for deep brain stimulation in obsessive-compulsive- and anxiety-disorders. J Chem Neuroanat. 2003;26:293–9.

48 Heldman M, Berding G, Voges J, Bogerts B, Galazky I, Müller U, et al. Deep brain stimulation of nucleus accumbens region in alocholism affects reward processing. PLoS One. 2012;7:e36572.

49 Adinoff B, Rilling LM, Williams MJ, Schreffler E, Schepis TS, Rosvall T, et al. Impulsivity, neural deficits, and the addictions: the 'oops' factor in relapse. J Addict Dis. 2007;26(Suppl 1):25–39.

# Bijlagen

Register – 154

© Bohn Stafleu van Loghum, onderdeel van Springer Media BV 2016
Y. Temel, A.F.G. Leentjens, R.M.A. de Bie (Red.), *Handboek diepe hersenstimulatie bij neurologische en psychiatrische aandoeningen*, DOI 10.1007/978-90-368-0959-7

# Register

## A

AC-PC-lijn 26
alcohol 115, 126, 144
alexithymie 63
anesthesietechniek 48
– algehele anesthesie 51
– asleep-awake-asleep 49
– conscious sedation 50
– lokale 48
– schedelblok 49
ANT *zie* anterieure nucleus van de thalamus
anterieure nucleus van de thalamus 40, 44, 120–123
– route 122
– targeting 122
antipsychotica 108, 112–114
apathie 64
atlas
– stereotactische 4, 26, 95
autonomie 72

## B

basale ganglia 2, 4, 6, 12, 16, 20, 106, 112, 114, 126, 145
basale kernen *zie* basale ganglia
behandelrelatie 69
ben-gunbenadering 38
ben-gunconfiguratie 34
blefarospasme 107
burden of normality 65, 70

## C

capsula interna 2, 14, 39, 51, 80, 108, 133, 140
cartesiaans coördinatenstelsel 26
cerebellum 21, 94, 98, 104, 120, 127
circuit van Papez 16, 121
Clarke-Horsley stereotactische apparaat 2
CM-VOi-Pf-complex van de thalamus 43
cocaïne 126, 145, 150
compulsie 132
corticobasale kernen-thalamocorticale circuit 12, 16, 21, 126, 127

## D

DBS
– apparatuur 86
– elektronica 86
– oplaadbaar systeem 87
– teststimulatie 36
– tolerantie 95
dementie 63
depressieve stoornis 68, 73, 134, 138, 144

– DBS-stimulatietargets 140
– therapieresistente 140
dexmedetomidine 50, 51
diepe hersenstimulatie, lokale effecten 20
diepe hersenstimulatie, netwerkeffecten 21
diepe hersenstimulatie, oscillaties 21
diffusion tensor imaging 29
dopamine 12, 21, 63, 68, 78, 112, 144
dopamineagonist 63, 69, 79, 94, 126
– onttrekkingssyndroom 79, 82
dorsolaterale prefrontale cortex 62
DTI *zie* diffusion tensor imaging
dwangstoornis *zie* obsessieve compulsieve stoornis
dysartrie 13, 36, 39, 52, 79, 89, 95, 108, 114
dyskinesie 6, 51, 79, 88, 115
– tardieve 39, 112
dystonie 2, 7, 28, 39, 51, 63, 71, 94, 104, 127
– behandeling 104
– DBS-neveneffecten 108
– effectiviteit DBS 107
– niet-verworven 107
– psychiatrische klachten 106
– verworven tardieve 108

## E

elektrode, conventionele 30
elektrode, experimentele 30
elektrode, implantatie 28
elektrode, implantatietechniek 26
epilepsie 63, 120
– aanvalstoename 122
– therapieresistent 120
epilepsiechirurgie
– resectieve 120
essentiële tremor 6, 28, 36, 63, 68, 71, 94
– pathofysiologie 94
ET *zie* essentiële tremor
ethische basisprincipes 71
euforie 63, 64, 72
executieve functie 62

## F

fluency 62, 63

## G

gedragsstoornis
– stimulatiegebonden 71
gewenning 88
Gilles de la Tourette-syndroom 13, 43, 63–65, 144

– exposure met responspreventie 126
– GPi-stimulatie 129
– habit reversal 126
– pathofysiologie 126
– prevalentie 125
– thalamische stimulatie 127
globus pallidus 4, 26, 62, 94
globus pallidus externus 12, 20, 40, 127
globus pallidus internus 6, 13, 20, 43, 51, 104, 114, 129
– DBS 39, 80
GPe *zie* globus pallidus externus
GPi *zie* globus pallidus internus
GTS *zie* Gilles de la Tourette-syndroom

## H

hypomanie 63, 87, 90

## I

identiteit
– narratieve 70
– numerieke 70
– persoonlijke 70
impulscontrolestoornis 63, 79
impulsiviteit 63
insomnia 82, 122
interleaving 87
intracerebraal hematoom 96

## K

ketenlogistiek 60
kwaliteit van leven 62, 64, 69, 79, 107, 132, 134

## L

levodopa 5, 21, 23, 43, 79, 89
LFP *zie* local field potential
lichamelijke integriteit 69, 72
local field potential 34
– registratie 34, 40
– spectrum 40

## M

MER *zie* micro-elektrode recording
micro-elektrode recording 34, 36
– onder narcose 38
– zonder narcose 39
microthalamotomie-effect 97
misconceptie, therapeutische 73
multidisciplinair behandelteam 48, 56, 65, 71, 78, 106, 121

multidisciplinair behandelteam, organisatie 60
multidisciplinair overleg 48, 57, 127, 134
myoclonus 104, 106–108

## N

neuroleptica 6, 132
nexframe 28
niet-levodopa-responsieve symptomen 79
nucleus caudatus 2, 4, 12, 14, 62, 120, 139, 144
nucleus subthalamicus 5, 7, 12, 20, 36, 40, 51, 62, 69, 80, 86, 94, 106, 114, 120, 134, 145
nucleus ventralis intermedius 6, 16, 36, 40, 51, 78, 94, 106, 138
– DBS 94, 95
– thalamotomie 94

## O

obsessie 63, 132
obsessieve-compulsieve stoornis 12, 63, 68, 126, 132, 138, 144
– therapieresistent 132
OCS *zie* obsessieve-compulsieve stoornis
off-fase 78
on-fase 78

## P

pallidotomie 5, 6, 13, 21, 104
Papez, circuit van 16, 121
Parkinson, ziekte van *zie* ziekte van Parkinson
Parkinson's Disease Questionnaire 79
patiëntenmarge 89
persoonlijkheid 62
pijn 2, 6, 29, 48, 52, 78, 97, 107, 138
popcorncellen 40
posterior subthalamic area 95
pramipexol 68, 94
predictiemodel 62
prefrontale lobotomieproject 2
prikkeldrempel 21, 23, 68
programmeerproces
– basisprincipes 89
PSA *zie* posterior subthalamic area
psychochirurgie 2
psycho-educatie 66

## R

rechtvaardigheid 72
response shift 64

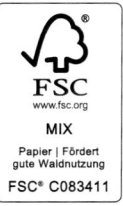

Zeitfracht Medien GmbH
Ferdinand-Jühlke-Straße 7
99095 Erfurt, Deutschland
produktsicherheit@kolibri360.de